JN093211

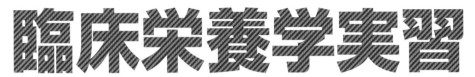

栄養科学イラストレイテッド

臨床栄養学実習

実践に役立つ技術と工夫

監修／中村丁次

編集／栢下　淳，栢下淳子，北岡陸男

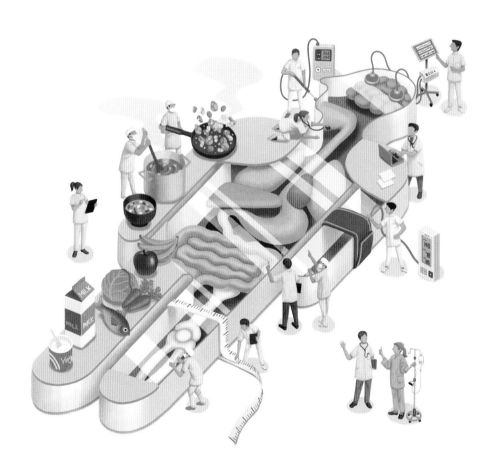

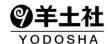

羊土社
YODOSHA

監修の序

　管理栄養士の専門領域となる保健・医療・福祉分野は，近年，著しく進歩している．一方，対象者の健康状態，病態，さらに生活や環境は複雑で多様化し，それに対応する管理栄養士に求められる知識や技術は，今までに経験したことがないほど高度になりつつある．臨床栄養管理では，栄養状態の評価，判定，栄養ケア計画，栄養教育や食事・栄養補給の実施，さらにモニタリングや再介入の方法を習得することは必須である．それと同時に，傷病者が個々にもつ遺伝的素因，病態，生活，人生観や価値観などを総合的に評価，判定する能力も必要になる．

　管理栄養士の役割と業務は，厨房や事務所での献立作成，調理業務から，地域におけるハイリスク者，ベッドサイドでの傷病者，高齢者，障害者などの栄養状態の維持，改善，回復を目的とした臨床栄養管理へと変化しつつある．このような業務の変化が，傷病者のQOLの上昇，外科療法や薬物療法の効果の向上，入院日数の短縮，医療費の抑制に貢献する．さらに近年，管理栄養士を特定集中治療室（ICU）に配置することにより，絶食から経腸・経口栄養を開始する期間が短縮され，輸液使用料，抗菌薬使用料が減少することが明らかになってきた．管理栄養士には，さらに高度な臨床の知識や技術を習得することが求められている．

　ところで，医療関係者の職業倫理に，"not tell a lie"という項目がある．嘘をつかないということであるが，この意味は単に正直であるということだけではない．科学的に嘘をつかない，つまり科学的根拠に基づいて業務を遂行する意味が含まれている．科学は日々進歩し，変化することに価値があるために，根拠に基づいて仕事をするためには常に学び続ける必要があり，このため臨床栄養における臨地実習には，重要な意味がある．

　例えば，最近の進歩には経腸・静脈栄養補給法の適正な選択，特別用途食品の活用，咀嚼嚥下困難者への特殊食品の利用や栄養指導，臨床栄養疫学の活用，栄養素に対する内分泌系・神経系の調整機能の進歩など，一人の患者を目の前にして考慮すべき事項は，多様で複雑になりつつある．

　未来の優秀な管理栄養士を育てるためには，臨床現場と教育機関が連携，協働して臨地実習を進めることが重要であり，この本がそのために活用されることを願っている．

2022年10月

神奈川県立保健福祉大学学長

中村丁次

序

　このたび，臨床栄養学実習書を上市することとなりました．

　臨床栄養学は，疾病者の栄養管理方法を学ぶことに視点が置かれています．この100年で日本人の寿命は約2倍に延びました．健やかな人生を過ごすために，食事や運動といった日々の生活習慣に留意することで生活習慣病のリスクが低下します．しかし，現実では生活習慣病に関連した疾病も多く，重症化予防に関する知識や技能も必要です．

　管理栄養士・栄養士は，「栄養の指導」を行うことで健康の維持・増進や疾病の予防・治療・重症化予防，介護予防・虚弱支援などを担う医療職です．つまり，臨床栄養学に関連する専門的な知識や技能が必要とされます．特別の栄養管理が必要な特定給食施設では，管理栄養士の配置が健康増進法により定められています．

　さらに，疾病者の栄養管理については，診療報酬の変遷からもわかるようにその重要性がますます認識され，さまざまな医療職種に浸透してきています．これからの管理栄養士・栄養士は，保健・医療・福祉の専門職と連携して，対象者に適切な栄養管理ができる能力を身につけることが必要です．

　最近では，リハビリテーション分野で活躍する理学療法士や作業療法士の養成カリキュラムに栄養学が入りましたので，この分野では今まで以上に栄養管理が進展することが期待されます．日本老年歯科医学会でも『「歯科医師と管理栄養士が一緒に仕事をするために」学会の立場表明』(2018年)を行い，お互いに専門分野の理解を深め，多職種連携の有効性を高めようとしています．口腔健康管理の不良や口腔機能低下による栄養状態悪化予防のために，ますます管理栄養士・栄養士は必要とされるでしょう．

　臨床栄養学で扱う疾患は幅広く，各疾患の治療指針やガイドラインは新たな知見を盛り込みながら改訂がなされており，本書においては，出版時点で必要と考えられる最新の内容を盛り込みました．

　本書は，学生の臨床栄養学の実践力がつくように，臨床栄養学の知識の確認を行った後，その内容の関連実習を記載しています．また，執筆者も，病院に勤務する管理栄養士をはじめ，医師，歯科医師，看護師，理学療法士，作業療法士，言語聴覚士などの医療職に参画していただき，臨床現場からみた実践に必要な栄養管理について身につくように構成されています．そのため，臨地実習にも十分に対応できる内容になっていると思っています．

　本シリーズの特徴である，イラストレイテッド（illustrated）は図解入りの教科書ですので，各所でのイメージがしやすく理解が進むように工夫されています．末筆ながら，本書の出版に際して，羊土社編集部の田頭みなみ氏，中川由香氏はじめ，関係者の方々の多大なるご協力のおかげで出版できましたことを深く感謝いたします．

2022年10月

執筆者を代表して

栢下　淳

栄養科学イラストレイテッド

臨床栄養学実習

実践に役立つ技術と工夫

第2章 病院食

丹生希代美，堀 小百合

第3章 栄養補給法

第4章 栄養ケア・マネジメント，栄養アセスメント

第5章 疾患別の栄養管理の栄養ケア

第6章 発展編

○ 正誤表・更新情報

https://www.yodosha.co.jp/textbook/
book/6967/index.html

本書発行後に変更，更新，追加された情報や，訂正箇所の
ある場合は，上記のページ中ほどの「正誤表・更新情報」
からご確認いただけます．

○ お問い合わせ

https://www.yodosha.co.jp/
textbook/inquiry/index.html

本書に関するご意見・ご感想や，弊社の教科書
に関するお問い合わせは上記のリンク先から
お願いします．

臨床栄養学実習

実践に役立つ技術と工夫

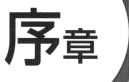

これからの栄養士・管理栄養士の皆さんへ

中村丁次

1 栄養は健康と幸せの基盤になる

　2015年9月，国連持続可能な開発サミットにおいて，持続可能な開発目標（Sustainable Development Goals：SDGs）を含む「持続可能な開発のための2030アジェンダ」が採択された．SDGsは，2001年に策定されたMDGs（Millennium Development Goals：ミレニアム開発目標）の後継であり，2016〜2030年までに目標を達成することをめざしている．一方，2012年に開催されたロンドンオリンピックの最終日に，キャメロン英国首相（当時）が栄養サミットの開催をよびかけ，翌年，最初の「栄養サミット」がロンドンで開催された．この栄養サミットで，人類の進歩には栄養不良の解決が不可欠であることがはじめて明記された．

　この会議の内容をもとに作成された報告書が「2014年世界栄養報告（Global Nutrition Report：GNR）」であり，そこには，栄養政策による栄養改善が，国家の経済や保健，医療を発展させるために有効な手段であることを検証した事例が紹介された[1]．つまり，報告書の序文に書かれているように「良好な栄養状態は，人間の幸福の基盤になる」ことが示されたのである（表）．つまり，栄養不良の解決なくしては，SDGsの多くの項目について目標値への到達を困難にすることが国際的に認識されるようになった．

表 「2014年世界栄養報告（Global Nutrition Report：GNR）」に示された理念

理念
良好な栄養状態は，人間の幸福の基盤になる． 　胎児期から乳幼児にかけて，良好な栄養状態を保てば，脳の機能障害を防ぎ，免疫システムを強化し，死亡率を減少させ，学習能力を高める．良好な栄養状態は，子どもの学習能力を高め，大人になれば生産性を向上させて高額な賃金を得られ，中高年期では慢性疾患や介護の予防にもなる． 　逆に，良好な栄養状態が保たれなければ，人間の命や生活は崩れ，すべては砂上の楼閣となる．残念ながら，世界には，まだそのような状態の人々が多く存在している．

（「Global Nutrition Report 2014（2014年世界栄養報告）」，International Food Policy Research Institute, 2014[1] より引用）

2 SDGsと栄養

　SDGsの特徴は，17項目の課題と目標を一枚の図に示したことである（図）．ある領域の課題は他の領域にも影響を与え，これらの課題に総合的かつ包括的に取り組むことが，それぞれの課題を解決するために必要だと発信している．つまり，誰一人取り残されることなくこの地球上で健

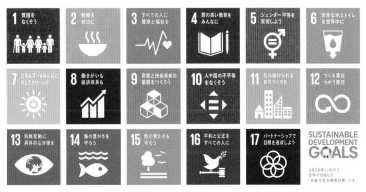

図　17項目の持続可能な開発目標（SDGs）

World Health Organization：Sustainable Development Goals（SDGs）（https://
www.who.int/sdg/en/）より引用．From SUSTAINABLE DEVELOPMENT GOALS,
by United Nations Information Centre, ©2019 United Nations.
Used with the permission of the United Nations. The content of this publication
has not been approved by the United Nations and does not reflect the views of
the United Nations or its officials or Member States. https://www.un.org/sustain
abledevelopment/

康で幸福感を感じながら生きていくには，すべての領域が関連性を保ち，連携して調和されなが
ら個々の目標に向かって実行されなければならない．栄養は，17の目標のうち，目標1〜3の貧
困，飢餓，健康に直接関係するが，さらに教育，労働，経済，ジェンダー，差別，気候変動，さ
らに環境など多様な領域に関係する．つまり，栄養不良の解決はSDGsの目標を達成させるため
に不可欠で，最も重要な課題であると言える．

目標1．貧困をなくそう

　どのような地域であれ，栄養改善は労働力を向上させることから収入や賃金を向上させ，貧困
をなくするために有効である．一方，貧困の改善により人々の収入が増大して，食品の購入が量，
質ともに向上して栄養改善に効果的に作用し，さらに収入が増加する好循環に発展する．

目標2．飢餓をゼロに

　世界の人々にとって，飢餓の撲滅は生命を維持するうえでの根源的な課題であり，最も重要な
栄養問題である．飢餓の原因は，気候変動，戦争や内乱，農作物への疫病，貧困，政策ミスなど
で，食料の生産，流通，分配，購入が機能不全に陥ることがある．一方，栄養改善が進むと労働
生産性は向上し，農作物の生産能力は向上し，個人の収入が増えるので，食品の購入も可能とな
り，栄養改善はさらに進む．

目標3．すべての人に健康と福祉を

1）栄養不良の二重負荷

　「栄養不良の二重負荷（double burden of malnutrition：DBM）」とは，低栄養と過栄養が共存
した状態である．発展途上国では，農村部の貧困層には低栄養がみられる一方で，急速な経済発

展で誕生した富裕層には過栄養の問題が生じはじめている．また，加工食品の普及や流通改善により農村部でも安価な高カロリー食品が流通し，貧困層の一部に肥満や非感染性疾患※1が出現しはじめている．一方，先進諸国においても過激なダイエットによる若年女子のやせや，高齢者，傷病者の低栄養が増大しつつある．

DBMは，家，地域，さらに家族という集団だけではなく，個人の生涯にわたっても起こる．例えば，生涯にわたるDBMとして，中高年齢期では過栄養のために発症するメタボ対策が必要だが，老年期には介護予防のためにフレイル対策としての低栄養を解決することが重要になる．

2）感染症と栄養

生体防御には，その作用過程に3段階が存在する．第1段階は，外部からの異物侵入に対して，皮膚や免疫などの表面因子により物理的，生物的に防御する段階である．第2段階は，第1段階と同様の非特異的な防御であり，異物の認識，捕捉，貪食により異物の侵入を防ぐ機能であり，「自然免疫」とも言われている．そして，第3段階が「獲得免疫」で防御する機能である．

人間がもつこのような防御機能は複雑な代謝によって営まれ，その機能低下には，栄養，食事，極度のストレス，疲労，睡眠不足，運動不足，飲酒や喫煙，さらに病気など，さまざまな要因が関係している[2]．例えば，高齢者では，やせや血清アルブミン値の低下によりインフルエンザワクチン接種後の抗体陽性率が著しく低下し，感染予防率も低下する．たんぱく質・エネルギー栄養障害（PEM）では，自然免疫および獲得免疫のいずれの機能低下も起こる．各種のビタミンは，免疫の関係する代謝を営む補酵素としてはたらくことから，これらが欠乏すると免疫を営む細胞機能の低下を招く．ミネラルの欠乏は，胸腺の形成不全や抗体となる免疫グロブリンのレベルを低下させる．

一方，肥満により内臓脂肪細胞から炎症性のサイトカインが大量に産生され，抗炎症性作用をもつアディポネクチンの産生が減少して，脂肪組織の慢性炎症が起こる．この状態で新型コロナウイルス感染症（COVID-19）に感染すると，免疫機能が暴走するサイトカインストームが起きることから，ベランガーらは，COVID-19の増悪化に肥満が関与し，肥満は糖尿病などの慢性疾患のリスクになることから，結局，COVID-19の増悪化防止には健康な食事をとることが重要であると述べている[3]．

今回のCOVID-19対策では，3密を避けるために外出が厳しく規制され，食品流通，購入，消費が制限されて，通常の食事が困難になった．そのために野菜，果物，牛乳・乳製品の摂取が減少し，炭水化物食品の摂取量が増大する傾向にあり，COVID-19まん延下ではこのような傾向を是正する栄養食事指導が必要になる．

目標4．質の高い教育をみんなに

幼児期の栄養状態が改善されれば学校の在籍割合や学習到達度が改善することから，栄養は子どもの教育の発達にも関係していることがわかってきた．一方，その国の教育レベルが向上すれば，栄養教育は普及，進展して栄養状態も良好になってくる．

※1　**非感染性疾患**：non-communicable diseases（NCDs）．過食，喫煙，運動不足，過度の飲酒などにより引き起こされる，心血管疾患，がん，糖尿病，慢性閉塞性肺疾患（COPD）などの慢性疾患．生活習慣の改善により予防が可能である．

目標5．ジェンダー平等を実現しよう

女児や10代の女子の栄養状態を改善すれば，学校での学習能力を高めることができる．このことは，職場や広い社会におけるエンパワメントになり，女性の社会的地位の向上に役立つ．

目標8．働きがいも経済成長も

栄養状態が労働力，労働生産性，さらに個人の収入に関係していることは前述したとおりであり，個人の働きがいを高め，経済成長を推進するうえからも，栄養改善は重要である．

目標11．住み続けられるまちづくりを

住み慣れた地域で，幸福感を感じながら住み続けられることは，人生の喜びである．そのためには，地域で生産された四季折々に変化する食品を，家族や近所の人々と一緒に楽しむことができる社会や環境の創造，さらにコミュニティの確立が必要である．

目標13．気候変動に具体的な対策を
目標14．海の豊かさを守ろう
目標15．陸の豊かさも守ろう

これらは，いずれも環境負荷を軽減させるための目標である．環境が農業による食料生産や人々の健康・栄養状態に影響を与え，逆に栄養や食事のとり方が環境に影響を与える．

2019年の1月，Lancetは，「人新世（Anthropocene）の食料：持続可能な食料システムによる健康な食事に関するEATランセット委員会」報告書を発表した[4]．2050年，約100億人に達する人間が誰をも排除されず，それぞれの地域で健康と文化を維持できる食事の姿を示した．牛・豚・羊などの赤肉や砂糖のような不健康な食品を削減し，環境負荷が多くなる肉類の消費をできるかぎり減少させ，栄養素の含有量が多い果物，野菜，豆類の増加を勧め，牛乳・乳製品は適度に摂取する．FAO（国連食糧農業機関）とWHO（世界保健機関）は「持続可能な健康な食事」の指針として，「健康上の面」「環境への影響」「社会的文化的側面」からなる16項目を提案した[5]．

これからの栄養は，単に健康問題のみならず，教育，労働，環境など，総合的な観点からの取り組みが必要になる[6]．

文　献

1）「Global Nutrition Report 2014（2014年世界栄養報告）」，International Food Policy Research Institute，2014

2）鈴木克彦：栄養と生体防御．「改訂 感染と生体防御（管理栄養士講座）」（酒井 徹，鈴木克彦/編著　森口 覚，他/共著），pp73-80，建帛社，2018

3）「Obesity, Race/Ethnicity, and COVID-19」（Centers for Disease Control and Prevention）（https://www.cdc.gov/obesity/data/obesity-and-covid-19.html）

4）Willet W, et al：Food in the Anthropocene：the EAT-Lancet Commission on healthy diets from sustainable food systems. Lancet, 393：447-492, 2019

5）「Sustainable healthy diets: Guiding principles」〔FAO（Food and Agriculture Organization of the United Nations）& WHO（World Health Organization）〕，2019

6）これからの保健，医療，福祉を学ぶ人たちへ．「臨床栄養学者中村丁次が紐解くジャパン・ニュートリション」（中村丁次/著），pp193-216，第一出版，2020

診療報酬，電子カルテ

Point

1 診療報酬の全体像を理解する.

2 電子カルテと診療報酬を請求するレセプト（診療報酬明細書）の関係を理解する.

3 医療分野のIT化が推進されていることを理解する.

1 診療報酬

A. 診療報酬とは

診療報酬とは保険医療機関からの請求に対して支払われる報酬であり，患者への医療行為（診察，治療，処方など）の対価として公的医療保険機関から支払われる.

算定方法は厚生労働省により定められており，例えば2022（令和4）年の初診料は288点，再診料は73点，外来診療料は74点，外来栄養食事指導料は初回260点など，医療機関の規模や医療行為ごとに点数が決まっている. そのうち，自己負担分（原則3割だが，年齢や所得に応じて異なる）は患者が払い，残りは加入している医療保険者が，医療機関に支払うことになっている. 費用は1点ごとに10円と単価が定められており，この点数は日本全国どこへいっても変わらない. 医療機関は，医師，看護師，薬剤師，管理栄養士など従業員の人件費や医薬品・医療材料の購入，医療機器・機材などの設備管理費などすべての費用を診療報酬で賄い，運営している. したがって算定，請求の漏れによる診療報酬の取りこぼし（請求すれば支払われるはずの点数を取り忘れること）は医療機関にとってダメージとなる.

また，診療記録（カルテ）の入力ミスなどによって必要な情報の欠落や間違いが生じることで診療報酬請求書・診療報酬明細書上でのつじつまがあわなくなり，返戻（へんれい）や減点を発生させてしまった場合も，同様に医業収入に直接的な悪影響を及ぼす.

B. 診療報酬の流れ

診療報酬の請求は，**レセプト**という診療内容をもとに算出した**診療報酬明細書**を作成し，審査支払機関へ提出する. 審査支払機関は，レセプトの内容が正しいか精査し支払いを行う.

以上，流れを図1に示す.

2 医療保険制度，介護保険制度

A. 医療・介護保険制度と診療・介護報酬

医療保険制度における**診療報酬**は，原則として**2年に1回**，厚生労働大臣が中央社会保険医療協議会（中医協）に諮問し，中医協総会からの答申を得て，告示，関係通知が示される. 改定率は，厚生労働省が2年に1度実施する医療経済実態調査によって把握される全国の医療機関の平均的な収支状況，賃金などの動向といったマクロの経済指標，保険財政の状況などに鑑み決定される[1].

介護保険制度における**介護報酬**は，事業者が利用者（要介護者または要支援者）に介護サービスを提供した場合に，その対価として事業者に支払われるサービス

A 診療報酬の流れ

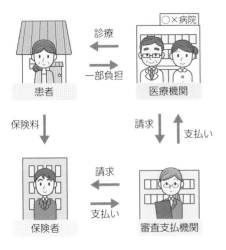

B 医療費の内訳と使われ方

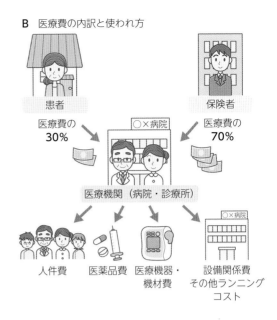

図1　診療報酬の流れ
(「なるほど！診療報酬」（日本医師会）[1] を参考に作成)

費用である．介護報酬はサービスごとに設定されており，各サービスの基本的なサービス提供にかかる費用に加えて，各事業所のサービス提供体制や利用者の状況などに応じて加算・減算される仕組みとなっている．介護報酬は**3年ごと**に見直されており，介護保険法上，厚生労働大臣が社会保障審議会（介護給付費分科会）の意見を聞いて定めることとされている[2]．

　改定のたびに新設項目，廃止される項目，内容変更などがあるため，病院・介護施設などに勤務する管理栄養士・栄養士はこれらを理解する必要がある．

B. 管理栄養士・栄養士の業務にかかわる診療報酬

　管理栄養士・栄養士の業務にかかわる診療報酬の主な内容は表1のとおりである．そのなかで，令和2（2020）年度，令和4（2022）年度の注目すべき改定項目を以下に示す[1]．

① 外来栄養食事指導について，2回目以降は電話やテレビ電話などの情報通信機器での栄養食事指導が可能となった．

② 外部の管理栄養士による外来栄養食事指導料，在宅患者訪問栄養食事指導料が評価された．

③ 栄養サポートチーム（NST）加算が見直され，結核

病棟入院基本料，精神病棟入院基本料，障害者施設等入院基本料を算定する病棟も算定が可能となった．

④ 地域包括ケアシステムの推進にあたり，栄養情報提供加算が新設された．

⑤ 特定集中治療室（ICU）管理料，救急救命管理料等を算定している治療室においての早期栄養介入管理加算が新設された．

⑥ 管理栄養士が術前・術後における適切な栄養管理を実施した場合の評価（周術期栄養管理実施加算）が新設された．

⑦ 病棟における入院栄養管理体制加算（入院初日および退院時）が新設された．

⑧ 褥瘡対策を推進する観点から，栄養管理に関する事項が見直された．

⑨ 摂食嚥下チームに専任の管理栄養士が加わり栄養管理することが評価された．

⑩ 専門的な知識を有する管理栄養士（がん病態栄養専門管理栄養士）の質の高い栄養食事指導が評価され，外来化学療法を実施している患者に対する指導が評価された．その場合，短時間で栄養食事指導をした場合にも算定できるようになった．

以上のとおり，診療報酬においてNST，ICU，褥瘡，

表1 管理栄養士・栄養士の業務にかかわる診療報酬の主な項目

食事提供に関連する項目	入院時食事療養（Ⅰ）	640円/食 流動食のみを提供する場合575円/食	*1
	入院時食事療養（Ⅱ）	506円/食 流動食のみを提供する場合460円/食	
	入院時生活療養（Ⅰ）	554円/食 流動食のみを提供する場合500円/食	
	入院時生活療養（Ⅱ）	420円/食	
	特別食加算	76円/食	
	食堂加算	50円/日	
	特別料金の支払を受けることによる食事の提供	特別なメニューの食事を別に用意し提供した場合の患者負担	*2
栄養食事指導に関連する項目	外来栄養食事指導料1	［初回］ 対面で行った場合260点/回 情報通信機器等を用いた場合235点/回	*3
		［2回目以降］ 対面で行った場合200点/回 情報通信機器等を用いた場合180点/回	
	外来栄養食事指導料2	［初回］ 対面で行った場合250点/回 情報通信機器等を用いた場合225点/回	
		［2回目以降］ 対面で行った場合190点/回 情報通信機器等を用いた場合170点/回	
	入院栄養食事指導料1	初回260点/回 2回目200点/回	
	入院栄養食事指導料2	初回250点/回 2回目190点/回	
	集団栄養食事指導料	80点/回	
	在宅患者訪問栄養食事指導料1	単一建物診療患者が1人の場合530点/回 単一建物診療患者が2〜9人の場合480点/回 単一建物診療患者が10人以上の場合440点/回	
	在宅患者訪問栄養食事指導料2	単一建物診療患者が1人の場合510点/回 単一建物診療患者が2〜9人の場合460点/回 単一建物診療患者が10人以上の場合420点/回	
	外来化学療法を実施している悪性腫瘍の患者に対しての指導	260点/回	
栄養管理に関連する項目	栄養管理体制の基準（栄養管理計画書の作成）	入院基本料に包括	
	栄養サポートチーム加算	200点/回（特定地域100点/回）	
	栄養情報提供加算	50点/回	
	糖尿病透析予防指導管理料	350点/回（特定地域175点/回）	
	早期栄養介入管理加算	250点/日 （入院後早期から経腸栄養を開始した場合400点/日）	
	周術期栄養管理実施加算	270点/回	
	入院栄養管理体制加算	270点/回	
	褥瘡対策の基準	栄養管理を実施することに関し，必要に応じて診療計画への記載が必要	
	摂食嚥下機能回復体制加算1	210点/回	
	摂食嚥下機能回復体制加算2	190点/回	
	摂食嚥下機能回復体制加算3	120点/回	

*1 入院時食事療養費に係る食事療養及び入院時生活療養費に係る生活療養の費用の額の算定に関する基準（最終改正：平成30年3月5日 厚生労働省告示第51号）
*2 入院時食事療養費に係る食事療養及び入院時生活療養費に係る生活療養の実施上の留意事項について（令和2年3月5日保医発0305第14号）
*3 医科診療報酬点数表
（「診療報酬」（日本栄養士会）[1] より作成）

表2　管理栄養士・栄養士の業務にかかわる介護報酬の主な項目

食事提供に関連する項目	療養食加算	6単位/回
栄養管理に関連する項目	栄養マネジメント強化加算	11単位/日
	経口移行加算	28単位/日
	経口維持加算（Ⅰ）	400単位/月
	経口維持加算（Ⅱ）	100単位/月
	再入所時栄養連携加算	200単位/回
	栄養管理体制加算	30単位/月
	栄養アセスメント加算	50単位/月
	栄養改善加算	200単位/回
	口腔・栄養スクリーニング加算（Ⅰ）	20単位/回
	口腔・栄養スクリーニング加算（Ⅱ）	5単位/回
	居宅療養管理指導（Ⅰ） （事業者の管理栄養士）	単一建物居住者が1人の場合544単位/回 単一建物居住者が2〜9人の場合486単位/回 単一建物居住者が10人以上の場合443単位/回
	居宅療養管理指導（Ⅱ） （外部の管理栄養士）	単一建物居住者が1人の場合524単位/回 単一建物居住者が2〜9人の場合466単位/回 単一建物居住者が10人以上の場合423単位/回

（「介護報酬」（日本栄養士会）[2]より作成）

摂食嚥下，化学療法などのさまざまな分野で管理栄養士の関与が評価されていることがわかる．また，ICT（情報通信技術）・在宅医療・地域包括ケアシステムなどの観点からの評価もなされている．

C. 管理栄養士・栄養士の業務にかかわる介護報酬

　管理栄養士・栄養士の業務にかかわる介護報酬の主な内容は表2のとおりである．そのなかで，令和3（2021）年度の注目すべき改定項目を以下に示す[2]．

① 栄養マネジメント加算が廃止され，人員基準に現行の栄養士に加えて管理栄養士の配置が位置づけられた．
② 栄養マネジメント強化加算が新設された．
③ 口腔・栄養スクリーニング加算が新設された．
④ 栄養改善加算が見直され，看護小規模多機能型居宅介護も対象に加えられた．
⑤ 認知症グループホームの栄養管理体制加算が新設された．
⑥ 外部の管理栄養士による居宅療養管理指導が評価さ

Advanced　栄養食事指導料の変遷

　診療報酬において，栄養食事指導料は1981（昭和56）年に新設されている．当時の点数はわずか5点であった．その後，1988（昭和63）年に30点，1990（平成2）年に35点，1992（平成4）年に70点，1994（平成6）年に130点，そして2016（平成28）年に初回260点，2回目以降200点と増点され，現在に至っている．この間に貨幣価値が大きく変動したわけではない．医療において栄養食事指導の重要性が認められ，評価が上がっていったのである．先輩方の努力のおかげであり，この歴史に先輩方のたいへんな苦労があったことを察する．私たちはその意志を受け継ぎ，今後さらに多様化する社会環境のなかで，管理栄養士に期待されるものは何かを考えていく必要がある．

れた.

以上のとおり，介護保険施設においても栄養に関する分野の強化が期待されている.

 ## 診療報酬改定

A. 大規模な改定

先述したように，診療報酬は大きくは2年に1回，法改正によって改定される．介護報酬の改定は3年に1回行われる．そして6年に1回はこれらが同時に行われることになり，「ダブル改定」とよばれることがある.

B. 小規模な改定

大規模な診療報酬改定が行われるまでの2年間の途中で，臨時的に診療報酬改定が行われる場合がある．次回の（最大で2年後の）診療報酬改定まで見直しを行わないということが好ましくないものについて随時決定され，施行される.

C. 改定が行われる理由

医療技術の進歩や多様化は機器や設備という形で具現化する場合も多く，医療現場に導入するためには投資額を回収できるめどが必要となる．また，人的体制の強化などでより質の高い医療を提供していくためにも，人件費のもとが必要となる．先述のとおり，医療機関はそれらを診療報酬で賄っていかなければならない．したがって，国策として「このような医療をさらに普及浸透させていこう」と見定められた診療行為に対して，保険点数や加算点数が新たに設けられたり，従来からの点数が引き上げられたりという見直しが行われる.

反対に，普及が進み導入のハードルが下がるなどその目的が達成されつつあると判断されたものや，新しい技術へと置き替わるなどしてほぼその役割を果たしたと判断されたものについては，点数が引き下げられたり廃止されたりという見直しがなされる.

つまり，政府の方針としてめざすわが国の医療のあり方やその実現に向けて，医療現場が第一歩を踏み出すために背中を押すやり方が診療報酬改定という形で

反映されているといえる.

2020年以降のコロナ禍において，目まぐるしく変動する情勢に対応して緊急的な診療報酬改定が次々に行われている．例えば，2021年12月31日から新型コロナウイルス感染症にかかるSARS-CoV-2抗原検出検査の検査料などが引き下げられた．これも原資の要不要やそのレベルなど医療機関を取り巻く環境の変化に対応して，点数の新設や引き上げ・引き下げ，適用対象の拡大などを迅速に決定し施行している例といえる.

4 電子カルテ

A. 電子カルテとは

電子カルテとは，従来紙であった診療記録（カルテ）を電子的データとして保存するシステムである（図2）．電子カルテを導入することで，院内各部署の連携がネットワークでつながり情報共有がスムーズになる．その結果，効率的なチーム医療が可能となるほか，各部門のシステムとデータ連携ができるため業務の効率化が図れる.

B. 各部門のシステム

各部門システムには，看護システム，検査システム，栄養管理システム，画像システム，薬剤管理システム，医事システムなどがある．各部門に医師が指示を出すためにオーダリングシステムがある.

C. 医事システムとの連携

レセプト（診療報酬明細書）とは，患者が医療機関で健康保険を使って受診したときの自己負担分以外の報酬を，病院が審査支払機関に請求するために提出する書類のことである．医科・歯科・調剤と分けられた診療報酬点数表をもとに点数を算出し，健康保険組合や市町村などの保険者に対して，診療月ごと，患者ごと，外来・入院を分けて1カ月分まとめて請求する.

本来，診療報酬はレセプトコンピュータ（レセプトを作成するソフト：以下レセコン）に入力され，診療に対する報酬を請求する．診療記録を入力する電子カルテとは別物であり，レセコン入力作業の負担や所要

カルテ画面 1

複数のウインドウ画面が開き，必要な情報や他職種の
記述を確認しながら自分の作業ができる

使用頻度が高い
項目ごとにボタ
ンがあり，目的
箇所にスムーズ
に到達できる

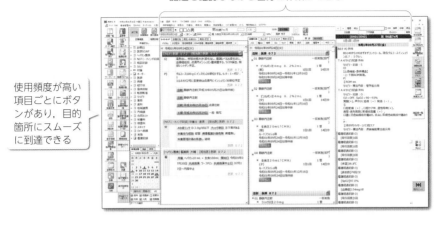

カルテ画面 2

体温表より，毎日のバイタル
測定情報が閲覧できる

画像が閲覧でき，
患者の体内の状
況を共有できる

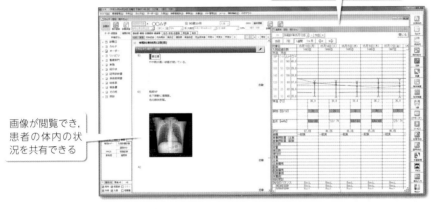

図 2　電子カルテ画面のイメージ

時間，間違いを減らすためにレセコンと電子カルテを連携させる必要がある．最近では電子カルテとレセコンの機能がシームレスに統合されたオールインワンの**「一体型電子カルテ」**が主流となっている．

したがって，これらの情報の不備を即座に警告し，診療報酬の算定・請求を支援してくれる電子カルテやレセコンのチェック機能は，医業経営の見地からきわめて重要なものであるといえる．

文　献

〈第 1 章 1〉
　1）「なるほど！診療報酬」（日本医師会）（https://www.med.or.jp/people/what/sh/）
〈第 1 章 2〉
　1）「診療報酬」（日本栄養士会）（https://www.dietitian.or.jp/data/medical-fee/）
　2）「介護報酬」（日本栄養士会）（https://www.dietitian.or.jp/data/nursing-reward/）

実習課題

課題 1 診療明細書を見て支払い額を確認する

[→第1章1 診療報酬]

● 目的

- 医療行為に対して患者が支払っている料金のもととなる診療明細書の見かたを知る.
- 管理栄養士にかかわる食事代や栄養指導料がどのように明記されているか確認する.

● 材料

- 診療明細書

● 器具

- 電卓

● 方法

本人や家族が医療機関にかかった際の診療明細書を持参してもらい，内訳点数を調べる.

1）医療費の求め方

① 診療明細書の点数欄に記載された数値を合計する.

② 合計点数に10円を掛ける.

2）支払い額（患者一部負担料金）の求め方

3割負担の場合，1）で求めた医療費合計に0.3を掛ける（10円未満の金額は四捨五入）.

支払い例

インフルエンザの流行により，発熱があったため，かかりつけの診療所を受診し，インフルエンザの検査を受け，処方箋を発行してもらった.

このときに受け取った診療明細書を実習図1に示す.

【求め方】

① 医療費を求める. 点数を合計すると731点. よって医療費は，731点×10円＝7310円.

② 支払い額を求める. 医療費合計7310円×0.3＝2193円. 10円未満を四捨五入して，2190円.

課題 2 診療報酬・介護報酬の算定要件を調べる

[→第1章2 医療保険制度, 介護保険制度]

● 目的

- 診療報酬・介護報酬においてさまざまな項目で算定要件が定められていることを理解する.

● 方法

栄養サポートチーム加算など（栄養食事指導料などでも可. 介護報酬であれば居宅療養管理指導などでも可）の算定要件を，厚生労働省や日本栄養士会のホームページなどを参考にして調べてみる.

診療明細書

患者番号	○○○○	氏名	日医太郎 様	受診日	○○○○
受診料	○○○○				

部	項目名	点数	回数
	初診料	288 点	1 回
	機能強化加算	80 点	1 回
	インフルエンザ・ウイルス抗原定性	139 点	1 回
	鼻腔・咽頭拭い液採取	5 点	1 回
	免疫学的検査判断料	144 点	1 回
	処方箋料（その他）	68 点	1 回
	一般名処方加算 1	7 点	1 回

実習図1　とある患者さんの診療明細書
（「なるほど！診療報酬」（日本医師会）（https://www.med.or.jp/people/what/sh/）より引用）

第2章 病院食

Point

1 治療の一環として病院食が提供されていることを理解する.

2 給食管理がどのように臨床栄養管理に結びつき，多様な病態に対してどのようにシステム管理され，調理の負担軽減につながる献立（展開食）が作成されているかを理解する.

3 献立づくりは学生のときからコツコツと地道に行い，思考力を高める習慣が大切であることを理解する.

1 病院での栄養管理業務

A. 臨床栄養管理と給食管理 （図1）

病院での栄養士・管理栄養士の業務は，大きく分けて，**臨床栄養管理業務**と**給食管理業務**がある．この2つの業務において，献立を栄養素に置き換える力，栄養素を献立に取り入れる力は，栄養士・管理栄養士の業務のなかで基本となるものである.

B. 給食管理の意義

給食管理（図1黄色の網かけ部分）は，栄養指導やチーム医療などの臨床栄養管理とは別物であるととらえず，栄養管理に反映させるために必要不可欠であり，「口から食べる」栄養支援の第一歩と考える．そのために病院ではさまざまな企画を試み，患者サービスにつなげて栄養管理の質の向上をめざしている（図2）.

C. 病院食の役割

病院食の役割は，①疾患の病状回復に向けてしっかりと食べることで栄養状態の改善を図る，②食事療法を継続するためのお手本となる，③入院生活の癒やしと潤いにつながるものである.

2 システムを活用した食事提供

A. 電子カルテと給食システムの連携と食事提供

各病院で治療に沿った栄養基準「院内約束食事基準」が策定されている．一般食は年齢・性別から自動判定で提供され，治療食は医師の指示（食事箋）のもと提供される．当院（広島赤十字・原爆病院）では，約100食種（食事の種類）があり，電子カルテの食事オーダー画面で入力した情報を給食システムに取り込んでいる（図3A）．給食システムでは，給食管理の一連の業務（図1）を管理している.

B. 病院食の指示となる食札

個々の患者に用意した料理を間違うことなく配膳するため，食事内容・特別指示・禁止事項・名前・病棟病室などが記載された**食札**（図3B）が毎食出力される．配膳時に，瞬時に判断できるように，食札レイアウトを工夫している（p.30 Column 参照）.

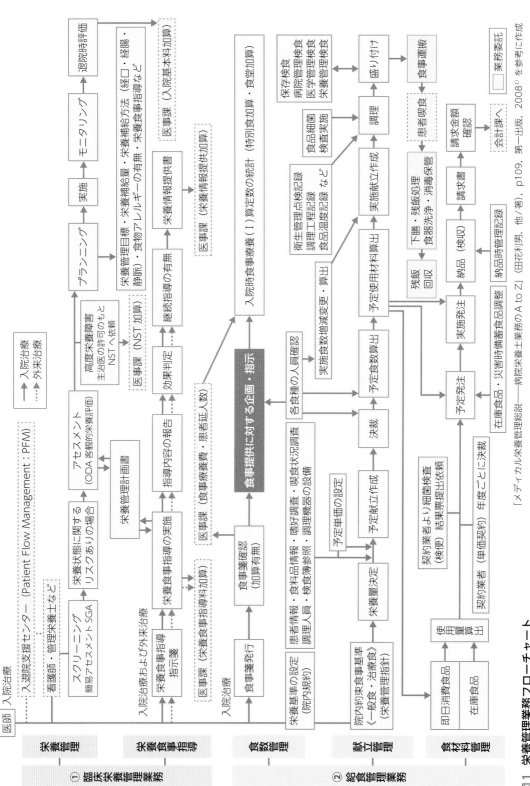

図1 栄養管理業務フローチャート
(広島赤十字・原爆病院 栄養課のマニュアルより引用)

[メディカル栄養管理総説―病院栄養士業務のA to Z] (田花利男,他/著),p109,第一出版,2008[1]) を参考に作成

● すべての入院患者さんに対し，医師・看護師・管理栄養士を中心に，多職種で栄養管理を行う．

当院の栄養管理

入院患者全員に
- 入院時栄養スクリーニング
- 入院診療計画書

栄養スクリーニング
- 食事摂取不良
- 体重減少
- るい痩
- 長期絶食

など

問題なし ／ 特別な栄養管理必要＆栄養障害あり

→ 栄養管理計画書作成

⇄ 再評価

退院：退院時評価・栄養情報提供書

入院中，再評価を行い，栄養に問題がある場合は，食事を見直す．

● 喫食状況を把握し，栄養状態の維持・改善に向けてさまざまな工夫を行い病院食を提供する．

ニュークックチル方式による食事提供

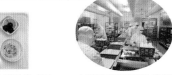

入院患者食数：約1400食/日

大量調理施設衛生管理マニュアルにそって安心・安全な食事づくりを行う．

- 行事食（月1回以上）
- 選択食（週2回）
- 特別メニュー食（＋500円/食）
- お祝い膳（産科）
- このみ食（食べられない方へ）
- 個別対応食

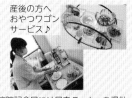
産後の方へおやつワゴンサービス♪

病院記念日には日赤クッキーを提供

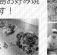
鉄板で広島お好み焼も焼きます！

（中央の円環図）
入院時 栄養スクリーニング（再評価） → 食事 → 栄養指導 → チーム活動 NST →

● 栄養管理は，治療の基本！
静脈→経腸→経口の順に"腸"が使えるなら使う方針でサポートする．

目的
① 適切な栄養管理を提案，実践
② 早期栄養障害患者の発見
③ 栄養療法に関する合併症の予防や対策

Nutrition Support Team
（栄養サポートチーム）
医師・看護師・薬剤師・管理栄養士などの各専門スタッフが連携し栄養チーム支援を行う．

長期絶食・食べられていない患者などへの早期介入をめざす

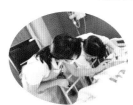
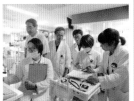

口腔内が汚れていると，肺炎を助長し，長期の輸液管理となる場合がある．歯科医師・歯科衛生士もNSTラウンドに参加し，口腔内のチェックを行う．

● 食事療法の大切さと実践できる方法を一緒に考え，生活スタイルに沿った栄養指導を行う．

日赤ごはん（当院のレシピ本）

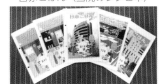

個人栄養指導
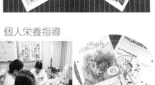
集団栄養指導

当院レシピを掲載した小冊子"日赤ごはん"を活用している．また，有酸素運動をわかりやすく紹介するため，病院周辺の距離を例にした資料を作成している．
※当院レシピはホームページにも掲載

図2　入院患者への栄養管理（臨床栄養管理＋給食管理）のPDCAサイクル
（広島赤十字・原爆病院 栄養課のマニュアルより引用）

A　電子カルテと給食システムの連携

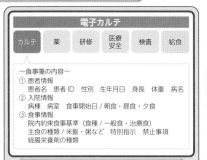

給食システムに
情報を取り込む
食事箋

電子カルテには，さまざまな
ソフト（プログラム）が入っている

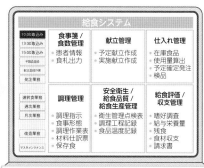

給食システムでは，管理ごとに表示をしている

B　食事箋の情報と食札に表示される内容

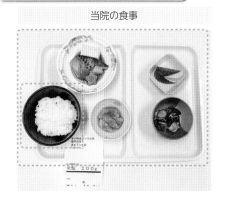

当院の食事

当院の食札の見方

| お知らせ |
| 指示コメント |

| おかず類 |
| 主食◇付け合わせ |
| 副菜1 |
| 副菜2または汁 |
| デザート |

| 食種 |
| 主食 |

── 食種グループカラー

| 患者名・ID・病棟 |

給食システムに取り込まれた食事箋の
情報から，栄養量をあわせた料理を提
供している

食札には，食事提供に必要な情報を整
理して表現している

食札（展開食）

都合により献立が変更になる場合が
あります。ご了承ください。

さばの煮付け◇豆腐
なすの浸し
きゅうり生酢
1/6）りんご

常食　中

米飯　180 g

P-ID.
　　　　　　　　様
東棟 5B　　E546　　　月　日（　）夕（　1　）

常食　中

都合により献立が変更になる場合が
あります。ご了承ください。
■ アレ
さばアレ

★煮魚◇豆腐
なすの浸し
きゅうり生酢
1/6）りんご

E1800 kcal

米飯　200 g

P-ID.
　　　　　　　　様
中央 5C　　C511　　　月　日（　）夕（　3　）

エネルギーコントロール食 1800 kcal
禁止事項：さばアレルギー

都合により献立が変更になる場合が
あります。ご了承ください。

汁少)さば煮付け◇豆腐
揚げなすの煮浸し
拌三絲
1/6）りんご

4・5 腎 1800 kcal

蛋マイ　200 g

P-ID.
　　　　　　　　様
中央 5C　　C514　　　月　日（　）夕（　4　）

たんぱく質コントロール食
4.5 腎 1800 kcal（塩分 6 g 未満）

図3　患者情報の取り込み（システム連携）による食札指示までの流れ
（広島赤十字・原爆病院 栄養課のマニュアルより引用）

3 調理作業効率を考えた 献立作成と展開食

A. 展開食

　衛生管理上，時間の制限があるなかで100種類の献立を毎食つくることはできない．そこで基本となる食種（常食や糖尿病食など）をもとにできるかぎり調理方法や食材をそろえて献立を展開することを総称して**展開食**といい，症状にあわせて調理作業効率に配慮した献立を作成することができる．当院は，バランスのよいエネルギーコントロール食1800 kcal（図4★）を基本に展開食を作成している．

B. 糖尿病交換表を使った食品構成と献立作成

1）食品構成

　「糖尿病食事療法のための食品交換表」[2]（以下，糖尿病食品交換表）はエネルギーごとに単位配分されているので展開しやすい．当院では，エネルギーコントロール食1800 kcalの食品構成は糖尿病食品交換表に準じている．同じエネルギー1800 kcalである一般食（常食，中）も，表3を同じ食品構成にしている（表1）．

　食品構成の食品は目安量としてとらえ，1週間でそれぞれの食品が食品構成を満たすよう献立を作成していく．

例：食品構成　卵40 g/日の例を示す（表2）．

- 主菜：卵50 g×4回＝200 g÷7日間 ＝ 28.5 g
- 主菜：卵75 g×1回＝75 g÷7日間 ＝ 10.7 g
- 副菜：卵15 g×1回＝15 g÷7日間 ＝ 2.1 g

41.3 g/日（食品構成 卵40 g/日）

2）3食に配分

　糖尿病食品交換表（表3）を朝食・昼食・夕食に，できるだけ均等に単位を配分する．

3）付箋を使った献立作成

　献立作成では，図5の単位配分をイメージしながら表3を上手におかずに取り入れる．調理（焼・煮・揚・蒸・生）方法や味付けなどが重複しないように，見た目（彩り・量）よく立てる．本項では，栄養基準に沿って楽しく献立が立てられる「付箋を用いた献立作成」を紹介する．

　最初から細かな数字合わせの献立ではなく，軸となる料理を付箋に書き込み，組み立てながら1週間分を

Column

食札表示の工夫例

　当院（広島赤十字・原爆病院）で行っている食札レイアウトの工夫を紹介する．

① 治療食は，エネルギーコントロール食（青），たんぱく質コントロール食（緑），脂質コントロール食および易消化食（黄），煮沸食（赤）でアンダーラインの色分けをしている．色の識別によって，ベルト配膳時に早く情報をキャッチできる．

② 料理名の表示順は「指示」→「量」→「食材」→「料理」というようにしている．注意すべき情報を料理名の前方に表現することで，ベルト配膳時の誤配膳防止につながる．

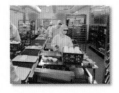

例　②鶏のから揚げ：鶏のから揚げを2個盛る

汁少）煮魚：煮魚に煮汁を半量かける

肉×少）きんぴらごぼう：肉なしきんぴらごぼうを半量盛る

③ 印字できる文字数の制限内で情報をとらえられるように，略語や表示のルールを決めている．

例　②料理名：メインの食材を2個盛る

少料理名：料理を半量盛る

2/6果物名：2/6カット果物　　◇：付け合わせ

●個：個人対応　　■アレ：アレルギーあり

◎N：NST介入　　●粥：梅入り全粥

蛋マイ200 g：低たんぱくごはん200 g　　など

④ 注意喚起を目的に，アレルギー対応などで献立を変更した料理は★マークを印字する．

⑤ 病棟に配膳する直前にできたてのごはんや粥（主食）をトレイに乗せるため，主食を大きく印字する．

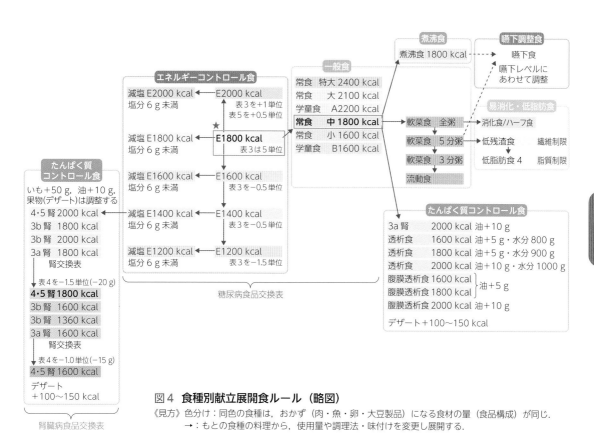

図4　食種別献立展開食ルール（略図）

《見方》色分け：同色の食種は，おかず（肉・魚・卵・大豆製品）になる食材の量（食品構成）が同じ．
→：もとの食種の料理から，使用量や調理法・味付けを変更し展開する．

表1　糖尿病食品交換表を使った食品構成

食品交換表 表	単位	献立	食品	★エネコン 1800 kcal g	常食，中 1800 kcal g	食品交換表 表	単位	献立	食品	★エネコン 1800 kcal g	常食，中 1800 kcal g
	4		（朝）パン	120	120	表5	1	油脂	油類	10	10
	4	主食	（昼）ごはん	200	180				きのこ類	10	10
表1	4		（夕）ごはん	200	180	表6	1.2	野菜	野菜類	360	360
			小麦粉		20				漬物		5
			いも類		40	調味料	0.8	調味料	砂糖類	10	20
表2	1	デザート	生果物	150	50				みそ	10	10
			魚介類	**80**	**80**	合計	22.7		エネルギー（kcal）	1800	1800
表3	5	おかず	肉類	**65**	**65**				たんぱく質（g）	75	70
			卵	**40**	**40**			栄養量	脂質（g）	45	50
			大豆製品	**80**	**80**				炭水化物（g）	260	270
表4	1.7	乳製品	（朝）牛乳	200	200				PFCバランス	17：24：59	15：25：60

エネコン：エネルギーコントロール食

考える．付箋は，次のルールで貼っていく．
① 付箋を食品ごとに色分けする．
　例：魚介類（青色）・肉類（ピンク色）・卵（黄色）・大豆製品（緑色）のほか，小鉢の和え物

など（白色）・めん類（紫色）など．たんぱく源が入る場合にはカラーのアンダーラインを入れるなど，自分がわかりやすいルールをつくる．
② 食品名・使用量（g：表3の単位）を記載する．

表2 **1週間分の献立例（表3を中心に）** E 1800 kcal

	料理名	月曜日	火曜日	水曜日	木曜日	金曜日	土曜日	日曜日
朝食	主食	パン6枚切2枚	パン6枚切2枚	パン6枚切2枚	パン6枚切2枚	パン6枚切2枚	パン6枚切2枚	パン6枚切2枚
	◇付け合わせ	マービージャム（13g）	マービージャム（13g）	マーガリン（6g）	マービージャム（13g）	マーガリン（6g）	マービージャム（13g）	マーガリン（6g）
	主菜	だし巻き卵（50g）（1単位）		スクランブルエッグ（卵50g・ハム20g）（1.5単位）				ゆで卵（50g）（1単位）
	◇付け合わせ							
	副菜1							
	副菜2または汁		卵スープ（卵15g）（0.3単位）					
	牛乳	牛乳	牛乳	牛乳	牛乳	牛乳	牛乳	牛乳
	デザート							
昼食	主食	ごはん	ごはん	ごはん	ごはん	ごはん	ごはん	ごはん
	主菜					千草焼き（卵75g・カニ缶15g）（1.6単位）		
	◇付け合わせ							
	副菜1							
	副菜2または汁							
	デザート							
昼食	主食	ごはん	ごはん	ごはん	ごはん	ごはん	ごはん	ごはん
	主菜				親子煮（卵50g・鶏20g）（1.5単位）			
	◇付け合わせ							
	副菜1							
	副菜2または汁							
	デザート							

食品構成 卵40g/日の例．詳しい献立の立て方はp.30 3）付箋を使った献立作成参照．

例：親子煮（卵50g・鶏20g）※食材の多いほうを付箋の色とする（表3）．

③ 献立用紙に付箋を貼る順番：
- 1週間分の主菜を食品・調理方法が重複しないように貼る．
- 主菜の味付け（塩分）を考えながら副菜・汁物を貼る．このとき，表6の野菜も摂取できるように考える．
- 見た目にボリュームが欲しい箇所に果物・デザート・香物などを貼る．

④ 食品構成を満たした献立となっているか確認する．
- 付箋の色別に使用量（g）を足して日数で割ることで確認できる．
- 過不足の調整が必要な付箋（料理）は，他の料理を考えて付箋を貼り替える．その場合，不要になった付箋は次回でも使えるので自分のレシピとして持っておくとよい．
- 食品構成を満たした献立になったら，給食システムに入力し，栄養量を微調整していく．

4）サイクルメニュー

サイクルメニューとは，日常的に使用する基本献立の日数単位を決めて1サイクルとして繰り返すことである．

当院では，血液内科などの長期入院患者もいるため，28日を1サイクルとして**ニュークックチル方式**[※1]を取り入れて計画的に調理を行っている．

毎月，基本献立に行事や季節の食材を取り入れて，単調な献立にならないように工夫している．

エネルギーコントロール食 1800 kcal（表3：5単位/日）

朝食 料理名	朝食 糖尿病食品交換表	朝食 単位	朝食 量	昼食 料理名	昼食 糖尿病食品交換表	昼食 単位	昼食 量	夕食 料理名	夕食 糖尿病食品交換表	夕食 単位	夕食 量
パン	表1	4	120 g	ごはん	表1	4	200 g	ごはん	表1	4	200 g
主菜 副菜1 汁	表3	1.5	付箋献立で調整	主菜 副菜1 副菜2	表3	1.5	付箋献立で調整	主菜 副菜1 副菜2	表3	2	付箋献立で調整
牛乳	表4	1.7	200 g								
野菜	表6				毎食1～2品で一日1単位（360 g）になるように						
果物	表2				一日1単位になるように						

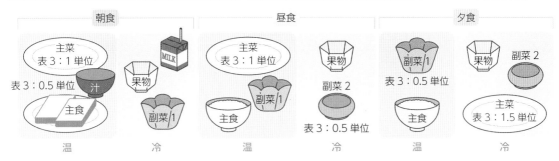

図5 単位配分の例（表3を中心に）
病院の食事は，温かい料理と冷たい料理を分けて調理している（適時適温給食）.

表3 付箋に記入するルール

魚料理	肉料理	卵料理	豆腐料理	めんや副菜
白身魚の照焼（60 g）（1単位）	鶏のトマト煮込（60 g）（1.5単位）	ゆで卵（50 g）（1単位）	マーボー豆腐（豆腐100 g・豚ひき肉20 g）（1.5単位）	生酢（たこ15 g）（0.2単位）
さばのみそ煮（60 g）（1.5単位）	豚のしょうが煮（60 g）（1.5単位）	親子煮（卵50 g・鶏20 g）（1.5単位）	肉豆腐（豆腐100 g・牛小切20 g）（1.5単位）	きつねうどん（油揚げ10 g）（0.5単位）

C. 献立作成に必要な食品の特性と重量

栄養指導時の食事聞き取り調査では，ほとんどの患者は喫食量を体積で表現する．食材の体積と重量の違いを知らなければ，正確な喫食量を把握し，摂取栄養量を算出することはできない．このスキルを上げるには，食品の特製を理解したうえで，実際に食材にふれ目安量を知り，調理を行い，経験を積むことが大切である．

1）食材の重量と体積

見た目に美しく盛り付ける体積の目安は，器の7～8割である．特に野菜は生や加熱など調理方法によって重量が大きく異なる（図6）.

2）味付け

①塩味

料理の塩味は，食材の重量に対して図7の塩分濃度を基準に味を調える．汁物は，具材の量に関係なく，汁の量で計算する．塩分を含む食塩以外の調味料については，塩分の換算表（表4）を使うと，同じ塩分量で違う調味料に変更することができる．

②甘味

甘味（砂糖）は，食材の重量に対して1～3％を目安に好みによって量を調整する．みりんを使用する場合は，使用量を3倍にすると，同じ甘味になる．

※1 **ニュークックチル方式**：調理したものを急速冷却（90分以内に3℃までに冷却）して一時保存，それを器に盛り付けてお膳にセットし「再加熱カート」という専用カートで再加熱し，温かい食事は温かく，冷たい食事は冷たいまま患者さんへ配膳する方式.

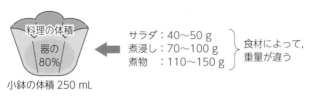

小鉢の体積 250 mL

図6　器の体積と食材の重量の違い

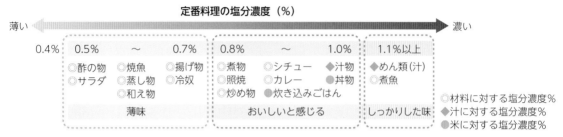

図7　塩分濃度

表4　塩分の1g当たりの調味料比率

食品	調味料比率	食品成分表 100g当たり塩分量
食塩（＝塩分）	1	99.1 g
こいくちしょうゆ	7	14.5 g
うすくちしょうゆ	6	16 g
淡色辛みそ	8	12.4 g
麦みそ	9	10.7 g

3）加工食品

　加工食品には，缶詰・瓶詰・冷凍食品・チルド食品・レトルト食品などがある．これらの食品を使用する場合は，可食量と総量の違いを把握しておくこと．さまざまな食材が組み合わさった冷凍ハンバーグやマカロニサラダなどは，個々の食材の使用量と栄養量を算出する必要がある．

Column

塩分濃度の計算にチャレンジ！

重量130 gの煮物に，塩分濃度0.8％で味を付けてみよう．

① 塩分を考える．

　130 g × 0.8％ ＝（A）g

② 調味料に置き換える．

　こいくちしょうゆ……（A）g ×（B）＝ 7.28 g

　淡色辛みそ……（A）g ×（C）＝ 8.32 g

重量：130 g

答え：A）1.04，B）7，C）8

Advanced 大量調理のポイント

　大量に調理すると，水分の蒸発も大きいため，まず調味液を8割程度入れて，味を確認しながら追加調整するとよい．

　そうすることで，少ない調味料でもおいしくでき，大量調理にあったレシピが完成する．

文　献

1 ）「メディカル栄養管理総説——病院栄養士業務のA to Z」（田花利男，他/著），p109，第一出版，2008
2 ）「糖尿病食事療法のための食品交換表 第7版」（日本糖尿病学会/編著），文光堂，2013
3 ）「腎臓病食品交換表 第9版」（黒川 清/監修　中尾俊之，他/編著），医歯薬出版，2016

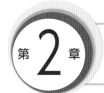

第**2**章

実習課題

課題
1 付箋を使って1週間分の献立を作成する

[→第2章3 調理作業効率を考えた献立作成と展開食]

● 目的

- 食品構成に沿って楽しく献立が立てられるよう「付箋を用いた献立」を考える.
- 糖尿病食品交換表・腎臓病食品交換表の単位計算ができるようになる.
- 重量と体積を考え,器にあった料理を考えるとともに,温かい料理・冷たい料理に分けた献立が作成できる.
- 味付けについて塩分量を計算し,一日の塩分量を理解する.

● 材料

- 付箋
- 色ペンや色鉛筆
- 1週間献立用紙
- 糖尿病食事療法のための食品交換表（糖尿病食品交換表）
- 腎臓病食品交換表

● 方法

① p.30 3）付箋を使った献立作成に基づいて,1週間分の付箋献立を作成する.

② 糖尿病食品交換表・腎臓病食品交換表を用いて,エネルギーとたんぱく質量を計算する.

③ 食品構成日計表を作成し,食品構成に近い使用量になっているか確認をする.

④ 各料理の味付けとなる調味料を決めて,塩分を計算する.

栄養補給法

Point

1 栄養補給法には，腸を使用する経腸栄養法（経管栄養法）と静脈を利用する静脈栄養法がある．静脈栄養法は経口あるいは経腸栄養法での不足分を補充する目的に用いられるほか，水・電解質異常の補正，血管の確保，病態の治療などに用いられることを理解する．

2 経腸栄養法は消化管が機能している場合に適応となる．広い意味では経口栄養法も含むが，本章では経管栄養法とする．経管栄養法の投与ルートおよび経腸栄養剤の特徴を理解する．

3 咀嚼・嚥下機能が低下した場合，常食摂取困難となり食形態の調整が必要となる．また，液体でむせる場合にはとろみ付けを行う．食形態やとろみの分類として，日本摂食嚥下リハビリテーション学会の学会分類を理解する．

1 経腸栄養法（経管栄養法）

通常，ヒトの栄養摂取は，口から食物を摂取し，咀嚼・嚥下をし，消化管で消化・吸収をされることで行われる．しかしながら，疾病や負傷・食欲不振などにより，このルートで栄養摂取ができない場合がある．血管に直接栄養素を送り込むルートもあるが，消化管の機能を維持するためには，**腸を使うことが重要**である．この腸から栄養を吸収する摂取方法を「経腸栄養法」という．これには，口から摂取するルートの「経口栄養法」（詳しくはp.44 3 経口摂取法：食形態）も含まれるが，口から摂取できない場合はチューブを用いて栄養摂取を行い，これを「経管栄養法」[※1] という．この項では，「経管栄養法」について，詳しく解説する．

A. 栄養補給法の種類

栄養補給法と投与ルートのアルゴリズムを示す（図1）．経口摂取が難しい場合，まずは「どの栄養補給法を選択するか」であるが，その基本は「腸が使えるか否か」である．消化管が機能している場合は「経管栄養法」を，機能していない場合は「静脈栄養法」（詳しくはp.41 2 静脈栄養法）を選択する．「経口栄養法」を選択した場合でも，消化管機能が低下している場合は，消化態栄養剤や成分栄養剤を用いて栄養を補給する．

一貫して言えることは，「腸が動いているなら，できるかぎり腸を使う」ことである．近年では，術後または入院後，24～48時間以内に経腸栄養法を開始する「早期経腸栄養法」も提唱されている[2)3)]．消化管を使用しない期間を短くすることで，消化粘膜重量を維持し，さらに，粘膜免疫能や腸管の防御機能を維持することができる．

「経管栄養法」にはさまざまな投与ルートが存在する（図2）．投与期間が短い場合は，経鼻によるアクセスを選択し，4週間以上の長期間にわたる場合は消化管瘻によるアクセスを選択する．また，それぞれ誤嚥のリスクの有無により，チューブの先端を胃内に置くか，十二指腸・空腸に置くかを選択する．

※1 **経管栄養法**：一般的に経腸栄養法＝経管栄養法とされているため，本章では経管栄養法を用いる．

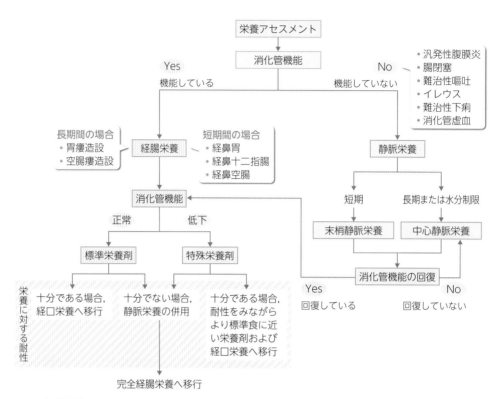

図1 栄養補給のための投与ルートのアルゴリズム
(ASPEN Board of Directors and the Clinical Guideline Task Force：JPEN J Parenter Enteral Nutr, 26：1SA-138SA, 2002[1] より引用)

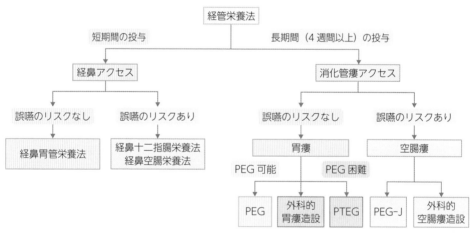

図2 経管栄養法に関する decision tree
(信岡隆幸：「静脈経腸栄養テキストブック」（日本静脈経腸栄養学会／編），pp192-199，南江堂，2017[4] より引用)

B. 経腸栄養剤の種類

　経腸栄養剤の種類を示す（図3）．経腸栄養剤は，医薬品と食品に大別される．本項では，医薬品である経腸栄養剤，食品である濃厚流動食を含めて「経腸栄養剤（以下，栄養剤）」とする．消化管機能の状態により，半消化態栄養剤・消化態栄養剤・成分栄養剤を選

択する．それぞれの栄養剤の特徴と適応を示す（表1）．

また，特定の疾病の栄養管理をする際に使用される特殊栄養剤もあり，糖尿病患者に使用される糖質を調整したものや腎疾患患者に使用されるたんぱく質・ミネラルを調整したものなどが販売されている．

C. 投与時の留意点

1）投与速度

栄養剤を投与する際，逆流や下痢(げり)を予防するため，投与速度の管理は重要である．チューブ先端が胃内にある場合，1日3〜4回に分け投与する間欠投与が実施されるケースが多い．最初は200〜250 mLを約1時間で注入し，特に副作用がみられなければ500 mLを1時間ほどで投与する．チューブ先端が十二指腸や空腸にある場合，持続投与が実施される．注入ポンプで管理し，最初は10〜20 mL/時で開始し副作用がなければ速度を上げていく．

2）必要な器具

経管栄養法を行う際に必要な器具を示す（図4）．

①経鼻栄養カテーテル

鼻からカテーテルを挿入し，栄養剤を送り込む．チューブの先端を胃内や十二指腸，空腸に留置する．

②胃瘻カテーテル

胃瘻カテーテルは，胃内固定版と体外固定版で止めてある．体外固定版は「ボタン型」と「チューブ型」の2種類があり，図4は「ボタン型」でチューブがとり外し可能である．「チューブ型」は，チューブが一体となっている．

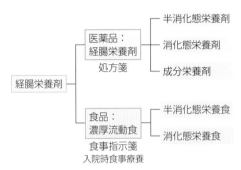

図3 経腸栄養剤の種類

表1 経腸栄養剤の種類と適応

	半消化態栄養剤	消化態栄養剤	成分栄養剤
特徴	1）低残渣あるいは食物繊維付加 2）脂質の含有量が多い 3）炭水化物（複合体）の形で配合されている 4）たんぱく質の形で配合されている 5）完全栄養のための diet	1）低残渣 2）脂質の含有量が多い 3）栄養素が前もって消化された形で配合されている 　①たんぱく源はアミノ酸およびペプチドの形で配合されている 　②炭水化物はデキストリンの形で配合されている 　↓ 消化管からの吸収が容易	1）低残渣 2）脂質の含有量がきわめて少ない 3）栄養素が前もって消化された形で配合されている 　①たんぱく源はアミノ酸の形で配合されている 　②炭水化物はデキストリンの形で配合されている 　↓ 消化管からの吸収が容易
適応	消化管の機能が正常か，または軽度に障害されている患者	消化管の機能異常が存在する患者でも使用可能（高度な脂質吸収障害存在下ではMCTオイル含有製品を使用）	消化管の機能異常が存在する患者でも使用可能
利点	1）浸透圧が比較的低く浸透圧性の下痢を起こしにくい 2）長期の使用でも必須脂肪酸欠乏症が起こりにくい 3）味が良く経口摂取が容易である	1）短腸症候群や炎症性腸疾患のように高度の消化吸収障害が存在する疾患でも使用できる 2）長期の使用でも必須脂肪酸欠乏症が起こりにくい	短腸症候群や炎症性腸疾患のように高度の消化吸収障害が存在する疾患でも使用できる（脂質消化吸収障害の存在下でも使用可能）
欠点	消化管の機能が高度に障害されている疾患では使用できない（脂質消化吸収障害の存在下では使用できない）	1）浸透圧が高く浸透圧性下痢を起こしやすく投与方法の工夫が必要 2）高度の脂質消化吸収障害の存在下では下痢が発生する 3）味が悪く，経口摂取するにはフレーバーで味付けする必要あり	1）浸透圧が高く浸透圧性下痢を起こしやすく投与方法の工夫が必要 2）長期投与では必須脂肪酸欠乏症の発生する危険性がある 3）味が悪く，経口摂取するにはフレーバーで味付けする必要あり

（「改訂第4版 認定 病態栄養専門師のための病態栄養ガイドブック」（日本病態栄養学会／編），メディカルレビュー社，2013[5]を参考に作成）

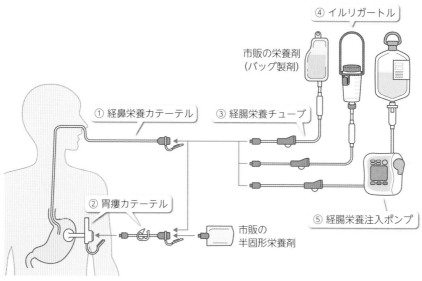

④ イルリガートル

市販の栄養剤
（バッグ製剤）

① 経鼻栄養カテーテル　③ 経腸栄養チューブ

② 胃瘻カテーテル

⑤ 経腸栄養注入ポンプ

市販の
半固形栄養剤

図4　経管栄養法に必要な器具

③経腸栄養チューブ

栄養剤とカテーテルを接続するためのチューブである．投与速度を調整するためのクレンメやチャンバーが付いている．

④イルリガートル

栄養剤を入れる円形の容器．紙パックの栄養剤を使用する際に，移し替えて使用されるケースが多い．

⑤経腸栄養注入ポンプ

ポンプによって発生させた圧により栄養剤を患者に投与することができる．あらかじめ設定された投与速度や投与量に従って投与することが可能である．

3）水分投与

栄養剤に含まれる水分で一日の必要水分量を満たせない場合は，追加での水分投与が必要になる．水分投与の方法としては，

① 栄養剤投与前に投与（水先投与）

② 栄養剤投与後に投与

③ あらかじめ水分を栄養剤に添加して投与

する方法がある．栄養剤投与後の薬剤投与やチューブ内に残った栄養剤や薬剤を洗い流す（フラッシング）ために，水分投与は栄養剤投与後に行われることが多い．

留意点として，②および③の場合，投与量が多く，胃内容量を超えてしまうと，胃食道逆流や瘻孔からの漏れの危険性がある．液体の胃からの排出時間は，60 mLの栄養剤は15分，60 mLの水は7分と報告されている[6]．そのため，①水先投与の場合，**栄養剤投与10分～30分前に水分投与する**ことで，胃内容量が適切に保たれ，逆流や漏れが起こりにくくなる．胃内容量が小さい患者や，②および③で逆流などのトラブルがあるケースでは，①水先投与を検討する．

D. 経腸栄養法（経管栄養法）でのトラブル

経管栄養法時には，胃食道逆流や下痢などの消化器系合併症のほかに，さまざまな合併症が起こることがある．経管栄養法の合併症に関する調査報告では，一番多く経験したものとして「下痢」が81.5 ％でトップである[7]．下痢は発生頻度も高く，栄養状態の低下を招くことから，経管栄養法を中止せざるを得ない原因ともなりえる．下痢の原因と対策をそれぞれ示す．

1）投与速度

はじめに注意したいのが**投与速度**である．投与速度を落とし，便の性状などを確認しながら投与速度を上げていく．必要に応じて，ポンプを用いて投与速度を細かく調整する．

2）栄養剤の浸透圧

浸透圧の高い栄養剤を使用することにより，腸管内の浸透圧が上昇し，その浸透圧を下げようとして腸管

内に水分が移動する．そのことにより，下痢が発生することがある．いわゆる浸透圧性の下痢である．

半消化態栄養剤は，1 kcal/mLのものが約300～400 mOsm/Lと体液の浸透圧280±5 mOsm/Lに近づけてつくられている．しかしながら，半消化態栄養剤の1.5 kcal/mLのものは約500～600 mOsm/L，2 kcal/mLは600 mOsm/L以上，消化態栄養剤は約500 mOsm/Lと浸透圧が高いため，使用時にはその点を考慮する．浸透圧性の下痢が疑われる場合は，濃度の低い栄養剤を選択したり，栄養剤の種類を変更する．

3）微生物による汚染

投与時の不適切な器具の取り扱いで，栄養剤が汚染され，細菌性・ウイルス性の下痢が発症するケースがある．チューブや容器の正しい洗浄方法を守ることが重要である．また，イルリガートルを使用している場合は，持続投与の場合6～8時間ごとに交換したり，クローズドシステムのバッグ製剤への変更を検討する．

4）栄養剤の成分と組成

高齢者には乳糖不耐症の患者も多く，乳糖不耐症を疑う場合は，乳糖フリーの製品を選択する．

絶食などにより脂質の消化吸収能が低下していると考えられる場合は，脂質エネルギー比率の低い製品や乳化剤（卵黄レシチン）を使用している製品を選択する．

プロバイオティクスやプレバイオティクスの効果を期待し，乳酸菌やオリゴ糖・食物繊維を含む製品を選択したり，それらを追加で投与することもある．食物繊維に関しては，腸管での水分保持作用もあり，含有量が少ない製品は下痢の原因になることもあるため，注意が必要である．

2 静脈栄養法

静脈栄養法は経口あるいは**経腸栄養法**での不足分を補充する目的に用いられるほか，水・電解質異常の補正，血管の確保，病態の治療などに用いられる．末梢静脈栄養法と中心静脈栄養法がある．**末梢静脈栄養法**（peripheral parenteral nutrition：PPN）の場合は，経口栄養法などと併用の場合には一日の必要量を満たすことができるが，併用できない場合が2週間以上続くときには**中心静脈栄養法**（total parenteral nutrition：TPN）が必要である（p.38 図1）．わが国では種々のキット製剤が開発されており，これらの特徴について知る必要がある．静脈栄養法の評価については，各栄養素がどの程度投与されており，必要量を満たしているかなどに注意する．そのほか，水や電解質の異常に注意する．

A. 末梢静脈栄養法（PPN）

1）輸液の種類と組成

表2に末梢静脈栄養法用の輸液の種類とその組成を示す．水は浸透圧の低いほうから，高いほうへ移動する．低張液である蒸留水を血管内に投与すると，浸透圧差により赤血球内に水が引き込まれ，赤血球が膨らみ破裂する（溶血）．このため，極端な低張液や高張液は輸液として用いることができない．

電解質のみで細胞外液と等張になっているものを「**等張電解質輸液（細胞外液補充液）**」，電解質による浸透圧は低く設定されているがグルコース（ブドウ糖）が加えられることにより等張になっているものを「**低張電解質輸液**」とよぶ．グルコースは輸液開始時には浸

表2 末梢静脈栄養法用の輸液の種類とその組成

製剤		組成（mEq/L）					g/L
		Na	K	Ca	Cl	乳酸	グルコース
等張電解質輸液	生理食塩液	154	0	0	154	0	0
	乳酸リンゲル液	130	4	3	109	28	0
低張電解質輸液	1号液 ソリタ-T1号輸液	90	0	0	70	20	26
	KN1号輸液	77	0	0	77	0	25
	3号液 ソリタ-T3号輸液	35	20	0	35	20	43
	KN3号輸液	50	20	0	50	20	27

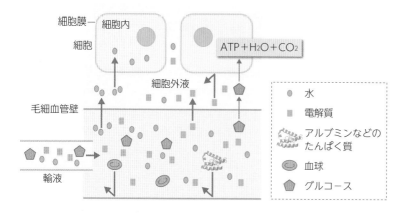

細胞膜 — 細胞内
細胞
細胞外液
毛細血管壁
輸液

ATP＋H₂O＋CO₂

- 水
- 電解質
- アルブミンなどのたんぱく質
- 血球
- グルコース

図5 血管内に投与された輸液の動態

血球や大きな分子のたんぱく質は毛細血管から流出せずに血管内に残る. 血管内皮細胞からは水, 電解質, グルコースなどが自由に出入りできる. 細胞膜では, 水は細胞膜間を浸透圧の差により移動するが, 電解質の通過は制限される. グルコースは細胞内に取り込まれ代謝され, ATPや水, CO₂を生じる.

透圧に貢献しているが, 時間がたつと代謝され, ATPと水と炭酸ガスに分解される. そのため, 輸液の浸透圧を考えるうえでは水と同じと考えてよい. 輸液で浸透圧を形成する電解質はナトリウム (Na) などが中心であるため, 輸液製剤はNaの濃度差により分類されているといってもよい.

2) 輸液の動態と特徴

図5に血管内に投与された輸液の動態を示す. 毛細血管と組織間液 (細胞外液) の移行は比較的自由で, 大きなたんぱく質や血球以外, すなわち水, 電解質, グルコースなどは自由に血管内皮の膜を通過し移動する. 細胞外液と細胞内液は細胞膜によって隔てられており, 細胞膜は, 水は通過可能だが電解質は通過しにくいという特徴がある.

等張電解質輸液では, 細胞内液と同じ浸透圧であるため水の細胞質内への移行はない. そのため, 輸液は比較的多く血管内に残る. このため, 下痢, 嘔吐で体液量が減ったときや, ショックで血圧が低下したときには有用であるが, 心不全などではうっ血が起こりやすい. **低張電解質輸液**を投与した場合には, 細胞外液に移動した水は浸透圧のより高い細胞内へも移動する. このため, 血管内に残る水分は少なくなる. **1号液**は, ブドウ糖液と生理食塩水をほぼ1:1で混合した溶液である. Kなどを含まず, 腎症障害などがあるかどうか不明なときにまず投与するので, 開始液ともよばれている. Naとクロール (Cl) だけの単純な電解質の液で, 生体に必要なほかの電解質を含まないため, 漫然と継続せずに, 病態が明らかになった場合には適切な輸液に変更すべきである. **3号液**は維持液とよばれ,

健康な人に投与した場合, これだけで水, 電解質だけは補えるようにつくった液である. 疾患のある人, 高齢者では低ナトリウム血症などをきたすこともあるので, 注意を要する.

このほか, 末梢静脈から投与可能なアミノ酸を含む液もある. ビーフリード輸液は3号液の電解質を基本として, 高濃度の糖質とアミノ酸, ビタミンB₁を付加したものである. 浸透圧が高いので血管炎を起こしやすいので, できるだけ太い血管にゆっくりと投与するようにする.

脂肪乳剤は必須脂肪酸の欠乏を予防するだけでなく熱量不足を補うのにきわめて有用である. 長期間輸液だけで経過している患者には必須である. 表3に脂肪乳剤の投与時の注意を示す.

電解質補充用の注射液もある. カリウム製剤などが低カリウム血症の補正に用いられる. 電解質の補充を急激に行うと危険なこともあり, 点滴でゆっくりと行う. 輸液は電解質異常の治療にも用いられるため, 逆にいうと, 電解質異常もきたしやすい. 定期的に血中の電解質量などのチェックが必要である. また, 輸液

表3 脂肪乳剤投与時の注意

- 中心静脈ラインの側管から投与可能である
- PPN製剤と脂肪乳剤を同時に投与することにより浸透圧を下げることができるため, 血栓性静脈炎の予防に有用である
- 血中トリグリセリド値を注意深くモニタリングする
- 投与速度：0.1 g/kg/時以下（「流速○ mL/時以下で投与」と具体的に提示する）
- 投与前後に生理食塩液10 mLでフラッシングを行う

の不足による脱水，あるいは輸液の過剰によるうっ血についても注意が必要である．

B. 中心静脈栄養法（完全静脈栄養法）（TPN）

　静脈カテーテルの先端を中心静脈（心臓の近くの静脈）に留置し，高濃度高浸透圧の栄養輸液を補給する方法である．有効な栄養補給法であるが，代謝性の合併症，カテーテル関連感染症などの合併症を起こすため，末梢静脈栄養法よりさらに細かな管理が必要である．わが国ではほとんどキット製剤が使用されており，ビタミン，ミネラルなどの微量栄養素も含まれているものが多い．

　急激に高い濃度の栄養液を投与すると代謝が対応できないため，徐々に濃度の高い溶液に移行する．例えば最初は5〜10％のグルコースが含まれている輸液から開始し，中心静脈栄養用輸液の1号液そして2号液と濃度の濃い液に移行する．逆に急激に中止すると，インスリンが出た状態で糖がなくなってしまうため低血糖を起こすことがあるので，徐々に濃度の薄い輸液にしてから中止する．高度の栄養障害のある患者に急激に高カロリーの輸液を開始すると，**リフィーディング（refeeding）症候群**を発症したり，高血糖，肝機能障害が発生することがある．また，中心静脈栄養法施行時に脂肪乳剤の投与を忘れてはならない．

C. 輸液管理の注意点

1）体内水分量の評価：脱水など

　体内水分量の変化を最も表すのは短期間の体重の変化であり，短期間の体重減少は脱水症を考える．また，短期間の体重増加もほとんどが水分の増加による．

　脱水では，皮膚の乾燥が特徴的である．皮膚をつまみあげてもとにかえる速度をみるツルゴールなども有用であるが，わかりやすいのは腋下の乾燥である（正常では湿潤）．口渇感は意識のある人では自覚症状があるが，意識レベルの低下した人や低ナトリウム血症を示す低張性の脱水では自覚症状がないため注意が必要である．

　脱水では血中尿素窒素（BUN），血清クレアチニン（Cr）が上昇し，特にBUN/Cr比が増加する（20以上）．また，150 mEq/L以上の高ナトリウム血症は，自分で水分摂取ができない患者によくみられる脱水の所見である．

2）電解質の評価

　同じ輸液を長期に使用していると電解質の異常をきたすこともあるために，定期的にチェックする．3号液（維持液）の電解質は過剰にならないように少なめ

Advanced　輸液内にどのくらい塩分が含まれているかを知る

　Naなどの電解質は，輸液ではg/Lという表示ではなくmEq/L（mEqはメックとよぶ）で表示されている．静脈栄養法では輸液内にどのくらい塩分（NaCl）が含まれているかを知る必要があるので，計算方法を理解しよう．

　1 molのNa中には一定数の原子（6.0×10^{23}個）が含まれている．その重さはNaの原子量23と同じ23 gとなる．食塩（NaCl）1 molではClの原子量35.5を加え23 + 35.5 = 58.5 gとなる．Na^+やCl^-などの一価のイオンはmolとEqが等しいため，1 molは1 Eqとなる．これらの値を1000分の1にするためにm（ミリ）を付けたmEqが用いられる．

　実際の臨床では食塩量として考えることが多いのでNaClの形で計算すると，NaCl 1 mEq = 58.5 mgとなる．この数字を覚えてもいいが，少し計算しにくいので，逆に1 g（1000 mg）は何mEqになるかという計算をしてみる．

　1000 mg ÷ 58.5 = 17.09 mEq

　すなわち**食塩1 gは17 mEq**と覚えると計算しやすい．例えば500 mLの生理食塩水（Na，Clともに154 mEq/L）では154 ÷ 17 = 9.06となり，1 L投与したら9 g，500 mLではその半分の4.5 gの食塩を投与したことになる．案外，輸液から入る塩分が多いことがわかる．

に入っているため，低ナトリウム血症などをきたしやすい．また，重症患者では抗生物質や種々の薬剤を投与する際に生理食塩水が投与されることが多い．輸液内の電解質はg/Lでは表示されず，mEq/Lで表示されている（Advanced参照）．輸液内に食塩換算でどのくらいナトリウムが投与されているかを計算し，ナトリウムの過剰投与になっていないかをチェックする必要がある．

3) 栄養学的な評価

理想は糖質，**アミノ酸**，脂質が経口と同じような割合で投与されるべきである．しかし，輸液では糖質のみが多く投与されていることが多い．静脈栄養法では，非たんぱく質カロリーと窒素の比率（NPC/N比）が重要視されている．

NPC/N比

$$= \frac{〔投与糖質(g) \times 4〕 + 〔投与脂質(g) \times 9〕kcal}{投与たんぱく質(g) \div 6.25}$$

アミノ酸だけを投与しても，エネルギーがないと体たんぱく質の合成に使われずに分解されて排出され，高齢者にはかえって腎臓への負担になる．通常はNPC/N比150～200をめざす．重症例ではたんぱく質の必要量がふえるためアミノ酸の割合を多くし，100程度をめざす．腎不全ではアミノ酸の投与比を減らす．

投与速度にも注意が必要で，グルコースの投与速度は5 mg/kg/分を超えないようにする．点滴で投与した場合は経口投与よりも高血糖になりやすい．ときどき血糖，電解質の値をチェックするようにする．特に過剰な投与では肝障害をきたすことがある．脂肪乳剤の投与速度も0.1 g/kg/時を超えないようにする．

微量ミネラルや**ビタミン**の添加も必須である．なかでも，ビタミンB_1の不足は短期間でも重篤な合併症（乳酸アシドーシス，脚気心，ウエルニッケ脳症など）を招き，時には死に至る．

③ 経口摂取法：食形態

近年，高齢者も増え，咀嚼機能や嚥下機能の低下した患者に対して，形態や物性（かたさ，まとまりやすさ，べたつき）を調整した食事（嚥下調整食）を提供する機会が増加している．対象は，加齢により機能低下をきたした高齢者のみならず，疾病に起因する嚥下障害から回復するためのリハビリテーション期においても必要な食形態である．

嚥下調整食の段階は「日本摂食嚥下リハビリテーション学会嚥下調整食分類2021」（学会分類2021）を利用することが多い．本項は，「学会分類2021」をもとに実習を行う．

A. とろみ

嚥下機能の低下がみられる患者に対しては，液体にまとまりをもたせ，咽頭への流入速度を低下させるために，とろみ調整食品（とろみ剤）を用いて，とろみづけがなされる．

「学会分類2021（とろみ）」の早見表を示す（表4）．

とろみは「薄い」「中間」「濃い」の3段階に分類される．粘度50 mPa・s未満の「**薄すぎるとろみ**」や粘度500 mPa・sを超える「**濃すぎるとろみ**」は**推奨されない**．特に嚥下機能の低下した患者では，咽頭での飲食物の残留が懸念されるため，濃いとろみの扱いには注意が必要である．

とろみ剤の特性上，たんぱく質や脂質を多く含む飲料（**牛乳や経口流動食**）や塩分を含む飲料（**みそ汁など**）は，**粘度がつくまでに時間を要する**．すぐに粘度がつかないからといって，追加でとろみ剤を添加するのではなく，メーカーの推奨する添加量を参照にして，適正な添加量を守ることが重要である．

B. 食事

「学会分類2021（食事）」の早見表を示す（表5）．

1) コード4

上下の歯茎で押しつぶしが可能で，箸やスプーンで切れるやわらかさの食形態．

主食は，軟飯や全粥など．

2) コード3

舌で押しつぶしが可能で，嚥下がしやすいように配慮された食形態．

調理手法によりやわらかくしたものや，やわらかい食材を選択することで，舌でつぶせる物性の食事を作成することは可能である．

表4 学会分類2021（とろみ）早見表

	段階1 薄いとろみ【III-3項】	段階2 中間のとろみ【III-2項】	段階3 濃いとろみ【III-4項】
英語表記	Mildly thick	Moderately thick	Extremely thick
性状の説明（飲んだとき）	「drink」するという表現が適切なとろみの程度 口に入れると口腔内に広がる液体の種類・味や温度によっては，とろみが付いていることがあまり気にならない場合もある 飲み込む際に大きな力を要しない ストローで容易に吸うことができる	明らかにとろみがあることを感じ，かつ「drink」するという表現が適切なとろみの程度 口腔内での動態はゆっくりですぐには広がらない 舌の上でまとめやすい ストローで吸うのは抵抗がある	明らかにとろみが付いていて，まとまりがよい 送り込むのに力が必要 スプーンで「eat」するという表現が適切なとろみの程度 ストローで吸うことは困難
性状の説明（見たとき）	スプーンを傾けるとすっと流れ落ちる フォークの歯の間からすばやく流れ落ちる カップを傾け，流れ出た後には，うっすらと跡が残る程度の付着	スプーンを傾けるととろとろと流れる フォークの歯の間からゆっくりと流れ落ちる カップを傾け，流れ出た後には，全体にコーティングしたように付着	スプーンを傾けても，形状がある程度保たれ，流れにくい フォークの歯の間から流れ出ない カップを傾けても流れ出ない（ゆっくりと塊となって落ちる）
粘度（mPa·s）【III-5項】	50-150	150-300	300-500
LST値（mm）【III-6項】	36-43	32-36	30-32
シリンジ法による残留量（mL）【III-7項】	2.2-7.0	7.0-9.5	9.5-10.0

学会分類2021は，概説・総論，学会分類2021（食事），学会分類2021（とろみ）から成り，それぞれの分類には早見表を作成した．本表は学会分類2021（とろみ）の早見表である．本表を使用するにあたっては必ず「嚥下調整食学会分類2021」の本文を熟読されたい．なお，本表中の【　】表示は，本文中の該当箇所を指す．
粘度：コーンプレート型回転粘度計を用い，測定温度20℃，ずり速度50 s^{-1}における1分後の粘度測定結果【III-5項】．
LST値：ラインスプレッドテスト用プラスチック測定板を用いて内径30 mmの金属製リングに試料を20 mL注入し，30秒後にリングを持ち上げ，30秒後に試料の広がり距離を6点測定し，その平均値をLST値とする【III-6項】．
注1　LST値と粘度は完全には相関しない．そのため，特に境界値付近においては注意が必要である．
注2　ニュートン流体ではLST値が高く出る傾向があるため注意が必要である．
注3　10 mLのシリンジ筒を用い，粘度測定したい液体を10 mLまで入れ，10秒間自然落下させた後のシリンジ内の残留量である．
(日本摂食嚥下リハビリテーション学会 嚥下調整食委員会：日摂食嚥下リハ会誌，25：135-149，2021[1]より引用)

主食は，離水に配慮した粥である．通常のお粥は，唾液（だえき）に含まれるアミラーゼによりでんぷんが分解され離水が起きてしまい，**誤嚥のリスクが高い**．でんぷん分解酵素の入ったゲル化剤を用いることで，あらかじめでんぷんを分解し，離水した水分をゼリー状にすることで，誤嚥のリスクを軽減することが可能である．

3) コード2

口腔内の簡単な操作で食塊をつくることが可能な食形態．

「ミキサー食」「ペースト食」などとよばれることが多い．自力で食塊をつくり，かつ，その食塊を保持する能力がある患者への食形態である．

ミキサーにかけた食事にまとまりをもたせるため，とろみ剤で調整し作成することが多い．この食形態は2-1と2-2に区別され，なめらかで均質な場合は2-1，不均質なものを含む場合は2-2である．

主食は，粒がなくなるようにミキサーにかけた粥や重湯（おもゆ）（粒がある場合は2-2）であるが，それらはべたつきが強く，さらに，離水による誤嚥の危険性が高いため，酵素入りゲル化剤やとろみ剤を用いて，物性を調整する必要がある．

4) コード1j

均質でべたつきがない，ゼリーやムース状の食形態．「ゼリー食」や「ムース食」とよばれることが多い．若干の食塊保持と送り込み能力しかない患者への食形態である．そのため，**少量をすくえばそのまま丸飲みができる物性**でなければならない．

ミキサーでかけた食事（コード2-1）を，ゲル化剤を用いてゼリー状にし，作成することができる．また，経口補助食品を食事の代替に使用するケースもある．

主食は，おもゆやミキサー粥のゼリーであるが，こちらもでんぷんをあらかじめ処理しなければべたつき

表5 学会分類2021（食事）早見表

コード[I-8項]	名称	形態	目的・特色	主食の例	必要な咀嚼能力[I-10項]	他の分類との対応[I-7項]
0 j	嚥下訓練食品0j	均質で、付着性・凝集性・かたさに配慮したゼリー 離水が少なく、スライス状にすくうことが可能なもの	重度の症例に対する評価・訓練用 少量をすくってそのまま丸飲み可能 残留した場合にも吸引が容易 たんぱく質含有量が少ない		（若干の送り込み能力）	嚥下食ピラミッドL0 えん下困難者用食品許可基準I
0 t	嚥下訓練食品0t	均質で、付着性・凝集性・かたさに配慮したとろみ水（原則的には、中間のとろみあるいは濃いとろみ*のどちらかが適している）	重度の症例に対する評価・訓練用 少量ずつ飲むことを想定 ゼリー丸飲みで誤嚥したりゼリーが口中で溶けてしまう場合 たんぱく質含有量が少ない		（若干の送り込み能力）	嚥下食ピラミッドL3の一部（とろみ水）
1 j	嚥下調整食1j	均質で、付着性、凝集性、かたさ、離水に配慮したゼリー・プリン・ムース状のもの	口腔外ですでに適切な食塊状となっている（少量をすくってそのまま丸飲み可能） 送り込む際に多少意識して口蓋に舌を押しつける必要がある 0jに比し表面のざらつきあり	おもゆゼリー、ミキサー粥のゼリーなど	（若干の食塊保持と送り込み能力）	嚥下食ピラミッドL1・L2 えん下困難者用食品許可基準II UDF区分かまなくてもよい（ゼリー状） （UDF：ユニバーサルデザインフード）
2 1	嚥下調整食2-1	ピューレ・ペースト・ミキサー食など、均質でなめらかで、べたつかず、まとまりやすいもの スプーンですくって食べることが可能なもの	口腔内の簡単な操作で食塊状となるもの（咽頭では残留、誤嚥をしにくいように配慮したもの）	粒がなく、付着性の低いペースト状のおもゆや粥	（下顎と舌の運動による食塊形成能力および食塊保持能力）	嚥下食ピラミッドL3 えん下困難者用食品許可基準III UDF区分かまなくてもよい
2 2	嚥下調整食2-2	ピューレ・ペースト・ミキサー食などで、べたつかず、まとまりやすいもので不均質なものも含む スプーンですくって食べることが可能なもの	口腔内の簡単な操作で食塊状となるもの（咽頭では残留、誤嚥をしにくいように配慮したもの）	やや不均質（粒がある）でもやわらかく、離水もなく付着性も低い粥類	（下顎と舌の運動による食塊形成能力および食塊保持能力）	嚥下食ピラミッドL3 えん下困難者用食品許可基準III UDF区分かまなくてもよい
3	嚥下調整食3	形はあるが、押しつぶしが容易、食塊形成や移送が容易、咽頭でばらけず嚥下しやすいように配慮されたもの 多量の離水がない	舌と口蓋間で押しつぶしが可能なもの 押しつぶしや送り込みの口腔操作を要し（あるいはそれらの機能を賦活し）、かつ誤嚥のリスク軽減に配慮がなされているもの	離水に配慮した粥など	舌と口蓋間の押しつぶし能力以上	嚥下食ピラミッドL4 UDF区分舌でつぶせる
4	嚥下調整食4	かたさ・ばらけやすさ・貼りつきやすさなどのないもの 箸やスプーンで切れるやわらかさ	誤嚥と窒息のリスクを配慮して素材と調理方法を選んだもの 歯がなくても対応可能だが、上下の歯槽堤間で押しつぶすあるいはすりつぶすことが必要で舌と口蓋間で押しつぶすことは困難	軟飯・全粥など	上下の歯槽堤間の押しつぶし能力以上	嚥下食ピラミッドL4 UDF区分舌でつぶせる および UDF区分歯ぐきでつぶせる および UDF区分容易にかめるの一部

学会分類2021は、概説・総論、学会分類2021（食事）、学会分類2021（とろみ）から成り、それぞれの分類には早見表を作成した。
本表は学会分類2021（食事）の早見表である。本表を使用するにあたっては必ず「嚥下調整食学会分類2021」の本文を熟読されたい。なお、本表中の【 】表示は、本文中の該当箇所を指す。
＊ 上記0tの（中間のとろみ・濃いとろみ）については、学会分類2021（とろみ）を参照されたい。
本表に該当する食事において、汁物を含む食品はそのとろみ付けが必要になるものがあり、その種類と程度は嚥下調整食学会分類2021（とろみ）を参照する。
ただし、個別に水分の嚥下評価を行ってとろみ付けが不要と判断された場合には、その原則は解除できる。【I-7項】
他の分類との対応については、学会分類2021との整合性が完全に一致するわけではない。【I-7項】
（日本摂食嚥下リハビリテーション学会 嚥下調整食委員会：日摂食嚥下リハ会誌, 25：135-149, 2021[1] より引用）

や離水が生じるため，でんぷん分解酵素入りのゲル化剤を用いてゼリー状にする．

5）コード 0j

均質でべたつきや離水が少ないゼリー．スライス状にすくうことができる物性である．コード 1j との大きな違いは，嚥下訓練や嚥下能力の評価に使われるゼリーであり，いわゆる食事ではない点である．誤嚥した際の感染リスクを考慮して，たんぱく質含有が少ないものが望ましい．

訓練・評価用の位置づけであるため，栄養補給という概念はない．

6）コード 0t

均質でべたつきや離水が少ないとろみ水．原則として，「中間のとろみ」もしくは「濃いとろみ」が適している．こちらも嚥下訓練や嚥下能力の評価に使われる．

たんぱく質含有が少ないものが望ましく，水やお茶や果汁にとろみ付けしたものも該当する．

訓練・評価用の位置づけであるため，栄養補給という概念はない．

C. 嚥下調整食の留意点

1）学会分類 2021（食事）の考え方

嚥下能力の評価の結果，コード3を食べる能力があると判断された場合，その患者はコード3以外にもコード0〜2も食べる能力があるということを留意しなければいけない（図6）．卵豆腐などの市販品を副菜に採用したり，嚥下能力の向上を図るためペースト状のメニューを採用するなどの工夫をすることもできる（図7）．

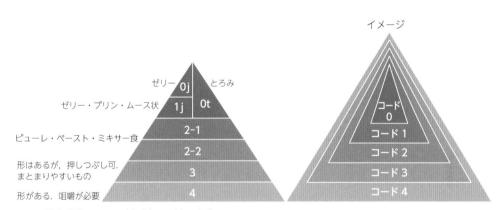

図6 学会分類2021（食事）の考え方①

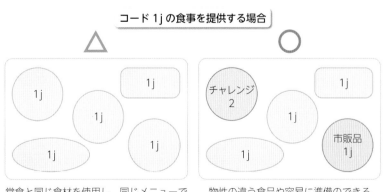

図7 学会分類2021（食事）の考え方②

2）物性調整と栄養価の関係

物性調整をする際，なめらかさを追求するとおのずとミキサー時の加水量が増えてしまう．そのため，コードの数字が少ない食形態ほど，**栄養密度は低くなって**しまう傾向にある．ミキサーをかける際に，加水の代わりに添加する栄養補助食品やオイルなどを用いて，栄養価を上げることも必要である．また，高栄養な経口補助食品を用いることも重要である．

Advanced　刻み食は嚥下調整食なのか？

学会分類2021では，「かたい食材を刻んであんをかけただけでは嚥下調整食に該当しない」と明記してあり，刻むことが重要なのではなく，刻む食材のかたさが重要だということがわかる．著者が学生時代だった20年近く前は，まだ刻み食が主流で，調理時実習において「荒刻み」「刻み」「ごく刻み」という食形態を勉強したことを思い出した．ただ，刻み食は咀嚼に対応するものであり，嚥下調整食としていまだに刻み食が当たり前のように提供されている現状である．嚥下調整食＝手間のかかる食形態というイメージが強く，調理現場の人手不足が懸念されるなか，嚥下調整食にチャレンジすることへの不安が大きいのは，理解できる．

著者は，食品メーカーという立場から栄養療法に携っているが，とろみ剤やゲル化剤を，塩や砂糖と同じように，調理に使うのが当たり前の「調味料」としてとらえてもらえるようにするのが夢である．「ただの刻み食は嚥下調整食ではない」というのを実感してもらうために，きゅうりを薄くスライスしたものと細かく刻んだものを食べ比べてみてほしい．かたいきゅうりのような食材を刻み，まとまりのない食事にした場合，食塊形成に時間がかかり，かむ回数も嚥下の回数も増えてしまうことがわかると思う．もちろん刻むこと自体が悪ではなく，開口障害などがあり食べにくい方に対し，食事を刻んで食べやすくすることは必要である．管理栄養士はしっかりと嚥下のメカニズムを学習し，刻むということは「食べやすくするための調理の工夫」であり，「嚥下に配慮した物性調整」ではないという認識が一般的になってくることを切に願うばかりである．

文　献

〈第3章1〉

1）ASPEN Board of Directors and the Clinical Guideline Task Force：Guidelines for the use of parenteral and enteral nutrition in adult and pediatric patients. JPEN J Parenter Enteral Nutr, 26：1SA-138SA, 2002

2）McClave SA, et al：Guidelines for the Provision and Assessment of Nutri ion Support Therapy in the Adult Critically Ill Patient: Society of Critical Care Medicine（SCCM）and American Society for Parenteral and Enteral Nutrition（A.S.P.E.N.）. JPEN J Parenter Enteral Nutr, 40：159-211, 2016

3）小谷穣治，他：日本版重症患者の栄養療法ガイドライン．日集中医誌，23：185-281, 2016

4）信岡隆幸：栄養療法の選択基準．「静脈経腸栄養テキストブック」（日本静脈経腸栄養学会／編），pp192-199，南江堂，2017

5）「改訂第4版 認定 病態栄養専門師のための病態栄養ガイドブック」（日本病態栄養学会／編），メディカルレビュー社，2013

6）「現場発！臨床栄養管理」（宮澤 靖／著），日総研，2010

7）井上善文，他：栄養療法の実施状況に関するアンケート調査報告（3）．日本静脈経腸栄養学会雑誌，30：1315-1323, 2015

〈第3章3〉

1）日本摂食嚥下リハビリテーション学会 嚥下調整食委員会：日本摂食嚥下リハビリテーション学会嚥下調整食分類2021．日摂食嚥下リハ会誌，25：135–149, 2021

実習課題

課題 ① 輸液による各栄養素の投与量を計算する

[→第3章2 静脈栄養法]

目的

• 投与される輸液内の栄養素量を計算し，栄養バランスを検討する．

方法

輸液内の各栄養素および食塩の投与量を計算する．

例題

肺炎の患者に一日に以下の輸液が処方されている（静脈栄養法）．輸液の組成を調べて各栄養素の投与量を計算する．

• ビーフリード輸液　1000 mL
• ポタコール R 輸液　500 mL
• イントラリポス輸液20 %　100 mL
• ユナシン錠（一般名：スルタミシリントシル酸塩水和物）1 g ＋生理食塩水100 mL　3回／日

1）進め方

① 実習表1の空欄を埋めることで，電解質および糖，アミノ酸，脂質の投与量を求め，あわせて PFC 比を計算する．

② 食塩に換算して合計何g投与されているか計算する．

③ 非たんぱく質カロリー／窒素比（NPC/N比）を求める．

④ 例題の患者で上の①〜③の計算をする．

実習表1　**輸液内の各栄養素の投与量**

製剤	投与量 (mL)	組成（mEq）			g			kcal
		Na	K	Cl	糖質	アミノ酸	脂質	エネルギー
ビーフリード輸液	1000							
ポタコール R 輸液 *1	500							
イントラリポス輸液20 % *2	100							
生理食塩水 *3	300							
合計								

＊1　輸液内の電解質の濃度は1 L当たりで記載されているので，500 mLの場合には500/1000である0.5を掛ける．
＊2　脂肪乳剤の一種．
＊3　濃度は1 L当たりで表示されている（154 mEq/L）ので，合計300 mLなので0.3を掛ける．

第 **3** 章 栄養補給法

課題 ② とろみ付けを行い，とろみを分類する

[→第3章3 経口摂取法：食形態]

● 目的

- 市販されているとろみ調整食品を用いて，「学会分類2021（とろみ）」の分類を知る．
  →見たときの性状と飲んだときの性状（p.45 表4を参照）を確認する．
- とろみの付きにくい飲料へのとろみ付けの方法を学ぶ．
  →とろみ剤を添加した直後，および，5分間静置したが撹拌(かくはん)を行わなかった場合は粘度上昇が少ない点を体験し，5分間静置後，撹拌を行うことではじめて粘度上昇がみられる点を体験する．また，とろみ剤を入れすぎた場合（基準外）の性状を確認する．

● 材料

- 溶媒：緑茶，牛乳
- とろみ剤：ソフティアS［ニュートリー社］

● 器具

- プラスチックコップ（透明なものが望ましい）　• スプーン　• 試飲用カップ

● 方法

実習表2に従い，とろみを作成する．

緑茶

① 緑茶150 mLをコップに入れ，実習表2に記載の量のとろみ剤を添加し，スプーンで30秒間撹拌する．

② 5分以上常温静置し，とろみの付き具合をスプーンにて確認（見たときの性状を確認）し，その後，コップに取り分け，試飲・官能評価（飲んだときの性状を確認）をする．

牛乳

① 牛乳150 mLをコップに入れ（2つ用意する），いずれも2％のとろみ剤を添加し，スプーンで30秒間撹拌し，とろみの付き具合を確認する．

② 5分以上常温静置し，とろみの付き具合をスプーンにて確認（見たときの性状を確認）し，その後，コップに取り分け，試飲・官能評価（飲んだときの性状を確認）をする．

③ さらに1つのコップは30秒間撹拌し，5分静置後，とろみの付き具合を確認し，その後，コップにとりわけ，試飲・官能評価をする（②のとろみと比較）．

実習表2

溶媒	とろみ剤	薄いとろみ	中間のとろみ	濃いとろみ	基準外
緑茶	ソフティアS	1％	2％	3％	5％
牛乳	ソフティアS	—	2％を2つ	—	

課題 ③ 市販食品を学会分類に従って分類する

[→第3章3 経口摂取法：食形態]

目的

- 市販されている食品を用いて，「学会分類2021（食事）」（p.46 表5参照）の分類を知る．

材料

- コード0j：ブイ・クレスBIOゼリー ピーチ［ニュートリー社］
- コード1j：アイオールソフト160［ニュートリー社］
- コード2：ブレンダー食 ピュレペーストミニ 肉じゃが［ニュートリー社］
- コード3：やさしい献立 やわらかおかず 肉じゃが（舌でつぶせる）［キユーピー社］
- コード4：やさしい献立 にくじゃが（歯ぐきでつぶせる）［キユーピー社］
- 基準外：魚の塩焼きの刻み食（市販の焼き魚を5mm角に刻んだもの）

器具

- 試食用カップ　・スプーン

方法

① それぞれ試食し，官能評価を行う．評価する点は，かたさ，付着性（べたつき），凝集性（まとまり），飲み込みやすさ．
② それぞれを試食した後に，学会分類2021のどの分類に入るかを考える．

課題 ④ 嚥下調整食をつくり，学会分類に従って分類する

[→第3章3 経口摂取法：食形態]

目的

- 主食の嚥下調整食の作成方法を知る．
- 「学会分類2021（食事）」（p.46 表5参照）の主食の分類を知る．

材料

- 全粥（市販品でもよい）　・ソフティアU［ニュートリー社］　・ソフティアS［ニュートリー社］
- そく粥つるり［ニュートリー社］

器具

- 片手鍋　・ボウル　・ミキサー　・ヘラ　・表面温度計　・試食用カップ　・スプーン

方法

① 全粥を，試食用カップに分注する（A）．
② 全粥150gの重量を測定し片手鍋に入れ，70℃以上で1分加熱をする．火を止めて，ソフティアU 0.75g（0.5％）を添加しヘラで撹拌する．粗熱をとり（約60℃），試飲用カップに分注する（B）．
③ 全粥450gを1分間ミキサーにかける．ミキサーにかけたお粥をボウルに150gずつに取り分ける．

第3章 栄養補給法

臨床栄養学実習 51

④ ③のミキサー粥を試食用カップに分注する（**C**）.

⑤ ③のミキサー粥150 gにソフティアS 3.0 g（2 %）を添加し，スプーンで1分間撹拌する．試食用カップに分注する（**D**）.

⑥ ③のミキサー粥150 gを片手鍋に入れ，ソフティアU 0.75 g（0.5 %）を添加し，70℃以上で1分加熱をする．約60℃以下になるまで粗熱をとり，試食用カップに分注し，40℃以下まで冷却する（**E**）.

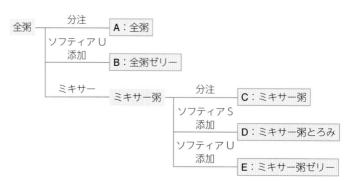

実習図1　全粥からの展開

⑦ 90℃以上のお湯160 mLをボウルに入れ，そく粥つるり40 gを加えて，スプーンで撹拌する．粗熱をとり（約60℃），試飲用カップに分注する（**F**）.

⑧ **A**～**F**のそれぞれを試食し官能評価をした後，学会分類2021のどの分類に入るかを考える.

第4章 栄養ケア・マネジメント, 栄養アセスメント

Point

1 栄養ケア・マネジメントを行うための栄養スクリーニング・栄養アセスメントを通じた栄養管理上の問題点の発見と，問題解決のための計画を立案・実施・再評価する流れ（PDCAサイクル）の基本を理解する.

2 栄養スクリーニング・栄養アセスメントの種類と方法，特徴を理解する.

3 栄養スクリーニング・栄養アセスメントの記録としての問題志向型システム（POS）およびSOAP方式を利用した経過記録について理解する.

1 栄養ケア・マネジメント

A. 栄養ケア・マネジメントとは

　"**栄養ケア**"とは，"健康な人，栄養状態が悪くなりそうな人，栄養状態に問題を抱える人に対して，栄養支援（栄養補給，食事提供，栄養指導など）を通じてより良い状態へ改善させるための実践活動"である．したがって，"**栄養マネジメント**"とは，個人や集団の栄養状態を把握し，栄養学的な問題を改善するための活動，すなわち，すべての人を対象に栄養状態を客観的に評価・判定して，その状態に対応した栄養教育を行ったり，望ましい食生活の実践を支援したり，適切な栄養補給をすることなどによって，栄養状態をより良く改善し，目的に応じた体力づくりをめざす活動といえる．このことから，栄養ケア・マネジメントの目的としては，食を通じて人々の健康の維持・増進と疾病の予防・治療を行うことにより，ADLやQOLを向上するように支援することにある．

B. 栄養ケア・マネジメントとPDCAサイクル

1）PDCAサイクルの意義

　PDCAサイクルは，1950年代に提唱された品質管理に関する概念である（図1左）.

　栄養ケアを実施する前には，対象者の現状を把握し，問題点があればその問題点の改善に適合した実践活動の計画立案が必要となる．そのため，計画立案に先駆けて，**栄養アセスメント**（**栄養評価**）が必要である．この栄養アセスメントで用いられる項目は，活動中途での進捗状況把握（モニタリング）や，活動終了時に得られた効果の評価・検証にも利用できる．これらのモニタリングや最終評価を行ったうえで活動を修正したり再始動を行ったり，最終的に標準化したりすることでより効果的な活動へと高め，誰に対しても同様の品質を確保することが可能となる（詳しくはp.56 2 栄養アセスメント参照）.

2）計画立案時の要点

　栄養ケアを実施していくにあたって，管理栄養士は，対象者に適した食物選択や食事形態の調整などの栄養状態にかかわる知識や技術の指導や，身体状況に応じた食事提供に関する支援は可能である．しかし，対象者自身の身体状況や心理的な問題，経済状態，生活環境の整備や社会資源の活用などに関する情報提供やサポートには，ほかの職種の協力が必要になる．すなわち，対象者の栄養状態を包括的に改善するためには，多職種連携による栄養ケアが求められる.

　栄養ケア計画は，栄養リスク保有者の問題に対して，解決すべき問題点の優先順位，改善目標，手段・方法

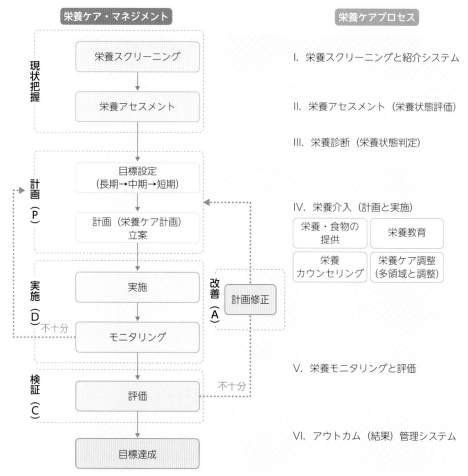

図1 栄養ケア・マネジメントにおけるPDCAサイクルおよび栄養ケアプロセスの概略

栄養ケア・マネジメントでは,
① 栄養スクリーニングで大雑把にリスクの有無を把握したうえで,栄養アセスメントによって現状を把握する.
② 現状で考えられる栄養問題に対する改善目標を設定し,そのための実施計画(栄養ケア計画)を立案する.
③ 計画に基づいて栄養ケアを実施する.実施状況をモニタリングする.場合によっては栄養アセスメントで用いた項目で効果を予測し,必要であれば目標設定を含む栄養ケア計画の見直し・修正を行う.
④ 計画した活動の期間終了に伴う効果を検証(評価)する.設定した目標に対して効果が不十分であると判断された場合は,目標や実施内容の見直しを行い,計画を修正する.目標を達成できた場合,次の優先順位となっていた問題や段階の目標がある場合は,新たにPDCAサイクルを行う.
(「栄養管理プロセス」(日本栄養士会/監修 木戸康博,他/編),第一出版,2018[1]),「栄養管理の国際基準を学ぶ」(日本栄養士会)[2] を参考に作成)

などを協議し,決定した内容を明文化したものである.したがって,対象者を含めた関連職種が協議し,対象者にとって実行可能な具体的内容とする.そこで,**5W1H**に従って,いつ(When),どこで(Where),誰が(Who),何を(What),なぜ(Why),どのように(How)実施するか明示し,文章化したものとなる.

栄養ケア計画では,対象者に適した目標設定が必要となる.目標設定では,最終目標となる"長期目標"

を設定し,その目標達成のための当面の目標となる"中期目標"や"短期目標"を立案すると無理がない.そのことを踏まえたうえで,目標設定では,表1に示すようなことに留意する.また,栄養ケア計画における目標達成のための手段と方法などの手順も,"**栄養ケアプログラム**"として別途明文化して示すことが必要である.このように,明文化することによって,担当者に変更が生じてもある程度均一な栄養ケアが可能となる.

表1 目標設定における原則的留意事項

①	具体的に実行可能な目標である
②	複数の目標がある場合には，優先順位をつける
③	実施期間に適した目標である
④	目標設定は対象者が主体的に行うことが重要

（「応用栄養学 改訂第2版（栄養科学イラストレイテッド）」（栢下 淳，上西一弘／編），pp21-22，2020[3]）を参考に作成）

3）栄養ケア記録

　臨床における記録には，医師が記録するカルテ（診療記録）のほかに，看護師による看護記録や各専門職域が記録する部門別記録，さらには多職種（管理栄養士，医師，看護師，薬剤師，臨床検査技師，理学療法士，言語聴覚士，作業療法士など）で記録するチーム医療記録などがある．栄養ケア記録は，**NST**（nutrition support team：栄養サポートチーム）として管理栄養士・栄養士だけでなく，医師，看護師，その他医療従事者が記入するチーム医療記録の一つである．この栄養ケア記録では，栄養スクリーニング・栄養アセスメント，栄養ケア計画，実施，モニタリング，評価，必要に応じた再計画など実施における一連の流れが示され，それぞれ的確に記録されている必要がある．そのため，栄養ケア記録に記載される内容は，患者や家族からの主観的情報のほかに，臨床検査結果や栄養・食事摂取状況などの客観的情報，およびこれらによって抽出された問題点と栄養ケア目標，栄養ケア計画と実施方法，ケアに対する評価，考察などとなる．

　これらの記録においては，**問題志向型システム**（problem-oriented system：**POS**）の様式をとることが望まれる（表2）．この様式は，対象者の問題点を解決するためのプロセスであり，問題点をしっかりととらえ，対象者とともにその改善や解決をチームで効果的に取り組むことが可能となる．

　また，臨床に共通した記載形式には，経過記録の要点を簡潔に記入する**SOAP方式**（表3）があり，栄養ケアの経過記録としての利用はもちろんのこと，栄養ケア計画を立案する前段階での初期栄養アセスメントでも有効である．

C. 栄養ケアプロセス

　栄養管理の国際的基準として「①栄養アセスメン

表2 問題志向型システム（POS）の概要

P（problem）	対象者が有する問題点を改善するために目標を設定し，目標達成のための方法を探る．対象者の置かれた状況や環境，背景などを考慮して十分な情報を収集したうえで，問題点についてリスト化する
O（oriented）	問題点をしっかりととらえて解決・改善のための方策を探り，すべての実施過程において常に問題点を見据えて，科学的エビデンスに基づいた改善・解決を導き出すための計画を立てて実施を進めていく
S（system）	対象者に関する情報収集法，栄養教育を行うためのプロセス，チームで栄養ケアを行うための組織や役割を含めたシステム．質の高い栄養ケアを実施するための情報の把握と共有，多職種での協力体制のための方法が確立されていることが望ましい

表3 SOAP方式に基づいた栄養ケアの記録

subjective data（主観的情報）	対象者の主訴・病歴など	・食欲がない ・魚が嫌い ・一日1食で済ませる ・体重が減った ・疲れやすくてだるい
objective data（客観的情報）	身体計測や検査から得られた情報	・Alb 4.2 g/dL ・Hb 10 mg/dL ・LDL 150 mg/dL ・BMI 27 kg/m² ・体脂肪率 32 %
assessment（評価）	診断やS，Oから考えられること	・摂取不足 ・運動不足 ・原因に気づいていない ・脂質異常症傾向がある ・食事がつくれない
plan（計画・方針）	生活指導計画など	・末梢静脈栄養法を導入 ・食事バランス指導の実施 ・配食サービスを紹介 ・食事記録をつけてもらう ・体重変化を記録させる

ト」，「②栄養診断」，「③栄養介入」，「④栄養モニタリングと評価」の4段階で構成される**栄養ケアプロセス**（**栄養管理プロセス**）（Nutrition Care Process：**NCP**）がある（図1右）．栄養ケアプロセスは，対象者の栄養ケアの標準化だけでなく，栄養ケアを提供するための過程を標準化することを目的としている．これにより，栄養ケアのプロセスが標準化され，論理的に展開できるようになったり，コード化によって用語が標準化されて世界の栄養士が共有できたりし，栄養問題に対する理解も容易になる．

　栄養ケアプロセスにおける「**栄養診断**」とは，栄養

アセスメントをもとに対象者の栄養状態を診断することである。栄養診断では、栄養介入によって問題を完全に解決できる内容、または、徴候と症状を改善することができる内容を取り上げる。栄養診断は、

① 経口摂取や栄養補給法を通して摂取するエネルギー・栄養素・水・生物活性物質（生命に作用を及ぼす外因性物質）に関する問題であるnutrition intake（NI：摂取量）、

② 栄養代謝と臨床検査または身体状況に関する栄養の所見・問題であるnutrition clinical（NC：臨床栄養）、

③ 知識や態度、信念、物理的環境、食物の入手や食の安全に関する栄養所見・問題であるnutrition behavioral/environmental（NB：行動と生活環境）

の3つの領域に分かれる70項目のコードからなる。また、栄養診断は、「problem related to etiology as evidenced by signs and symptoms（PES）報告書」とよばれる文章表現（Sの根拠に基づき、Eが原因・関係した、Pの栄養状態であると栄養診断ができる）を活用した簡潔な一文で記載される。

2 栄養アセスメント

A. 栄養アセスメントとは

アセスメント（assessment）とは、評価や査定、分析などを意味する。したがって、栄養アセスメントは「栄養状態を分析・評価する」ということになる。このアセスメントによって状況を正しく評価・分析することで、必要かつ適切な対応をとることができるようになるため、栄養ケア・マネジメントにおけるPDCAサイクルの起点となり、1サイクル終了後の結果評価として重要である。

栄養アセスメントでは、「①臨床診査（問診、触診、視診など）」、「②身体計測（身長、体重、体組成など）」、「③臨床検査（生理・生化学検査）」、「④食事調査」などから栄養状態を判定していく。

B. 栄養アセスメントのための情報収集区分

1）栄養スクリーニング

詳細に栄養状態を評価するための栄養アセスメント指標の多くは、それ相応の機器を必要とし、侵襲（出血や痛み）を伴ったりする。したがって、病院などのように対象者が多数の場合、すべての対象者に詳細な栄養アセスメントを実施するのは効率が悪い。そこで、前段階として簡単な項目を用いた栄養スクリーニングを行い、対象者のリスク判定結果により、必要な栄養アセスメントを実施する。

栄養スクリーニングでは、体重減少と食事量の減少は重要な事項である。栄養スクリーニングの方法として、**主観的包括的評価**（subjective global assessment：**SGA**）（図2）、Mini Nutritional Assessment-Short Form（**MNA®-SF**）（図3）のほか、controlling nutritional status（**CONUT**）、malnutrition universal screening tool（**MUST**）、nutritional risk screening（NRS 2002）（p.109 第5章表23）、the Global Leadership Initiative on Malnutrition（GLIM）（p.117 第5章 Advanced）などがある。特にSGAは臨床でよく用いられる方法の一つであり、最近の体重や食事摂取量の変化、身体所見などから患者を「高度障害」・「中度障害」・「健常」の3段階に分ける方法である。栄養障害はもちろん、創傷の治癒遅延や感染症などのリスクのある患者をスクリーニングできる。

また、必要に応じてカルテに記載された内容を利用する。近年では、**客観的データ栄養評価法**（objective data assessment：**ODA**）も使われている。ODAは、臨床検査値などの客観的なデータに基づく栄養評価法であり、栄養状態判定に関連した数値的指標（血清アルブミン、プレアルブミン、トランスフェリン、レチノール結合たんぱく質など）が記載されていれば、それを用いて評価する。

2）臨床診査

問診や観察によって、栄養状態を把握するための情報を収集する。一般に、対象者との面談によって訴えを聞く問診から開始されるが、このときに対象者との信頼関係を築くこと（ラポールの形成）も大切である。

問診あるいはカルテにより、氏名、性別、年齢、主訴、現病歴、既往歴、家族構成、家族歴、職業、体重

```
A 病歴
  1. 体重変化
     過去 6 か月間の体重減少：＿＿＿＿＿kg，減少率：＿＿＿＿＿％
     過去 2 週間の体重変化：□ 増加      □ 無変化      □ 減少

  2. 食物摂取変化（平常時との比較）
     □ 変化なし
     □ 変化あり（期間）＿＿＿＿＿＿＿＿＿（月，週，日）
     食事内容：□ 固形食      □ 経腸栄養      □ 経静脈栄養      □ その他

  3. 消化器症状（過去 2 週間持続している）
     □ なし      □ 悪心      □ 嘔吐      □ 下痢      □ 食欲不振

  4. 機能性
     □ 機能障害なし
     □ 機能障害あり：(期間)＿＿＿＿＿＿＿＿＿(月，週，日)
                タイプ：□ 期限ある労働      □ 歩行可能      □ 寝たきり

  5. 疾患と栄養必要量
     診断名：
     代謝性ストレス：□ なし      □ 軽度      □ 中等度      □ 高度

B 身体（スコア：0＝正常；1＝軽度；2＝中等度；3＝高度）
     皮下脂肪の喪失（三頭筋，胸部）：＿＿＿＿＿＿＿＿＿
     筋肉喪失（四頭筋，三角筋）：＿＿＿＿＿＿＿＿＿  ＿＿＿＿＿＿＿＿＿
     くるぶし部浮腫：＿＿＿＿＿＿＿   仙骨浮腫：＿＿＿＿＿＿＿   浮腫：＿＿＿＿＿＿＿

C 主観的包括評価
     A. □ 栄養状態良好   B. □ 中等度の栄養不良   C. □ 高度の栄養不良
```

図2 SGA
(Detsky AS, et al : What is Subjective Global Assessment of Nutritional Status? J Parenter Enteral Nutr, 11：8-13, 1987[1]) を参考に作成)

歴，食事摂取状況（摂取栄養量と食形態など），食欲などの情報を対象者から収集する．対象者が在宅の場合には，食事の準備能力や食物の入手経路なども問診する必要がある．栄養補助食品の利用がある場合はその種類や量を確認し，経管栄養法や静脈栄養法の場合には，投与ルートや種類，量，回数，速度などの確認も必要である．同時に，表4に示すような身体的徴候をみることも必要である．

3）身体計測

　食生活の結果は体格に反映することから，栄養アセスメントでは重要な情報となる．身体計測は，臨床検査に比べて簡便に測定が可能なほか非侵襲的であるという特性があり，体格や人体の構成成分の概要を算出して栄養状態を判定することが可能である．なお，一般に計測されるのは，身長，体重，ウエスト周囲長（へそまわり）であるが，必要に応じて皮下脂肪厚（上腕三頭筋および肩甲骨下部），上腕周囲長，ヒップ周囲長，膝高も計測される．また，専用の機器があれば，体組成の測定が行われることもある．

①身長・体重・体格指数

　身長は，体格指数（BMI，カウプ指数，ローレル指数など）等の算出にも使用され，体格や身体発育を評価する指標となる．立位での計測が可能な場合は通常の身長計で計測するが，極端な脊椎弯曲など立位計測が不可能な場合は，伸縮しないメジャーを使用して仰臥位身長を計測するが，誤差を有するので注意が必要である．

　体重は，体格指数の算出と判定のほかに，平常時体

簡易栄養状態評価表
Mini Nutritional Assessment-Short Form
MNA®

Nestlé
NutritionInstitute

氏名：

性別：　　　　年齢：　　　　体重：　　　　kg　身長：　　　　cm　調査日：

下の□欄に適切な数値を記入し、それらを加算してスクリーニング値を算出する。

スクリーニング

A 過去3ヶ月間で食欲不振、消化器系の問題、そしゃく・嚥下困難などで食事量が減少しましたか？
　　0 = 著しい食事量の減少
　　1 = 中等度の食事量の減少
　　2 = 食事量の減少なし

B 過去3ヶ月間で体重の減少がありましたか？
　　0 = 3 kg 以上の減少
　　1 = わからない
　　2 = 1〜3 kg の減少
　　3 = 体重減少なし

C 自力で歩けますか？
　　0 = 寝たきりまたは車椅子を常時使用
　　1 = ベッドや車椅子を離れられるが、歩いて外出はできない
　　2 = 自由に歩いて外出できる

D 過去3ヶ月間で精神的ストレスや急性疾患を経験しましたか？
　　0 = はい　　　　2 = いいえ

E 神経・精神的問題の有無
　　0 = 強度認知症またはうつ状態
　　1 = 中程度の認知症
　　2 = 精神的問題なし

F1 BMI (kg/m^2)：体重(kg)÷[身長 (m)]^2
　　0 = BMI が19 未満
　　1 = BMI が19 以上、21 未満
　　2 = BMI が21 以上、23 未満
　　3 = BMI が 23 以上

BMI が測定できない方は、F1 の代わりに F2 に回答してください。
BMI が測定できる方は、F1 のみに回答し、F2 には記入しないでください。

F2 ふくらはぎの周囲長(cm)：CC
　　0 = 31cm未満
　　3 = 31cm以上

スクリーニング値
(最大：14ポイント)

12-14 ポイント：　　栄養状態良好
8-11 ポイント：　　低栄養のおそれあり (At risk)
0-7 ポイント：　　低栄養

Ref.　Vellas B, Villars H, Abellan G, et al. *Overview of the MNA® - Its History and Challenges*. J Nutr Health Aging 2006;10:456-465.
　　　Rubenstein LZ, Harker JO, Salva A, Guigoz Y, Vellas B. *Screening for Undernutrition in Geriatric Practice: Developing the Short-Form Mini Nutritional Assessment (MNA-SF)*. J. Geront 2001;56A: M366-377.
　　　Guigoz Y. *The Mini-Nutritional Assessment (MNA®) Review of the Literature - What does it tell us?* J Nutr Health Aging 2006; 10:466-487.
　　　Kaiser MJ, Bauer JM, Ramsch C, et al. *Validation of the Mini Nutritional Assessment Short-Form (MNA®-SF): A practical tool for identification of nutritional status.* J Nutr Health Aging 2009; 13:782-788.

　　　さらに詳しい情報をお知りになりたい方は、**www.mna-elderly.com** にアクセスしてください。

図3　Mini Nutritional Assessment–Short Form
(「簡易栄養状態評価表：MNA Elderly」，ネスレ日本株式会社[2] より転載)

表4 臨床診査における自他覚徴候と栄養障害の例

診査ポイント	概要
一般症状	【低栄養】 • 乳幼児および小児では食欲不振，体重増加停止，筋肉および精神的発育遅延，活動性の低下，不眠，無感覚，慢性下痢あるいは便秘 • 成人では食欲不振，吐き気，口唇・舌腫脹，倦怠，疲労，不眠，抵抗力減退，感情的混乱，手・足・舌の知覚異常，消化機能障害，労働後の一時浮腫 【過剰栄養】 • 体脂肪増加，活動性低下，疲労，動悸，息切れ，関節痛など
脈拍・血圧	栄養失調の際，脈拍数は40拍／分以下，ときには30拍／分以下になることがあり，血圧は低下する
毛髪	重症のたんぱく質・エネルギー栄養障害（PEM）では毛根径が細くなる．また亜鉛欠乏によって脱毛する
眼	角膜および上皮は栄養不良によって構造的にしばしば影響を受ける．角膜はビタミンAやナトリウム欠乏で，レンズはカルシウム，ビタミンB$_2$およびトリプトファン欠乏で，網膜はコリン欠乏およびビタミンA過剰で影響を受ける
舌および口唇	亜鉛や鉄欠乏で乳頭萎縮が起こり，悪性貧血の場合，舌がすべすべとなり，ビタミンB$_2$欠乏で口角炎が起こる
皮膚および粘膜	角質増殖を伴った皮膚乾燥症はビタミンA欠乏，脂漏性皮膚炎はビタミンB$_2$欠乏により生じ，ナイアシン欠乏により，身体の両側に対称的にいわゆるペラグラ皮膚炎が起こる．また，亜鉛欠乏で創傷治癒遅延が起こる
軟骨および骨	軟骨および骨は特殊化した結合組織であり，カルシウム，リン，マグネシウム，ビタミンD，ビタミンA，ビタミンK，マンガンの欠乏によって影響を受ける
爪	貧血によって，白色やさじ状爪となる．また，肺疾患，長期のチアノーゼでばち爪になる
浮腫	【栄養浮腫の原因として考えられるもの】 • ビタミンB$_1$が欠乏し，しかも食事が糖質に偏り，脚気状態になった場合 • 血漿たんぱく質，とくにアルブミン濃度の低下（膠質浸透圧の低下） • エネルギー欠乏によって起こる「飢餓浮腫」とよばれるもの
貧血	鉄，たんぱく質，総エネルギーの不足により貧血が起こる．かつて農村女性に貧血が多発したが，これは良質たんぱく質の不足と過酷な労働のためとされる．近年は，都市の若年女性に貧血がみられるが，これは不必要な減食によるものが多いとされる
無月経	極端な減食により低栄養状態となり，そのために生殖機能（性ホルモン産生など）が低下し，無月経になる場合がある

（「応用栄養学（栄養科学イラストレイテッド）」（栢下 淳，上西一弘/編），p16，2020[3]）を参考に作成）

表5 膝高と年齢を使った身長推定式

宮澤らの式	
男性 ＝ 64.02 ＋（2.12 × 膝高）−（0.07 × 年齢）	女性 ＝ 77.88 ＋（1.77 × 膝高）−（0.10 × 年齢）

単位：推定身長（cm），膝高（cm），年齢（歳）
（宮澤 靖：静脈経腸栄養，24：1065-1070，2009[4]）より引用）

重と計測時体重の差による栄養不良リスク推定や，筋肉量・体脂肪量算出などに用いられる．通常の体重計や車椅子のまま計測ができる専用体重計での測定が不可能な場合，ほかの身体計測値も併用した推定式を用いることもできる．

なお，ライフステージによって適切な体格指数は異なる．

②ウエスト周囲長（へそまわり）およびヒップ周囲長

メタボリックシンドロームでは内臓脂肪の増加に伴ってウエスト周囲長（へそまわり）が増大することから，メタボリックシンドロームの診断基準の第一段階（男性：85 cm以上，女性：90 cm以上）として用いられ

ている．

③膝高

何らかの理由により身長の計測ができない場合，膝高の測定値と年齢から身長を推定する方法がある（表5）．膝高（knee height：KH）は，膝関節と足関節を90度に保ち，足の「かかと」から膝の上部までの長さ（cm）を測定する（図4）．

④体脂肪量・体脂肪率および骨格筋指数

肥満がさまざまな疾患（特に生活習慣病）のリスクになることは広く知られている．肥満の問題は，単純に体重が超過しているということではなく，問題となるのは体脂肪が必要以上に存在することであり，過剰

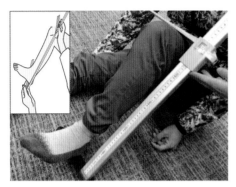

図4 膝高の測定

（[左上イラスト] 宮澤 靖：静脈経腸栄養，24：1065-1070, 2009[4] より引用）

表6 AWGS2019[*1] によるサルコペニアの診断基準

筋肉3要素	評価項目	男性	女性
筋力	握力	28 kg未満	18 kg未満
身体機能 （いずれか）	●5回椅子立ち上がり	●12秒以上	
	●6 m歩行速度	●1.0 m/秒未満	
	●SPPB[*2]	●9点以下	
筋量	SMI[*3]（BIA）	7.0 kg/m² 未満	5.7 kg/m² 未満
	（DXA）	7.0 kg/m² 未満	5.4 kg/m² 未満

サルコペニア診断	
サルコペニアの可能性	：低筋力または低身体機能
サルコペニア	：低筋量＋低筋力または低身体機能
重症サルコペニア	：低筋量＋低筋力＋低身体機能

＊1 Asian Working Group for Sarcopenia 2019
＊2 SPPB（short physical performance battery）：バランステスト・歩行テスト・椅子立ち上がりテストで構成され，各4点満点の合計点で評価する．
＊3 SMI：両腕脚筋肉量（kg）/身長（m）²
BIA：生体電気インピーダンス法，DXA：二重エネルギーX線吸収測定法
（荒井秀典：サルコペニア診療ガイドライン．日内会誌，109：2162-2167, 2020[5] を参考に作成）

の内臓脂肪蓄積はメタボリックシンドロームと関連する．しかし，BMIは比較的，体脂肪率と正の相関関係にあるとはいえ，筋肉質の人のBMIが高めになることには注意する．このことから，体脂肪率の測定が大切といえる．なお近年は，若年女性の痩身願望に伴う無理な減量によって，BMIでは目標とする範囲（BMI = 18.5～24.9 kg/m²）であっても体脂肪率で判定すると軽度肥満となることも問題となっている．

体脂肪量（体脂肪率）の測定には，体密度法，体水分法，体内カリウム法，コンピュータ断層撮影（computed tomography：CT），磁気共鳴画像（magnetic resonance imaging：MRI）などがあるが，これらには大掛かりな機器・施設が必要となる．広く利用されるものとして，皮下脂肪厚測定（キャリパー法）や**生体電気インピーダンス法**（bioelectrical impedance analysis：BIA）がある．

皮下脂肪厚の計測は，上腕三頭筋皮下脂肪厚（triceps skinfold thickness：TSF）と肩甲骨下部皮下脂肪厚（subscapular skinfold thickness：SSF）の2点で行われる．この2点の測定値の合計（TSF＋SSF）から簡易的に肥満の判定が可能である．比較的安価に市販されている生体電気インピーダンス法による体重体脂肪計のなかには，四肢筋肉量の測定が可能なものもある．

入院加療中は活動量の減少などによって骨格筋量の減少を招く可能性がある．また，超高齢社会となったわが国では，国をあげて高齢者のフレイル予防のためにサルコペニア対策に取り組んでいる．体重と体脂肪

率から体脂肪量を算出し，その数値を体重から差し引くことで筋肉量の状態指標となる**除脂肪体重**（lean body mass：**LBM**）も計算可能である．また，サルコペニア診断では，両腕両脚の筋肉量を算出し，この腕脚の筋肉量を身長（m）の2乗で除して補正した**四肢骨格筋指数**（skeletal muscle mass index：**SMI**）が利用される（表6）．

⑤上腕周囲長・上腕筋囲および上腕筋面積

上腕周囲長（arm circumference：AC）の計測値と上腕三頭筋皮下脂肪厚（TSF）を使って，上腕筋囲（arm muscle circumference：AMC）や上腕筋面積（arm muscle area：AMA）の計算が可能であり，筋肉量・たんぱく質の栄養状態の判定に用いることが可能である．

4）臨床検査

尿や血液中の代謝産物や酵素活性は身体状況や栄養状態を反映しており，栄養アセスメントでの重要な判定指標となる．臨床検査には，検体検査（血液学的検査，血液生化学検査，尿検査など）のほか，心電図や呼吸機能などの生理機能検査，X線や内視鏡などの画像検査があるが，特に検体検査は疾病診断だけでなく，摂取した栄養素まで推定が可能であるため，栄養教育

や栄養管理上重要な情報である.

医療機関において詳細かつ正確に骨強度を評価する方法としては，二重エネルギーX線吸収測定法（dual-energy X-ray absorptiometry：DXA）があるが，近年，薬局・ドラッグストアなどでも容易かつ迅速に測定が可能な方法として，超音波を用いた測定法（**音響的骨評価：OSI**）も導入されつつある.

5）食事調査

食事調査は，対象者の直接的な食事内容や食習慣をできるだけ正確に知ることを目的としている．エネルギーならびに各栄養素の摂取状態の評価は，食事調査（アセスメント）によって得られる摂取量と食事摂取基準の各指標とを比較することによって行う.

食事調査方法には，食事記録法，24時間食事思い出し法，食物摂取頻度調査法，食事歴法，陰膳法（分析法），生体指標法など多数あるが，**食事記録法，24時間食事思い出し法，食物摂取頻度調査法**はよく使われる．しかし，それぞれに長所と短所があるため，調査目的にあわせて選択することが望ましい．また，食事調査には過小申告・過大申告ならびに日間変動という測定誤差が生じることに留意し，調査結果を評価する必要がある.

6）エネルギー消費量

エネルギー消費量の評価は，体重変化やBMIの変化での評価が可能である．栄養投与量を設定する場合には，対象者の栄養状態を把握するとともに，“エネルギー出納が正であるか負であるか”，“基礎代謝量が亢進しているのか低下しているのか”，“主なエネルギー基質が何であるか”など，エネルギー代謝の状態を把握する必要がある.

基礎代謝を含むエネルギー消費量を正確に測定する方法として，呼気分析による呼吸商を利用した間接カロリーメーターが臨床の場で取り入れられるようになってきた．また，小型化による携帯型の開発も行われ，在宅訪問での測定も可能になっている．しかし，高価で測定時間も要するため，活用の場は限られる．そこで，**行動記録**（生活活動調査）によるエネルギー消費量の推計を行う．行動記録では，記録した行動を身体活動強度別指数に集計して推定する．この身体活動強度別指数として，座位安静時代謝量の何倍かを表すメッツ（metabolic equivalents：**METs**）値が利用さ

れる．行動記録によるエネルギー消費量推計では，基礎代謝量あるいは座位安静時代謝量の推定が必要である．基礎代謝量の推定値の計算方法として，「国立健康・栄養研究所の式」（p.66）や「Harris-Benedictの式」（p.129 表40）が用いられる．また，座位安静時代謝量は，基礎代謝量の10％増（基礎代謝×1.1）である.

3 モニタリングと評価

A. モニタリング

栄養ケア・マネジメントにおけるモニタリングは，栄養ケアを開始後に，継続的に栄養ケア計画の進捗状況を把握し，改善目標に対する達成状況や効果の見込みを評価する過程である.

栄養アセスメント指標（病態，栄養状態に関連する自他覚徴候，身体計測値，臨床検査値など）を用いて，栄養ケア計画の効果を明らかにする．また，同時にQOLの経過なども確認する．栄養ケア計画が望まれる結果に到達するためには，この段階での評価が重要である．現状では望ましい効果が得られないと判断された場合，計画の内容や目標を検討し，実行可能なケア計画に変更する.

モニタリングを行うタイミングは，急性期の場合は頻回に行うが，外来通院の慢性疾患患者の場合は，月に1回程度となる．また，そのときの情報収集は，カルテ，各職域が参加するカンファレンスのほか，必要に応じて管理栄養士が病棟を訪問して，じかに患者から収集する.

B. 評価・検証（リ・アセスメント）

個人に適合したマネジメントを行うためには，現状がどのように改善されたかを継続的品質改善（continuous quality improvement：CQI）の考え方で評価し，改善活動に取り組むことが求められる.

評価の主な目的は，次の3つである.
① 実施上の問題点を検討し，改善点を見つける
② 有効性，効果，効率を明らかにする
③ 業務の標準化や理論化を行う
計画および実施内容が的確に文書化されており，関連

第
4
章

栄養ケア・マネジメント，栄養アセスメント

職種などの役割が明示されていることが評価の前提となる．そのためには，計画作成の際に，どのような項目を評価対象とするのかをあらかじめ検討しておく必要がある．具体的には，栄養ケア・マネジメントの効果を評価する指標は，栄養アセスメントの際に問題となった項目を用いる．また，客観的な評価を行うためには，実施内容に関する記録が必要となる．このため，経過記録にはSOAP方式の考え方を用いる．

4 栄養アセスメントに役立つツール

A. OHAT

1) 歯科との連携ツール

臨床の現場では，全身疾患には問題がないのに，経口摂取量が減少している患者に出会うことが少なくない．そのような場合には，まず口腔内のストレスを疑うこと．経口摂取の際に，痛みや不快感，ストレスがあると，食事は進まなくなる．しかし実際には，口腔内を観察する機会は，臨地実習や実際の臨床現場でほとんどの管理栄養士にはない．口腔内のどこに，どのような異常が存在しているのか，そのアセスメントの補助になるツールが**OHAT**（Oral Health Assessment Tool）である．

2) 活用方法

OHATは，口腔内を見慣れていない歯科以外の職種の方に効率よく観察してもらうため，8つの観察項目に分かれている（p.69 実習図1参照）．項目別にスコアをつけていき，1点が3項目以上ある，もしくは，2点が1項目でもあれば，歯科を受診する必要がある．

不慣れなうちは，見落としが多く正しいスコアをつ

パルスオキシメーターによる呼吸状態のチェック

パルスオキシメーターは，血液に酸素の供給が正常に行われているかどうかを測定できる医療機器である．患者の急変や手術中などでは，パルスオキシメーターにより酸素飽和度を連続的にモニターする．これは，生命維持のために最低限必要な酸素の供給が失われないように，連続的に監視するためである．

パルスオキシメーターは動脈に含まれる酸素（O_2）の飽和度（saturation：サチュレーション）を皮膚を通して測定しているので，その測定値を経皮的動脈血酸素飽和度〔SpO_2（エスピーオーツー）〕とよぶ．測定値は，肺にある酸素を血液中にどれだけ取り込んで体に運べているかを表す．肺がダメージを受けた箇所が増えると，そのぶん肺から血液に酸素が移せなくなり，その結果，酸素飽和度が下がってくるため，SpO_2は肺炎重症化の指標となる．

パルスオキシメーターの活用

パルスオキシメーターの測定が必要とされることが多い疾患としては，以下のようなものがあげられる．
① 慢性呼吸不全：慢性閉塞性肺疾患（COPD），間

質性肺炎など．
② 慢性心不全：心臓機能の低下で血液循環が低下しているため，日常の活動で低酸素状態になりやすい．
③ 肺がん
④ 誤嚥性肺炎を繰り返すケース：誤嚥性肺炎は典型的な症状がない場合もあり，常に酸素飽和度を測定することで早期発見につながる．
⑤ 新型コロナウイルスの感染拡大が進むなか，パルスオキシメーターは「肺炎などの患者の血中酸素飽和度を測定し，呼吸がうまくできているかどうかを測ることができる医療機器」として，中等症から軽症感染者へのモニタリングやトリアージでの要求が高まっている．

SpO_2とPaO_2について

採取した動脈血を使って測定するPaO_2（動脈血酸素分圧）が本来の酸素化の指標であるが，毎回採血するわけにはいかないので，ある程度相関関係にある侵襲性の低いSpO_2で代用する．

けることが難しい．実際，歯科以外の職種からの報告スコアは，実際のスコアより低い場合がある．観察に慣れるまでは，1項目でもスコアがつくような状態でも経口摂取に問題があるようであれば，歯科受診を勧めるとよいと考えられる．

B. バイタルサイン

1）バイタルサインとは

バイタルサインとは，英語で「vital signs」と書き，私たち人間が「生きている」，すなわち生命を維持するための呼吸や循環機能などの状態を示す指標のことである．「呼吸」，「血圧」，「脈拍」，「体温」や「意識」などを指標とし，それらを測定することでそのときの身体の状態を知ることができる．毎日，一定の時間に測定し，数値の変化から患者の状態を判断する．

臨床現場で患者が急変したときにも，「バイタルはどうか？」と一番に看護師が確認している場面に遭遇することがある．患者の身体の状態を把握するため，日常において実施頻度が高いバイタルサイン（**体温測定・脈拍測定・呼吸測定・血圧測定**）の実施手順やコツは知っておくとよい．

なお，パルスオキシメーターを用いると，患者の呼吸状態（血中酸素飽和度）を簡便にモニターできる（p.62 Advanced 参照）．

2）血圧測定

血圧とは，心臓から血液が送り出されたときに血管の壁に作用する内圧のことであり，一般的な血圧測定の値は，動脈の血管内から血管壁へ直角に作用している圧力である．心臓の収縮と拡張による拍動により，**収縮期血圧**と**拡張期血圧**がある．収縮期血圧と拡張期血圧の差を**脈圧**といい，単位はmmHg（ミリメートルエイチジー）である．

血圧測定で聴診される血管の音のことを，コロトコフ[※1]音という．コロトコフ音は音の聴こえはじめから終わりまで，5段階で変化する．聴こえはじめの段階（拡張期血圧）と終わりの段階（収縮期血圧）を聴取する．臨床現場ではアネロイド式血圧計が広く用いられている（p.70 実習課題7参照）．

※1 **コロトコフ**：聴診法を考案した人の名前．

文 献

〈第4章1〉
1）「栄養管理プロセス」（日本栄養士会／監修 木戸康博，他／編），p11，第一出版，2018
2）「栄養管理の国際基準を学ぶ」（日本栄養士会）（https://www.dietitian.or.jp/career/ncp/）
3）「応用栄養学 改訂第2版（栄養科学イラストレイテッド）」（栢下 淳，上西一弘／編），pp21-22，2020

〈第4章2〉
1）Detsky AS, et al：What is Subjective Global Assessment of Nutritional Status? J Parenter Enteral Nutr, 11：8-13, 1987
2）「簡易栄養状態評価表：MNA Elderly」（ネスレ日本）（https://www.mna-elderly.com/）
3）「応用栄養学（栄養科学イラストレイテッド）」（栢下 淳，上西一弘／編），p16，2020
4）宮澤 靖：各論 各種病態におけるエネルギー，基質代謝の特徴と，至適エネルギー投与量（高齢者および長期臥床患者．静脈経腸栄養，24：1065-1070，2009
5）荒井秀典：サルコペニア診療ガイドライン．日内会誌，109：2162-2167，2020

〈第4章4〉
1）Chalmers JM, et al：The oral health assessment tool—validity and reliability. Aust Dent J, 50：191-199, 2005
2）松尾浩一郎，中川量晴：口腔アセスメントシート Oral Health Assessment Tool 日本語版（OHAT-J）の作成と信頼性，妥当性の検討．障害者歯科，37：1-7，2016
3）Oral Health Assessment Tool（OAHT）日本語版．Available from：https://www.ohcw-tmd.com/research/
4）「わかる！使える！バイタルサイン・フィジカルアセスメント（プチナースBOOKS）」（中村充浩／著），照林社，2019

第 4 章　実習課題

課題 1　栄養ケアプログラムを作成する

[→第4章1 栄養ケア・マネジメント]

● 目的

- 栄養ケアプログラム作成の流れを理解する.
- POS様式を意識したSOAP方式による栄養ケアの記録方法を身につける.

● 材料

- 模擬症例　　・SOAP方式の記録用紙

● 方法

　次の症例，あるいは管理栄養士国家試験の過去問題症例や実習担当者によって用意された症例を使って，SOAP方式で栄養ケアプログラム立案のための記録を行う.

症例

JKさん　45歳　男性

1年前から単身赴任. 食後に胃のあたりが痛み，黒ずんだ便が出ることがあり来院. 最近だるく，やる気が出ないとのこと.

- 身長170 cm，体重54 kg（半年前は58 kg）
- 血液検査結果は，Hb 10.0 g/dL，Alb 3.5 g/dL，Cr 1.1 mg/dL，BUN（UN）11 mg/dL
- 栄養摂取量1200 kcal，たんぱく質50 g程度

朝食はほぼ欠食しており，仕事の状況によっては昼食を欠食するときもある. 夕食は外食することが多いが，帰宅が遅くなったときはレトルトやインスタントで軽く済ませたり，晩酌とつまみで済ませることもある.

課題 2　栄養スクリーニングと栄養診断を行う

[→第4章1 栄養ケア・マネジメント]
[→第4章2 栄養アセスメント]

● 目的

- MUSTや客観的データ栄養評価法（ODA）を使った栄養スクリーニング法を理解する.
- 栄養ケアプロセスにおける栄養診断を実施する.

● 材料

- 模擬症例　　・MUST記録用紙　　・SOAP方式の記録用紙

● 方法

　次の症例や実習担当者によって用意された症例を使って，MUSTやODAで栄養スクリーニングを行う. その際，2名1組となり，1名が対象者，もう1名が管理栄養士となり，面談方式で進め，最終的に

SOAP方式でまとめる.

症例

ASさん　20歳　女性

高校卒業後に夢の実現のために上京して進学し，現在は一人暮らし．立ちくらみの後に気を失って転倒しそうになった際，床に手をつき骨折した1週間後の経過観察で来院した際のことである．

【観察所見】

- あきらかにほっそりしている.
- 爪が白く光沢がない．また，目の下まぶたが白い.
- くるぶしとふくらはぎが，細いわりに少し丸みを帯び，ふくらはぎから足首にかけての太さにメリハリが少ない.

【身体計測値・臨床検査値】　※カルテ記載事項

- 身長 158.0 cm，体重 42 kg（2カ月前 44 kg，6カ月前 48 kg），体脂肪率 16.5 %
- 上腕周囲長 20.0 cm，上腕三頭筋皮下脂肪厚 10 mm，上腕筋囲 16.9 cm，上腕筋面積 22.6 cm^2
- Hb 10.8 g/dL，Ht 32 %，Alb 4.2 g/dL
- 血圧 100/59 mmHg

【問診（やり取りリスト）】　※ 適宜追加可

管理栄養士が聞くこと：

- 立ちくらみで転倒しそうになることは前からよくあったか
- 現在の状態（めまい，吐き気など）
- 3食の摂食状況（欠食状況・大まかな内容）
- ダイエットドリンクはどのようなものか
- そのほかに気になることはないか

ASさんが答えること：

- 半年前から疲れやすく，いつも体がだるい
- ここ3カ月は特にひどく，先月からときどき気を失いそうになって座り込むことが頻発
- 今現在は，めまいはないがボーっとしている
- 高校1年半ばから地元でアイドル活動．もう少しスリムになったほうがよいと思い，上京してから朝食は抜いている
- 昼は大学の学食で野菜サラダのみかうどんがほとんど．時間がなければ移動中にゼリーかお菓子で済ます
- 夕食は，地元では母親が用意したものを食べていたが，上京してからはお茶碗半分程度のごはんと卵1個かソーセージ2本，コンビニエンスストアで買ったミニサラダなどを食べていた
- 現在は，来月のオーディションに向けてもう少しやせたく思い，低糖質ダイエットとして2カ月前からサラダのみやダイエットドリンクのみ
- ダイエットドリンクは低脂肪・低糖質の粉末で，「お湯で溶いてもよいですが，牛乳で溶くとよりよいです」と説明書きがあるが，牛乳が嫌いであるためお湯で溶いている
- 最近，夕方になったら足が疲れて少し痛くなり，むくみがひどい
- 少し白髪が目立ち，髪の毛が抜ける
- 高校3年生ごろから生理が不規則で，ここ半年はときどき生理がない

③ 体格からの栄養アセスメントを行う

［→第4章2 栄養アセスメント］

● 目的

- さまざまな測定値や指数を用いた栄養アセスメントを体験する.
- 身長や体重の推定値と実測値の違いを知る.

● 材料

- 身長計 ・体重計 ・体組成計 ・皮下脂肪厚計（キャリパー） ・メジャー
- 膝高測定器（なければメジャーで代用） ・記録用紙

● 方法

① 身長，体重，体脂肪率，上腕三頭筋皮下脂肪厚，肩甲骨下部皮下脂肪厚，上腕周囲長，下腿周囲長，ウエスト（へそまわり）周囲長，ヒップ周囲長，膝高を測定する.

② BMI，%標準体重，キャリパー法による体脂肪率，上腕筋囲，上腕筋面積などを計算し，栄養アセスメントを行う.

③ 膝高を用いた身長推定式およびGrantの体重推定式を用いて身長・体重を計算し，実測値と比較する.

④「日本人の新身体計測基準値（JARD 2001）」を参考に，実測値を比較検討する.

④ エネルギー消費量を推定する

［→第4章2 栄養アセスメント］

● 目的

- 行動記録法によるエネルギー消費量の推定法を修得する.

● 材料

- 行動記録用紙 ・計算機またはパーソナルコンピュータ（表計算ソフト）

● 方法

① 最低3日間の一日の行動を実習表1に示す強度別5段階で記録する.

② 測定した身長，体重から推定基礎代謝量を計算する.

【国立健康・栄養研究所の式】

基礎代謝量 $= (0.1238 + 0.0481 \times W + 0.0234 \times H - 0.0138 \times A - 0.5473 \times 性別係数) \times 1000 \div 4.186$

性別係数：男性$=1$，女性$=2$

W：体重（kg），H：身長（cm），A：年齢（歳）

③ 5段階のMETs代表値を用いて一日の総消費エネルギー量を計算する. また，記録した日数分の総消費エネルギーの平均±標準偏差も計算する.

実習表1 身体活動強度区分（5段階）の活動内容とMETs代表値例

身体活動の分類	METs 代表値	身体活動の例
I 睡眠	0.9	睡眠
II 座位または立位の静的活動 （METs：1.0～1.9）	1.5	テレビ・読書・電話・会話など（座位または立位），食事，運転，デスクワーク，縫物，入浴（座位），動物の世話（座位・軽度）
III ゆっくりした歩行や家事など低強度活動 （METs：2.0～2.9）	2.5	ゆっくりした歩行，身支度，炊事，洗濯，料理や食材の準備，片付け（歩行），植物への水やり，軽い掃除，コピー，ストレッチング，ヨガ，キャッチボール，ギター・ピアノなどの楽器演奏
IV ふつう歩行を含む長時間持続可能な運動・労働など中強度活動 （METs：3.0～5.9）	4.5	ふつう歩行～速歩，床掃除，荷づくり，自転車（ふつうの速さ），大工仕事，苗木の植栽，車の荷物の積み下ろし，階段を下りる，子どもと遊ぶ，動物の世話（歩く/走る，ややきつい），ギター：ロック（立位），体操，バレーボール，ボーリング，バドミントン
V 頻繁に休みが必要な運動・労働など高強度活動 （METs：6.0以上）	7.0	家財道具の移動・運搬，雪かき，階段を上る，山登り，エアロビクス，ランニング，テニス，サッカー，水泳，縄跳び，スキー，スケート，柔道，空手

（「日本人の食事摂取基準（2020年版）「日本人の食事摂取基準」策定検討会報告書」（厚生労働省）（https://www.mhlw.go.jp/content/10904750/000586553.pdf）より引用）
なお，詳細なMETs値を用いる場合には，国立健康・栄養研究所による，改訂版「身体活動のメッツ（METs）表」を用いるとよい．

【行動記録法による計算】

エネルギー消費量 ＝ Σ（METs 代表値×時間）× 単位時間当たり座位安静時代謝量*

* 座位安静時代謝量＝基礎代謝量×1.1

④ METsを用いた簡易消費エネルギー量の推定式を用いて同様に総消費エネルギーを計算し，集計した平均±標準偏差を③と比較する．

【METsを用いた簡易計算】

エネルギー消費量 ＝ 1.05 × Σ（METs 代表値×時間）× 体重

課題 5 栄養モニタリングと評価を行う

［→第4章2 栄養アセスメント］
［→第4章3 モニタリングと評価］

目的

• 初期栄養アセスメントから栄養ケア計画およびモニタリング計画の立案，実施，評価の流れを理解する．

材料

• 模擬症例　　• SOAP方式の記録用紙

方法

① 用意された症例の初期情報を使って初期栄養アセスメントを行い，栄養ケア計画，モニタリング計画，最終評価計画を立案する．
② 経過情報を使ってモニタリングと評価を行い，これまでの実施計画などの見直しを検討する．

症例

AY さん　75 歳　女性

脳梗塞を発症し，左片麻痺を患いながら自宅療養している．意識ははっきりしており，嚥下障害は認めない．食事は，買ってきてもらったレトルト粥（がゆ），パン，牛乳などを自分で選んで食べているが，摂取エネルギー量が 500 kcal/日と少ない．

【初期情報】

- 身長 146 cm，体重 35 kg，体脂肪率 20 ％
- 空腹時血液検査値は，Ht 33 ％，RBC 380 万 / μL，Alb 2.6 g/dL，血糖値 96 mg/dL，TG 80 mg/dL，BUN 11 mg/dL，Cr 0.6 mg/dL

【今後の栄養ケア計画立案のための思考】

- このまま食事を継続してモニタリングを続けるかどうか
- 一日の目標摂取エネルギー量をどうするか
- 主食をめしに変更するなどして，目標とする一日の摂取エネルギー量に近づけるかどうか
- 食事以外の水分摂取として，現状で継続してモニタリングするか，500 mL 程度増やすか
- 栄養補助食品（200 kcal，たんぱく質 7 g）を利用するか

【経過情報】　※ 1 週間後

体重が 2 kg 増加した．体脂肪率はやや減少（19 ％）した．

（第 33 回管理栄養士国家試験問題　一部修正）

課題 ⑥ OHAT 日本語版を用いて評価する

［→第 4 章 4 栄養アセスメントに役立つツール］

◉ 目的

- 栄養がとれるかとれているかを確認するために口腔内評価を行う．

◉ 材料

- Oral Health Assessment Tool 日本語版（OHAT-J）（実習図 1）

◉ 方法

OHAT の練習問題を解いてみる．

→症例 I（実習図 2）を，OHAT-J を用いて評価する．

ORAL HEALTH ASSESSMENT TOOL 日本語版（OHAT-J）

(Chalmers JM, 2005; 松尾, 2016)

ID: _____ 氏名：_____ 評価日：　/　/

項　目		0＝健　全		1＝やや不良		2＝病　的	スコア
口　唇	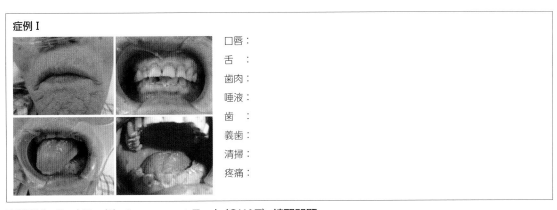	正常，湿潤，ピンク		乾燥，ひび割れ，口角の発赤		腫脹や腫瘤， 赤色斑，白色斑，潰瘍性出血， 口角からの出血，潰瘍	
舌		正常，湿潤，ピンク		不整，亀裂，発赤，舌苔付着		赤色斑，白色斑，潰瘍，腫脹	
歯肉・粘膜		正常，湿潤，ピンク		乾燥，光沢，粗造，発赤 部分的な（1-6歯分）腫脹 義歯下の一部潰瘍		腫脹，出血(7歯分以上) 歯の動揺，潰瘍 白色斑，発赤，圧痛	
唾　液		湿潤，漿液性		乾燥，べたつく粘膜， 少量の唾液 口渇感若干あり		赤く干からびた状態 唾液はほぼなし，粘性の高い唾液 口渇感あり	
残存歯 □有　□無		歯・歯根の う蝕または破折なし		3本以下の う蝕，歯の破折，残根，咬耗		4本以上のう蝕，歯の破折，残根， 非常に強い咬耗 義歯使用無しで3本以下の残存歯	
義　歯 □有　□無		正常 義歯，人工歯の破折なし 普通に装着できる状態		一部位の義歯，人工歯の破折 毎日1-2時間の装着のみ可能		二部位以上の義歯，人工歯の破折 義歯紛失，義歯不適のため未装着 義歯接着剤が必要	
口腔清掃		口腔清掃状態良好 食渣，歯石，プラークなし		1-2部位に 食渣，歯石，プラークあり 若干口臭あり		多くの部位に 食渣，歯石，プラークあり 強い口臭あり	
歯　痛	0　　1	疼痛を示す 言動的，身体的な兆候なし	2　　3	疼痛を示す言動的な兆候あり： 顔を引きつらせる，口唇を噛む 食事しない，攻撃的になる	4	疼痛を示す身体的な兆候あり： 頬，歯肉の腫脹，歯の破折，潰瘍 歯肉下膿瘍。言動的な徴候もあり	

歯科受診　（　要　・　不要　）　　　　再評価予定日　/　/　　　　合計

Japanese Translation: Koichiro Matsuo permitted by The Iowa Geriatric Education Center　　avairable for download: https://www.ohcw-tmd.com/research/　revised Sept 1, 2021

日本語版作成：東京医科歯科大学大学院地域・福祉口腔機能管理学分野　教授　松尾　浩一郎

実習図1 Oral Health Assessment Tool日本語版（OAHT-J）

Chalmers JM, et al：Aust Dent J, 50：191-199, 2005, 松尾浩一郎，中川量晴：障害者歯科，37：1-7, 2016, Oral Health Assessment Tool（OAHT）日本語版．Available from：東京医科歯科大学大学院 地域・福祉口腔機能管理学分野 HP（https://www.ohcw-tmd.com/research/）

症例 I

口唇：

舌　：

歯肉：

唾液：

歯　：

義歯：

清掃：

疼痛：

実習図2 Oral Health Assessment Tool（OHAT）練習問題

（松尾浩一郎：Oral Health Assessment Tool（OHAT）日本語版説明用資料．東京医科歯科大学大学院 地域・福祉口腔機能管理学分野 HP（https://www.ohcw-tmd.com/images/pdf/OHAT%E8%AA%AC%E6%98%8E%E7%94%A8%E8%B3%87%E6%96%99.pdf）より転載）

課題 ⑦ アネロイド式血圧計を用いて血圧測定し，コロトコフ音を確認する

[→第4章4 栄養アセスメントに役立つツール]

● 目的

- バイタルサインの一つである，血圧測定のしかたを学ぶ.

● 器具

- アネロイド式血圧計※
- 聴診器

※ アネロイド式血圧計とは，マンシェットにかかった圧力を文字盤と針で示す方式の血圧計である．水銀を使用しないが，水銀血圧計と変わらない測定精度であり，安全な血圧計として広く普及している.

● 方法（実習図3）

① マンシェットを上腕に巻き，空気を入れて膨らませ，圧をかけ動脈を閉塞する.

② 聴診器をマンシェットと腕の間に挟み，その後ゆっくりと空気を抜き，血液が再度流れはじめるときの血流による血管音（コロトコフ音）を，聴診器を使って聴き取る．そのときに文字盤の針を見て測定する．これが拡張期血圧である.

③ さらに空気を抜いて減圧していき，血管音が聴こえなくなるときを聴き取る．これが収縮期血圧である.

【注意点】上腕をカフで締めて血流を止める際，締めすぎないこと.

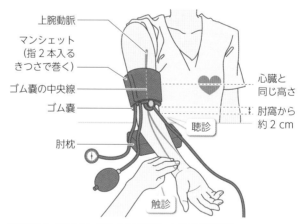

実習図3　アネロイド式血圧計による血圧測定

課題 ⑧ パルスオキシメーターを用いて経皮的酸素飽和度と脈拍数を測定する

[→第4章4 栄養アセスメントに役立つツール]

● 目的

- 酸素が十分に体に供給されているかどうかの確認に用いられる，経皮的動脈血酸素飽和度（SpO_2）の測定方法を学ぶ.

器具

- パルスオキシメーター

方法

測定方法（実習図4）

① 測定場所は母指以外の指で行う：

プローブは一定の厚み（1 cm）を想定して設計されているため，母指を除く4指が検出しやすいとされている．麻痺や痛みのない側で測定する．

② 指をプローブの奥まで差し込む：

指をプローブの奥（光が爪の付け根を透過する位置）まで挿入する．

③ SpO_2 と脈拍（PR）（単位：bpm）数が表示される（機種によって脈拍が表示されないなどの差がある）．

正しい測定ができない例

- 末梢冷感がある．
- 末梢循環障害を呈している．
- マニュキュアを塗っている．
- 色素沈着がある．

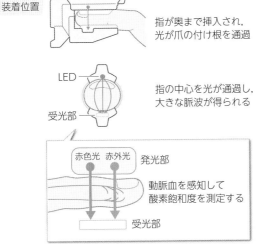

良い
装着位置

指が奥まで挿入され，光が爪の付け根を通過

LED
受光部

指の中心を光が通過し，大きな脈波が得られる

赤色光　赤外光　発光部

動脈血を感知して酸素飽和度を測定する

受光部

実習図4　パルスオキシメーターの測定方法
パルスオキシメーターは，洗濯バサミのようになっている「プローブ」を指先に挟んで測定する機械．プローブ内側にはLEDライトがあり，指の内部まで光が透過することによって，採血せずに動脈血中に酸素を運んでいるヘモグロビンの割合を測定できる．
（「プローブ装着のポイント」（日本光電）（https://www.nihonkohden.co.jp/iryo/point/spo2point/point.html）を参考に作成）

第5章 疾患別の栄養管理の栄養ケア

Point

1 栄養管理を行うには，それぞれの疾患の特徴を知っておく必要があることを理解する.

2 栄養状態を示す指標は病態ごとで異なることがあり，また治療の施行が栄養状態に影響を与える場合があることを理解する.

3 栄養指導，栄養療法を実施するうえで押さえておくべきポイントを理解する.

4 演習では，学んだ知識をどのように活かすと患者の治療における問題点が解決できるのか意識をしながら取り組む.

1 内分泌・代謝疾患

A. 肥満症

1）疾患の特徴

肥満とは，身体の脂肪組織が過剰に蓄積した状態を指す（BMI 25 kg/m² 以上）．**肥満症**は，「肥満に起因ないし関連する健康障害を合併するか，その合併が予測される場合で，医学的に減量を必要とする病態をいい，疾患単位として取り扱う」と定義される．**肥満（高度肥満），肥満症，高度肥満症**と区別して治療・管理する（図1）.

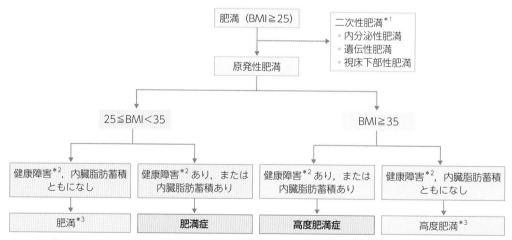

図1 肥満症診断のフローチャート

＊1 常に念頭に置いて診療する
＊2 耐糖能異常，高血圧，高尿酸血症・痛風，冠動脈疾患，脳梗塞，非アルコール性脂肪性肝疾患，月経異常，睡眠時無呼吸症候群，運動器疾患，肥満関連腎臓病
＊3 肥満，高度肥満でも減量指導は必要
（「肥満症診療ガイドライン2016」（日本肥満学会/編），ライフサイエンス出版，2016¹⁾より引用）

2）栄養アセスメント
- 栄養評価：体重歴，食生活歴，食行動など．
- 身体計測：身長・体重，ウエスト周囲長，BMI，体脂肪量，体脂肪分布など．
- 臨床検査：空腹時血糖値，HbA1c，LDL-C，HDL-C，TG，AST，ALT，GGT，LDH，尿酸，血圧など．

3）栄養ケア
①栄養食事指導のポイント
BMIなどをもとに栄養量を設定し（表1），肥満症では現在の体重から3〜6カ月で3％以上，高度肥満症では5〜10％の減量をめざす．設定した栄養量の食事療法が達成できているのにもかかわらず効果が得られなくなった場合は，さらに低い摂取エネルギー量を再設定するが，対象者が実行可能な量とする．

②栄養療法のポイント
急激な体重減少による栄養障害が起きないよう注意する．栄養評価に基づき，実行可能な食事計画を立てる．食事記録やグラフ化体重記録も有効である．リバウンドを起こさせないよう，対象者との良好な関係を築き，長期にわたって介入する．日常生活において，おなかがいっぱいになるまで食べる，間食や夜食の習慣がある，満腹でも好きなものなら食べてしまうなどの「くせ」や，そんなに食べていないのに太る，水を飲んでも太るなど認識の「ずれ」にはたらきかける．

③治療の到達点や目標
生活習慣の改善による減量の達成と維持が大切である．

④献立作成時に留意するポイント
- 見た目の満足度と満腹感：生野菜，海藻類，きのこ類，こんにゃくなどの食品や汁物を取り入れる．少量の果物は満腹感が得られる．
- 控えるもの：脂質の多い食品や調理法，味付けの濃いもの・香辛料（食欲を増すため），砂糖を多く使用したデザート類．

B. 糖尿病，糖尿病腎症（糖尿病性腎症）

1）疾患の特徴
①糖尿病
糖尿病は，インスリン作用不足（インスリンの分泌不全・インスリン抵抗性）に基づく慢性高血糖状態を主徴とする代謝疾患群で，**1型糖尿病**，**2型糖尿病**，そのほかの特定の機序・疾患によるもの（遺伝子異常，膵外分泌疾患，内分泌疾患，肝疾患，薬剤，感染症など），**妊娠糖尿病**（妊娠中にはじめて発見または発症した糖尿病）に分類される．1型糖尿病は主に自己免疫を基礎にした膵β細胞の破壊，2型糖尿病は遺伝因子（インスリン分泌の低下やインスリン抵抗性をきたしやすいことなど）と環境因子（過食，運動不足など）が加わって発症する．

高血糖が長く続けば，糖尿病特有の細小血管症である神経障害，網膜症，腎症を発症する．また，糖尿病は動脈硬化を促進し，心筋梗塞，脳梗塞，末梢動脈疾患などの大血管症の原因となる．どのタイプの糖尿病も，合併症を予防し，糖尿病でない人と同様の日常生活，QOL，健康寿命の維持が目標である．

食事療法は，適正なエネルギー量，栄養素のバランスのとれた食事を，規則正しく食べることである．

②糖尿病腎症（糖尿病性腎症）
腎症は，慢性的な高血糖により起こる細小血管症の一つで，第1期〜第5期に分類される．第1期，第2期では糖尿病の食事療法，第3期，第4期では，十分なエネルギーを確保したうえで，たんぱく質制限，減塩，

表1　肥満症治療食の設定

摂取エネルギー量		分類	たんぱく質	脂質	炭水化物（糖質）	ビタミン・ミネラル	食物繊維
25 ≦ BMI < 35	25 kcal/kg・標準体重以下	低エネルギー食	エネルギー比率 15〜20％	エネルギー比率 20〜25％	エネルギー比率 50〜60％	「日本人の食事摂取基準」に準じる	15〜25 g 以上
35 ≦ BMI	20〜25 kcal/kg・標準体重以下						
≦ 600 kcal		超低エネルギー食	フォーミュラー食（糖質・脂質を抑え，必要なたんぱく質・ビタミン・ミネラルを含む食品）の利用 入院による治療が必須				

（「肥満症診療ガイドライン 2016」（日本肥満学会／編），ライフサイエンス出版，2016[1] を参考に作成）

第1期	第2期	第3期	第4期

適正なエネルギー量：肥満の是正・フレイル予防

たんぱく質：過剰摂取を避ける（20%以下）	たんぱく質制限を考慮：0.8～1.0 g/kg/日
高血圧があれば食塩6 g/日未満	食塩制限：6 g/日未満

カリウム制限を考慮：高カリウム血症＜2.0 g/日，4期＜1.5 g/日

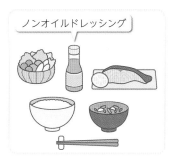

ごはん
さけのムニエル
豆腐とわかめのみそ汁
野菜サラダ
　ノンオイルドレッシング

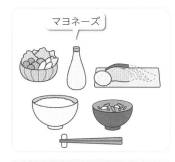

ごはん
さけのムニエル 1/2
豆腐とわかめのみそ汁
野菜サラダ
　マヨネーズ

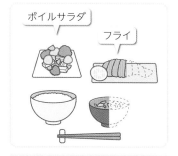

ごはん
さけ 1/2 のフライ
野菜のみそ汁 1/2
ボイルサラダ
　マヨネーズ

図2　病期別献立例（展開見本）
赤字は献立作成（展開）のポイント．左：脂質を控えるためにノンオイルドレッシングを使用．中：さけを1/2に減らす代わりにマヨネーズでエネルギーアップ．右：豆腐を除去する代わりにさけをフライにしてエネルギーアップ．カリウム制限を考慮し，野菜サラダをボイルサラダに変更．
（上部の食事療法基準：「糖尿病治療ガイド2020-2021」（日本糖尿病学会/編・著），文光堂，2020[2]）を参考に作成）

必要に応じてカリウム制限となる（図2）．第5期は透析療法の食事基準に準じる．

2）栄養アセスメント

- **栄養評価**：食習慣，食事摂取状況．
- **身体計測**：身長，体重，BMI，体脂肪量，体脂肪率など．
- **臨床検査**：血糖値，HbA1c，フルクトサミン，尿糖，微量アルブミン〔第2期（早期腎症）の指標，第3期（顕性腎症）以降は尿たんぱく，血清クレアチニンなど〕，24時間蓄尿によるたんぱく質・食塩摂取量の算出など．

3）栄養ケア

①栄養食事指導のポイント

表2に成人期以降の総エネルギー量の設定と栄養素の配分を示す．エネルギー設定は目標体重を用いる．目標体重は，BMI 22 kg/m^{2}を基準とし肥満の是正に努めるが，高齢者ではフレイル予防の観点からBMI 22～

25 kg/m^{2}とし，制限しすぎに注意する．「日本人の食事摂取基準」も参考に，乳幼児期，学童期，思春期，妊娠・出産などのライフステージにあわせて設定する．腎症では病期ごとに設定する．

②栄養療法のポイント

「糖尿病食事療法のための食品交換表」の使用で，必要なエネルギー量を守り，栄養素のバランスをとることができる．体重コントロールや脂質コントロールも考慮した動脈硬化予防の食事でもある．腎症の進行に伴うたんぱく質制限にも対応できる．

糖質量に注目して血糖コントロールに視点を置いた「**カーボカウント**」が有効な場合もある．食直後の血糖値は食事に含まれる糖質量によって強く影響を受けることから，毎食の糖質量をできるだけ一定にする「基礎カーボカウント」と，摂取する糖質の量と食前に測定した血糖値に応じてそのつどインスリン投与量を決定する「応用カーボカウント」がある．応用カーボカ

表2 糖尿病食事療法：一日の総エネルギー摂取量の設定と栄養素の配分（成人以降）

摂取エネルギー量	炭水化物	たんぱく質	脂質	ビタミン・ミネラル	食物繊維	食塩相当量
目標体重（kg） × エネルギー係数*（kcal/kg） 【目標体重の求め方】 65歳未満： 　［身長（m）]² × 22 前期高齢者（65〜74歳）： 　［身長（m）]² × 22〜25 後期高齢者（75歳以上）： 　［身長（m）]² × 22〜25	● エネルギー比率40〜60％	● エネルギー比率20％まで ● 高齢者ではフレイル発症を考慮し1.0 g/kg以上 ● 「日本人の食事摂取基準」に準拠	● エネルギー比率20〜30％ ● 飽和脂肪酸は7％エネルギー以下 ● 「日本人の食事摂取基準」に準拠	● 「日本人の食事摂取基準」に準拠	● 合併症予防のため20 g以上 ● 「日本人の食事摂取基準」に準拠	●（18歳以上） 男性7.5 g未満 女性6.5 g未満 ● 心血管疾患の抑制 高血圧合併例 顕性腎症以降 6.0 g未満 ● 「日本人の食事摂取基準」に準拠

年齢や病態，身体活動量などによって異なるため，個別化を図る.
＊　エネルギー係数：軽い労作　25〜30 kcal/kg目標体重，ふつうの労作　30〜35 kcal/kg目標体重，重い労作　35 kcal/kg目標体重
（『糖尿病診療ガイドライン2019』（日本糖尿病学会／編著），南江堂，2019[3]）を参考に作成）

ウントは，主に1型糖尿病者が対象である.

③治療の到達点や目標

● **体重**：BMI 22 kg/m²（65歳以上ではBMI 22〜25 kg/m²）.

● **血糖コントロール**（HbA1c）：血糖値の正常化をめざす際は6.0％未満，合併症予防のための目標は7.0％未満，治療強化が困難な際は8.0％未満.

● **血圧**：130/80 mmHg未満.

● **血清脂質**（mg/dL）：【冠動脈疾患なしの場合】LDL-C ＜ 120，non-HDL-C ＜ 150，TG ＜ 150，HDL-C ≧ 40.【冠動脈疾患ありの場合】LDL-C ＜ 100，non-HDL-C ＜ 130，TG ＜ 150，HDL-C ≧ 40.

④献立作成時に留意するポイント

一日のエネルギー量をなるべく3食均等になるように配分し，主食・主菜・副菜をそろえる.

● **見た目の満足度**：生野菜，海藻類，きのこ類，こんにゃくなどの食品を利用する.

● **好ましくないもの**：嗜好食品（砂糖使用量の多いもの，菓子類，アルコール飲料）.

C. 高尿酸血症，痛風

1）疾患の特徴

血清尿酸値が7 mg/dLを超えた状態を**高尿酸血症**という. 食生活の欧米化に伴ってわが国の高尿酸血症患者数は年々増加し，2010年頃には成人男性の20〜25％に高尿酸血症が認められた. また，高尿酸血症の頻度は全人口の男性で20％，女性で5％と報告されている. 高尿酸血症により引き起こされる痛風の有病率

は，成人男性の1〜1.5％と近年増加傾向であり，この増加は環境要因の変化によるものとされている.

高尿酸血症は，その成因から**尿酸排泄低下型**，**腎負荷型**（**尿酸産生過剰型**と**腎外排泄低下型**），そして両者の特徴をもつ**混合型**に分類される. 高尿酸血症のなかで，尿酸排泄低下型が約60％，混合型が約30％，腎負荷型が約10％であり，排泄低下型の特徴をもった高尿酸血症が大多数を占めている. 尿酸排泄低下型は腎臓からの尿酸排泄能が低下し，腎負荷型は尿中への尿酸排泄量が増加している（図3）. 腎負荷型のなかで腎外排泄低下型は，腸管からの尿酸排泄量が減少した結果，腎臓からの尿酸排泄量が増加しやすくなるものであり，病型分類として新たに追加された（図3）. 高尿酸血症の各病型形成には，遺伝要因と環境要因の両方が関与している.

高尿酸血症が持続し，尿酸が結晶化して急性の関節炎を発症したものを**痛風**という. 腎臓に尿酸が沈着すると腎機能に障害をもたらす**痛風腎**を起こしたり，**尿路結石**を形成したりする原因となる.

2）栄養アセスメント

高尿酸血症患者のおよそ80％には高血圧，肥満，耐糖能異常や脂質異常症といった生活習慣病が合併し，一人の高尿酸血症患者に複数の生活習慣病が重複することが多い. その背景には内臓脂肪蓄積やインスリン抵抗性が関与することが示唆されている. このため高尿酸血症は動脈硬化，脳卒中，虚血性心疾患，心不全などの臓器障害とも密接な関連をもつ.

高尿酸血症は生活習慣病であるため，生活指導の役

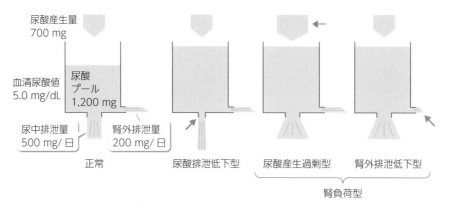

図3 高尿酸血症の病型分類

→：原因部位

（「高尿酸血症・痛風の治療ガイドライン 第3版」（日本痛風・核酸代謝学会ガイドライン改訂委員会／編），
診断と治療社，2019[1]）より引用）

割は大きい．BMIや体脂肪率の上昇に伴って血清尿酸
値が高くなる．食生活では，アルコール飲料の多飲，
過食や運動不足による肥満，動物性食品の過食など，
不規則な食習慣が原因のほとんどであるといわれてお
り，食事内容の調査や身体計測も重要な評価項目で
ある．

3）栄養ケア

①栄養食事指導のポイント

高尿酸血症は，主な生活習慣病の一つである．多く
の高尿酸血症患者は肥満傾向にあり，糖尿病，脂質異
常症，高血圧などのほかの生活習慣病を合併している．
それに加え，壮年男性の割合が多く，アルコール多飲
者も多い．本人が納得して自主的な生活習慣の見直し
を行うことができるよう，十分な説明が必要である．

②栄養療法のポイント

● 肥満の是正：エネルギー 20〜25 kcal/kg・標準体重
　以下（詳しくはp.72 1-A.肥満症を参照）．

● 動物性たんぱく質の過剰摂取を避ける：たんぱく質
　は，動物性/植物性比を1程度にすることが望ま
　しい．

● 食品の**プリン体**の制限：400 mg/日以下が推奨され
　る．厳格なプリン体の制限は毎日の食生活で実行す
　ることは難しいため，特にプリン体の多い食品を控
　える程度の制限とする．食品のプリン体含量を**表3**
　に示した．具体的には，この表3の「きわめて多い」
　「多い」食品を避ける．また，プリン体は水溶性であ

表3 食品中のプリン体含有量 （100 g当たり）

きわめて多い（300 mg〜）	鶏レバー，干物（まいわし），しらこ（いさき，ふぐ，たら），あんこう（肝酒蒸し），たちうお，健康食品（DNA/RNA，ビール酵母，クロレラ，スピルリナ，ローヤルゼリー）など
多い（200〜300 mg）	豚レバー，牛レバー，かつお，まいわし，大正えび，おきあみ，干物（まあじ，さんま）など
中程度（100〜200 mg）	肉（豚・牛・鶏）類の多くの部位や魚類などほうれんそう（芽），ブロッコリースプラウト
少ない（50〜100 mg）	肉類の一部（豚・牛・鶏），魚類の一部，加工肉類などほうれんそう（葉），カリフラワー
きわめて少ない（〜50 mg）	野菜類全般，米などの穀類，卵（鶏・うずら），乳製品，豆類，きのこ類，豆腐，加工食品など

（「高尿酸血症・痛風の治療ガイドライン 第3版」（日本痛風・核酸
代謝学会ガイドライン改訂委員会／編），診断と治療社，2019[1]）よ
り引用）

るため，「きわめて多い」「多い」食品をとる際には，
食品を煮て煮汁を捨てるといった調理上の工夫も可
能である．

● アルコール飲料の摂取制限：日本酒1合またはビー
　ル 350〜500 mL またはウイスキー 60 mL/日程度．

● 十分な水分摂取：尿量2000 mL/日を確保できる量
　を摂取する（心不全や腎不全のある患者は注意が
　必要）．

● 痛風発作予防のために，

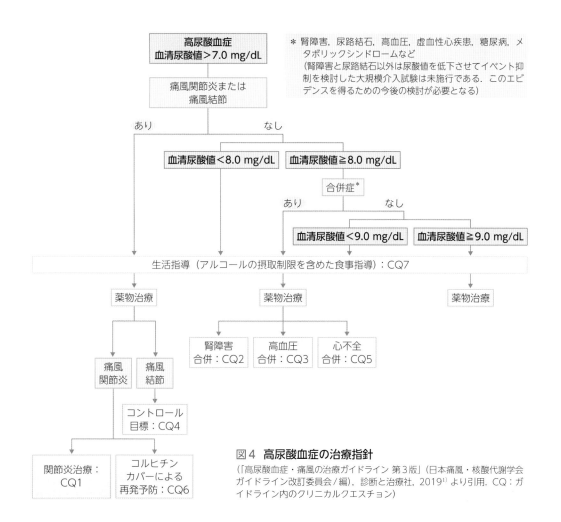

図4 高尿酸血症の治療指針
(「高尿酸血症・痛風の治療ガイドライン 第3版」(日本痛風・核酸代謝学会ガイドライン改訂委員会/編), 診断と治療社, 2019[1] より引用. CQ:ガイドライン内のクリニカルクエスチョン)

- 尿のアルカリ化:野菜または海藻類を毎食とる.
- 糖質の多いジュースは避ける.

③治療の到達点や目標

治療には,食事療法と薬物療法がある.血清尿酸値 7〜8 mg/dLでは食事療法が治療の第一選択となり, 8 mg/dL以上では病態によって薬物療法が導入される. 高尿酸血症の治療の方針を図4に示した.食事療法, 薬物療法により,血清尿酸値を改善し,動脈硬化性疾患の発症・進展の予防を図ることが治療の到達点である.

④献立作成時に留意するポイント

標準体重1 kg当たり20〜25 kcal以下のバランスの良い食事内容(詳しくはp.72 1-A.肥満症を参照)とする.前述のとおり,プリン体は特に多い食品(表3の「きわめて多い」「多い」食品)を控える程度の制限

とする.高血圧の合併がある場合は,塩分を6 gに設定する.

D. 甲状腺機能低下症・亢進症

1)疾患の特徴

甲状腺は前頸部の内分泌腺であり,分泌されるホルモンは体組織に作用して基礎代謝,たんぱく質合成,成長発育に関与する.機能異常には**甲状腺機能低下症**と**亢進症**があり,原因としてそれぞれ**慢性甲状腺炎(橋本病)**,**バセドウ病**の割合が多く,いずれも甲状腺自己抗体を有する自己免疫疾患である(図5).

①基礎代謝とエネルギー産生

甲状腺機能亢進症では,酸素消費量・基礎代謝量・必要エネルギー量が増加している.食欲・食事量は増すが追いつかず,摂取エネルギー量より消費エネルギー

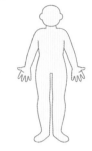

甲状腺機能亢進症
（甲状腺ホルモンが過剰）

脈が速く動悸がする
暑がり
汗が異常に多い
手足のふるえ
イライラ・不眠
軟便・下痢
食欲あるのに
　体重減少

甲状腺機能低下症
（甲状腺ホルモンが不足）

脈が遅い
冷え症
肌が乾燥する
動作が鈍い
眠い
声がかすれる
便秘
食欲ないのに
　体重増加

共通する症状
だるい・疲れやすい・手や足がむくむ・髪の毛が抜ける

図5　甲状腺機能亢進症および低下症の症状

量が多くなる負バランスとなる体重減少例が多い.

②糖代謝・たんぱく質代謝

甲状腺機能亢進症では，腸管からの炭水化物吸収促進で食後高血糖，尿糖出現率が高い.肝臓のグリコーゲン分解促進・貯蔵減少，肝外糖利用の亢進が起こる.インスリン分泌は亢進し，総コレステロールは低下する.甲状腺機能低下症では，基礎代謝率・糖代謝ともに低下し空腹時低血糖はまれである.

③たんぱく質代謝

甲状腺機能亢進症では，たんぱく質合成・分解が促進し，全体では窒素負バランスで，筋肉量や筋力低下など消耗傾向になる.

2) 栄養アセスメント

①甲状腺機能低下症

ホルモンの低下によりエネルギー代謝が低下し，体温や耐寒性の低下やむくみ，肥満などを認める.また，血中コレステロールが高くなるため，身体計測や血液検査で評価を行う.代謝の低下に伴う肥満や高コレステロール血症が高度である場合や，治療開始後も改善が認められない場合は，それぞれの疾患に応じた食事療法を行う.

②甲状腺機能亢進症

エネルギー代謝が亢進しており，一般的には食欲が増し食事摂取量が増加するにもかかわらず，体重は減少傾向を示す.血液検査では，血中の甲状腺ホルモン〔遊離サイロキシン（fT4），遊離トリヨードサイロニン（fT3）〕が高値となる.また，バセドウ病では甲状腺刺激ホルモン（TSH）が低値となり，血中の高TSH受容体抗体が高値を示す.やせの進行度，脱水の有無について評価を行うため，食事内容の聞き取りや身体計測および体重変化率などが有用である.

3) 栄養ケア

はじめに，甲状腺機能低下症の場合は，ホルモン薬による治療を開始すると比較的早期に症状の改善がみられるため，特別な食事療法は不要であることが多い.代謝の低下に伴う肥満や高コレステロール血症が高度である場合や，治療開始後も改善が認められない場合は，それぞれの疾患に準じた食事療法を行う.そのため，以下は甲状腺機能亢進症についてのみ述べる.

①栄養食事指導のポイント

基礎代謝亢進により不足するエネルギー，たんぱく質，ビタミン，ミネラルを十分に補う.栄養評価においてエネルギーが不足している場合や，体重減少が進行している場合には，エネルギーとたんぱく質摂取を増やすように指導する.ただし甲状腺機能ならびに基礎代謝が正常化するに従って，高エネルギー食は過剰な体重増加の原因となるため，こまめなBMIの評価が必要である.また，あわせて十分に水分を摂取する，代謝を促進するような刺激物やアルコール類，過度な運動は控える，禁煙するよう指導を行う.

②栄養療法のポイント

● 体重が減少している場合には，高エネルギー高たんぱく質を基本とする：

・エネルギー 35～40 kcal/kg・標準体重/日程度

- たんぱく質 1.2 ～ 1.5 g/kg・標準体重/日程度
- 十分な水分摂取：不感蒸泄および発汗の増加により失った電解質の補給と脱水の補正のため，電解質が補給できるスポーツ飲料などの併用がよい．汁物，スープ類など水分がとれるメニューが薦められる．
- ビタミン，ミネラルの摂取：特に水溶性ビタミンが不足しやすいため，これらのビタミンが豊富な食品（緑黄色野菜，果物，豚肉，うなぎ，卵，乳製品）をとる．

③治療の到達点や目標

治療には，甲状腺ホルモンの合成阻害薬（抗甲状腺薬）の内服を行う．手術による甲状腺摘除や放射線療法が用いられることもあるが，いずれにしても血液中の甲状腺ホルモン値の正常化を第一目標とする．

④献立作成時に留意するポイント

食欲亢進による過食と腸蠕動亢進のため軟便になりやすく，消化吸収の良い食品や調理方法がすすめられる．また，代謝を促進するような刺激物は控える．

2 腎疾患

A. 急性腎障害

1）疾患の特徴

急性腎障害（acute kidney injury：AKI）は，一過性の腎血流の低下および臓器としての虚血状態がもたらす急性の腎障害と定義されている．数時間～数日という短期間で急激に腎機能が低下し，無尿や乏尿状態

になる．その結果，体液過剰を引き起こし透析が必要になる場合もある．病態により，腎臓への血流が低下する腎前性，腎臓実質そのものに障害が出る腎性，尿路の狭窄・閉塞によって引き起こされる腎後性に分類される．AKIを発症した患者は，血流が再開し虚血が解除された後も，慢性腎臓病（chronic kidney disease：CKD），さらには末期腎不全（end stage kidney disease：ESKD；正常腎機能の10％未満）を発症しやすいことが明らかとなってきている（図6）[1][2]．

重症患者に多いAKIは多臓器障害を伴っていることが多く，そのため，骨格筋，脂肪組織，肝臓などを中心に多くの臓器で侵襲によって代謝が大きく変化し[3][4]，全身の異化が高度になり，栄養補給の重要性はより高くなる．それに伴い，炎症，酸化ストレス，代謝性アシドーシス，インスリン抵抗性などが起こり，早期から栄養・代謝の管理が必要となる．AKIにおける栄養代謝の最大の特徴は，高血糖とたんぱく異化亢進である．

2）栄養アセスメント

AKIの最も一般的な栄養スクリーニング法は主観的包括的評価（subjective global assessment：SGA）[5]（p.57 第4章図2参照）であり，高リスク群ほど院内死亡率が高いとの報告がされている[3]．ただし，体液過剰を伴う場合は，体重などの身体的評価に注意が必要である．

3）栄養ケア
①栄養食事指導のポイント

エネルギー摂取量は，AKI病期に関係なく20 ～ 30 kcal/kg 実体重/日が推奨されている．過剰なエネルギー

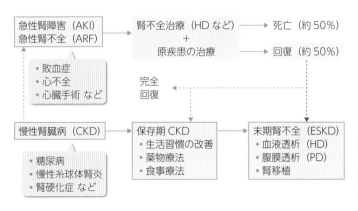

図6 腎疾患の概念
(KDIGO Clinical Practice Guideline for Acute Kidney Injury. Kidney Int Suppl, 2 : 1-138, 2012[1]，磯崎泰介：外科と代謝・栄養，53：77-87，2019[2] を参考に作成)

投与は高血糖を引き起こすため，必要量の80％以下に抑えることが大切であり，30〜35％は脂質とする．たんぱく質摂取量は，透析を要しない異化亢進状態のAKIでは0.8〜1.0 g/kg実体重/日，持続的腎代替療法を行っている異化亢進状態のAKIでは最高1.7 g/kg実体重/日を，可能なかぎり経腸から投与することが推奨されている．持続的腎代替療法施行中にみられる低カリウム血症，低リン血症および低マグネシウム血症などの電解質異常は，AKIの合併症，生命予後に悪影響を及ぼすため，定期的なモニタリングと補正が必要である．

②栄養療法のポイント

前述したようにAKIは，原疾患や栄養障害の重症度，ほかの合併臓器不全の有無，腎代替療法施行の有無によって代謝動態が数時間〜数日の間に大きく変化するため，目標投与エネルギーや必要たんぱく質は，それぞれの病態に見合った投与量が望ましい．特に重症AKIでは，腸管の機能障害や出血リスクが増すため，栄養

補給経路として腸管が使用できるかの見極めが大切である．AKIにおける高たんぱく付加の安全性や至適非たんぱく質カロリー/窒素比（NPC/N比）に関して結論は得られておらず，症例ごとに投与量を設定し，定期的に評価と投与量修正を行う．

③治療の到達点や目標

多臓器障害を発症したAKI患者は，集中治療室を退室後も栄養状態が悪化しやすい．そのため，集中治療室入室前から退院後の長期にわたって，栄養状態，骨格筋量，筋力，身体機能を評価し，回復を助け，ADLやQOLの維持・向上をめざすことが栄養治療の重要な目標となる．

④献立作成時に留意するポイント

食事提供が可能な軽度および回復期AKIの場合は，消化管，各臓器の重症度合いを見極めながら，食事のかたさ，繊維量，刺激物の程度を検討する．また腎機能の程度にあわせて，エネルギー，たんぱく質，食塩，カリウム量を検討する（p.84 表7参照）．

Advanced　急性腎不全から急性腎障害へ

従来，急激な腎機能低下をきたす病態は急性腎不全（acute renal failure：ARF）とよばれてきたが，可逆的で予後は良好な病態と認識されていた．しかし今世紀に入り，急性期の血清クレアチニン値の変化が0.3〜0.4 mg/dLと軽微であっても，長期予後に大きな影響を与えることが報告されるようになった[6)7)]．そのため，より早期に診断，介入するために急性腎障害（AKI）という疾患概念が提唱され，2004年および2007年に提案された診断基準[8)9)]を包括する形で2012年，KDIGO（Kidney Disease：Improving Global Outcomes）からAKI診断基準[1)]が発表された（表A）．これを受け，2016年，わが国で作成された診療ガイドライン[10)]においてもAKI診断にKDIGO基準を用いることが推奨されている．KDIGO診断基準は，血清クレアチニン（serum creatinine：sCr）値および尿量に基づいており，腎障害の原因や障害部位，発症場所や発症様式などは問われていない．

表A　KDIGO診療ガイドラインによる AKI診断基準と病期分類

定義	1. ΔsCr $\geqq$ 0.3 mg/dL（48時間以内） 2. sCrの基礎値から1.5倍上昇（7日以内） 3. 尿量0.5 mL/kg/時以下が6時間以上持続	
	sCr基準	尿量基準
ステージ1	ΔsCr $\geqq$ 0.3 mg/dL or sCr 1.5〜1.9倍上昇	0.5 mL/kg/時未満 6時間以上
ステージ2	sCr 2.0〜2.9倍上昇	0.5 mL/kg/時未満 12時間以上
ステージ3	sCr 3.0倍上昇 or sCr $\geqq$ 4.0 mg/dLまでの上昇 or 腎代替療法開始	0.3 mL/kg/時未満 24時間以上 or 12時間以上の無尿

sCr：血清クレアチニン
注）定義1〜3の一つを満たせばAKIと診断する．sCrと尿量による重症度分類では重症度の高いほうを採用する．
(KDIGO Clinical Practice Guideline for Acute Kidney Injury. Kidney Int Suppl, 2：1-138, 2012[1)] より引用)

B. 慢性腎臓病（CKD）ステージ1〜5

1）疾患の特徴

CKDとは，年単位でゆっくりと進行する腎障害を指し，表4のように定義されている[11]．CKDの重症度分類を表5に示す．蛋白尿と血尿がともに陽性の場合は，ESKDに至るリスクが高い．蛋白尿のみ陽性の場合でも，蛋白尿の程度が大きくなるほどESKDのリスクが高まり，また心血管死や総死亡のリスクも高いことが示されている．

CKDおよび心血管疾患の発症・進展には，内臓脂肪の蓄積に，高血糖や脂質代謝異常，高血圧を加えたメタボリックシンドロームが関与しているといわれている．近年，糖尿病性腎症からの透析導入は減少傾向にあるが，2020年の報告[12]では40.7％と依然，導入原因疾患の第1位である．さらに超高齢社会となり，高血圧が要因となる腎硬化症が，2018年より透析導入原因疾患の第2位となっている．

ステージが進むにつれ，浮腫，高血圧，高カリウム血症および高リン血症，低カルシウム血症などの電解質異常が出現しやすくなる．特に高カリウム血症は，心室性不整脈による心停止を起こす可能性があり積極的な治療が必要である．また腎機能が低下すると腎でのエリスロポエチン産生が低下し，正球性正色素性貧血，いわゆる腎性貧血が起こる．ステージG3b以降，代謝性アシドーシスが起こりやすく，これが合併するとCKD進行が早くなるので注意が必要である．

表4 CKDの定義

①，②のいずれか，または両方が3カ月以上持続することで診断する
① 尿異常，画像診断，血液，病理で腎障害の存在が明らか，特に0.15 g/gCr以上の蛋白尿（30 mg/gCr以上のアルブミン尿）の存在が重要
② GFR＜60 mL/分/1.73 m² なおGFRは日常診療では血清Cr値，性別，年齢から日本人のGFR推算式を用いて算出する. eGFRcreat（mL/分/1.73 m²）= 194 × 血清Cr（mg/dL）$^{-1.094}$ × 年齢（歳）$^{-0.287}$ 女性の場合には× 0.739

注：酵素法で測定されたクレアチニン（Cr）値（少数点以下2桁表記）を用いる. 18歳以上に適用する.
（日本腎臓学会/編：日腎会誌，60：1037-1193，2018[11]より引用）
（GFR：糸球体濾過量）

表5 CKDの重症度分類（CKD診療ガイド2012）

原疾患		蛋白尿区分		A1	A2	A3
糖尿病		尿アルブミン定量（mg/日） 尿アルブミン/Cr比（mg/gCr）		正常 30未満	微量アルブミン尿 30〜299	顕性アルブミン尿 300以上
高血圧 腎炎 多発性嚢胞腎	移植腎 不明 その他	尿蛋白定量（g/日） 尿蛋白/Cr比（g/gCr）		正常 0.15未満	軽度蛋白尿 0.15〜0.49	高度蛋白尿 0.50以上
GFR区分 （mL/分/1.73 m²）	G1	正常または高値	≧90			
	G2	正常または軽度低下	60〜89			
	G3a	軽度〜中等度低下	45〜59			
	G3b	中等度〜高度低下	30〜44			
	G4	高度低下	15〜29			
	G5	末期腎不全（ESKD）	＜15			

重症度は原疾患・GFR区分・蛋白尿区分を合わせたステージにより評価する. CKDの重症度は死亡，末期腎不全，心血管死発症のリスクを緑■のステージを基準に，黄■，オレンジ■，赤■の順にステージが上昇するほどリスクは上昇する.
（KDIGO CKD guideline 2012を日本人用に改変）

注：わが国の保険診療では，アルブミン尿の定量測定は，糖尿病または糖尿病性早期腎症であって微量アルブミン尿を疑う患者に対し，3カ月に1回に限り認められている. 糖尿病において，尿定性で1＋以上の明らかな尿蛋白を認める場合は尿アルブミン測定は保険で認められていないため，治療効果を評価するために定量検査を行う場合は尿蛋白定量を検討する.
（日本腎臓学会/編：日腎会誌，60：1037-1193，2018[11]より引用）

2) 栄養アセスメント

　CKD患者は低栄養をきたしやすいことが知られている．これは，炎症に加え，代謝性アシドーシス，酸化ストレス，インスリン抵抗性などさまざまな代謝・内分泌異常が関与するためである．これらにより体たんぱく質（骨格筋）量やエネルギー源である体脂肪量が減少する病態は，protein-energy wasting（**PEW**）とよばれ，表6[13]により診断される．4つの定義のなかで1項目でも該当する定義が3つ以上ある場合，PEWと診断される．

Advanced　ネフローゼ症候群

　ネフローゼ症候群（nephrotic syndrome）は，「腎糸球体係蹄障害による蛋白透過性亢進に基づく大量の尿蛋白（主としてアルブミン）とこれに伴う低蛋白血症を特徴とする症候群である」と定義づけられている[14]．成人の場合，尿蛋白量と低アルブミン血症の両所見が基準を満たした場合に診断（表B）[15]し，小児の定義は，成人のものとは異なる（表C）[16]．明らかな原因疾患がないものを一次性，原因疾患をもつものを二次性に分類する（表D）[14]．一次性の8割近くを，膜性腎症と微小変化型ネフローゼ症候群が占めており，二次性のなかでは，糖尿病性腎症が最も多い．本症候群では大量の尿蛋白，低アルブミン血症・低蛋白血症に起因する浮腫，腎機能低下，脂質異常症，凝固線溶系異常，免疫異常症などさまざまな症状を伴う．治療の効果は，治療後一定時期の尿蛋白量により判定する．

表B　成人ネフローゼ症候群の診断基準

1. 蛋白尿：3.5 g/日以上が持続する
   （随時尿において尿蛋白/尿クレアチニン比が3.5 g/gCr以上の場合もこれに準ずる）
2. 低アルブミン血症：血清アルブミン値3.0 g/dL以下．血清総蛋白量6.0 g/dL以下も参考になる
3. 浮腫
4. 脂質異常症（高LDLコレステロール血症）

注：1）上記の尿蛋白量，低アルブミン血症（低蛋白血症）の両所見を認めることが本症候群の診断の必須条件である．
　　2）浮腫は本症候群の必須条件ではないが，重要な所見である．
　　3）脂質異常症は本症候群の必須条件ではない．
　　4）卵円形脂肪体は本症候群の診断の参考となる．
（厚生労働省難治性疾患克服研究事業進行性腎障害に関する調査研究班 難治性ネフローゼ症候群分科会：日腎会誌，53：79-122，2011[15]より引用）

表C　小児におけるネフローゼ症候群の定義

1. ネフローゼ症候群：高度蛋白尿（夜間蓄尿で40 mg/時/m²以上）＋低アルブミン血症（血清アルブミン2.5 g/dL以下）
2. ステロイド感受性ネフローゼ症候群：プレドニゾロン連日投与4週以内に寛解に至るもの
3. 再発：寛解後尿蛋白40 mg/時/m²以上あるいは試験紙法で早朝尿蛋白100 mg/dL以上を3日間示すもの

（「小児特発性ネフローゼ症候群薬物治療ガイドライン1.0版」（日本小児腎臓病学会）[16]より引用）

表D　一次性・二次性ネフローゼ症候群を呈する疾患

1. 一次性ネフローゼ症候群
   a. 微小変化型ネフローゼ症候群
   b. 巣状分節性糸球体硬化症
   c. 膜性腎症
   d. 増殖性糸球体腎炎
      メサンギウム増殖性糸球体腎炎（IgA腎症を含む），管内増殖性糸球体腎炎
      膜性増殖性糸球体腎炎，半月体形成性（壊死性）糸球体腎炎
2. 二次性ネフローゼ症候群
   a. 自己免疫疾患：ループス腎炎，紫斑病性腎炎，血管炎
   b. 代謝性疾患：糖尿病性腎症，リポ蛋白腎症
   c. パラプロテイン血症：アミロイドーシス，クリオグロブリン，重鎖沈着症，軽鎖沈着症
   d. 感染症：溶連菌，ブドウ球菌感染，B型・C型肝炎ウイルス，ヒト免疫不全ウイルス（HIV），パルボウイルスB19，梅毒，寄生虫（マラリア，シストゾミア）
   e. アレルギー・過敏性疾患：花粉，蜂毒，ブユ刺虫症，ヘビ毒，予防接種
   f. 腫瘍：固形癌，多発性骨髄腫，悪性リンパ腫，白血病
   g. 薬剤：ブシラミン，D-ペニシラミン，金製剤，非ステロイド性消炎鎮痛薬
   h. そのほか：妊娠高血圧腎症，放射線腎症，移植腎（拒絶反応，再発性腎炎），collagenofibrotic glomerulonephropathy
   i. 遺伝性疾患
      Alport症候群，Fabry病，nail-patella症候群，先天性ネフローゼ症候群（Nephrin異常），ステロイド抵抗性家族性ネフローゼ症候群（Podocin, CD2AP, α-ACTN4異常）

（「エビデンスに基づくネフローゼ症候群診療ガイドライン2020」（成田一衛/監），東京医学社，2020[14]より引用）

表6 PEW診断基準

定義	
血液生化学	• 血清アルブミン＜3.8 g/dL • 血清プレアルブミン（トランスサイレチン）＜30 mg/dL（維持透析患者のみ） • 血清総コレステロール＜100 mg/dL
体格	• BMI＜23 kg/m² • 体重減少（減量をせず）3カ月で5％以上，6カ月で10％以上 • 体脂肪率＜10％
筋肉量	• 筋肉量の減少　3カ月で5％以上，6カ月で10％以上 • 上腕周囲長の減少（50パーセンタイルより10％の低下） • クレアチニン産生量の低下
食事量	• 食事療法をしない状況でたんぱく質摂取量が＜0.8 g/kg/日が2カ月以上（維持透析患者） • たんぱく質摂取量＜0.6 g/kg/日（ステージ2～5のCKD） • 食事療法をしない状況でエネルギー摂取量が＜25 kcal/kg/日が少なくとも2カ月以上

注）評価時の注意点として，①ネフローゼ症候群や消化管からの蛋白漏出，肝硬変がある場合はアルブミンのカットオフ値は使用できない，②脂質降下薬内服中の場合は総コレステロールのカットオフ値は使用できない，③日本人ではBMIがより低値である可能性があること，④浮腫のない状態での体重減少であること，などである.

(Fouque D, et al：Kidney Int, 73：391-398, 2008[13]より引用)

新しい概念，糖尿病性腎臓病

　従来の典型的な糖尿病性腎症（diabetic kidney disease：DKD）の臨床経過は，糖尿病発症後比較的早期から糸球体過剰濾過が生じ，5～10年の経過で微量アルブミン尿が出現する．その後，顕性アルブミン尿レベル（一部はネフローゼレベルの蛋白尿を呈する）までアルブミン尿が増加すると，急速に糸球体濾過量（GFR）が低下し，最終的に末期腎不全（ESKD）に至る．ゆえに，糖尿病性腎症の病期を診断するうえで中心となる所見は「アルブミン尿」であり，微量アルブミン尿の発症をいかに予防するか？また，微量アルブミン尿をいかに減少させ，正常化させることができるか？といった点に注力されてきた．

　しかし今世紀に入り，糖尿病や，それに付随する合併症治療の進歩，糖尿病患者の高齢化により，顕性アルブミン尿を伴わないままGFRが低下する非典型的な患者が増加している．すなわち，顕性アルブミン尿を呈する以前からGFRの低下を認める，顕性アルブミン尿を呈してもGFRがさほど低下しない，また正常アルブミン尿のままGFRが低下するなど，糖尿病患者の臨床経過は非常に多様化してきている．そのため，米国腎臓財団KDOQI（Kidney Disease Outcomes Quality Initiative）では，病理診断を必要とせず，糖尿病がその発症・進展に関与する慢性腎臓病（CKD）を糖尿病性腎臓病（DKD）と定義した[17]．またさらに大きな概念として，糖尿病患者がIgA腎症や多発性嚢胞腎などの糖尿病と直接関連しない腎疾患を合併した場合を含む，CKD with diabetes（糖尿病合併CKD）も提唱されてきている（図A）[11]．

CKD with diabetes（糖尿病合併CKD）

diabetic kidney disease：DKD
（糖尿病性腎臓病）

diabetic nephropathy
（糖尿病性腎症）

図A DKDの概念図

DKDは典型的な糖尿病性腎症に加え，顕性アルブミン尿を伴わないままGFRが低下する非典型的な糖尿病関連腎疾患を含む概念である．さらに糖尿病合併CKDは，糖尿病と直接関連しない腎疾患（IgA腎症，多発性嚢胞腎など）患者が糖尿病を合併した場合を含む，より広い概念である（糖尿病性腎症，DKD，糖尿病合併CKDは現時点で厳密に鑑別することは必ずしも容易ではなく，境界は破線で示した）．

(日本腎臓学会/編：日腎会誌, 60：1037-1193, 2018[11]より引用)

3) 栄養ケア

①栄養食事指導のポイント

CKDの食事基準は，疾患や蛋白尿の有無に関係なく，腎機能の程度に従って栄養量が定められている（表7）[18]．たんぱく質制限については，CKDの進展防止に有用である．しかし近年，CKD患者の高齢化に伴い，サルコペニア・フレイルの危険性も指摘されているため[19]，たんぱく質制限を指導する際は，エネルギー補給を必ず行うことを約束させ，指導することが重要である．そして患者の嗜好にあわせた複数のエネルギー補給食品の提案ができるよう，日頃から食品や料理のリサーチを怠らないようにしておく．尿量がある場合は，水分制限の必要はない．浮腫がある場合は，減塩をしっかりと指導する．

ネフローゼ症候群の治療に用いられる免疫抑制薬のシクロスポリンは，グレープフルーツ摂取により薬効が増強，あるいは副作用リスクの増加につながるため，摂取を控える必要がある．腎臓病食品交換表[20]の使用については，患者の理解度に応じて管理栄養士が判断する．また低たんぱく米などの特殊食品使用の有無については，患者の状態や食欲，経済力を加味して検討する．通常0.8 g/kg/日程度のたんぱく質量であれば，一般的な食材で対応可能な範囲である．

②栄養療法のポイント

どのステージにおいても，基本的には減塩が必須である．ステージが進むにつれ，たんぱく質制限やカリウム制限が必要となる．ただし，たんぱく質制限をする場合は，十分なエネルギー補給ができているか，体重や体組成などの変化もあわせてモニタリングする必要がある．摂取エネルギー不足による体たんぱく質の異化により，細胞内カリウムが血中に移行し，高カリウム血症を引き起こすこともある．

たんぱく質制限はカリウム制限にもつながるため，野菜や果物の過剰な制限およびゆでこぼしや水さらしなどの調理が不必要になる場合もある．そのため，カリウム制限の必要性や程度は血液データをモニタリングしながら決定する．

③治療の到達点や目標

腎機能低下抑制が目標となる．GFRを経時的にプロットし，プロットした点をつないだとき，その線の傾きが緩やかになることが進展抑制の目安となる．

④献立作成時に留意するポイント

減塩食を作成する際は，主菜のみに塩分を集中させ，副菜は，食品のうま味や辛味，酸味などをうまく活用した献立とする．またエネルギー補給のために間食を活用する際は，油脂類を用いて甘味を抑えるなど甘味

表7　CKDステージによる食事療法基準（ステージ1〜5）

ステージ（GFR）	エネルギー（kcal/kgBW/日）	たんぱく質（g/kgBW/日）	食塩（g/日）	カリウム（mg/日）
ステージ1（GFR ≧ 90）		過剰な摂取をしない		制限なし
ステージ2（GFR 60〜89）		過剰な摂取をしない		制限なし
ステージ3a（GFR 45〜59）		0.8〜1.0		制限なし
ステージ3b（GFR 30〜44）	25〜35	0.6〜0.8	3≦ ＜6	≦ 2,000
ステージ4（GFR 15〜29）		0.6〜0.8		≦ 1,500
ステージ5（GFR＜15）		0.6〜0.8		≦ 1,500
5D（透析療法中）	別表（表10）			

注）エネルギーや栄養素は，適正な量を設定するために，合併する疾患（糖尿病，肥満など）のガイドラインなどを参照して病態に応じて調整する．性別，年齢，身体活動度などにより異なる．
注）体重は基本的に標準体重（BMI = 22）を用いる．
（日本腎臓学会／編：日腎会誌，56：553-559，2014[18]）より引用）

が苦手な人のための献立も考えておくとよい．

腎性貧血や低カルシウム血症は腎機能低下が原因であるため，鉄やカルシウムを強化するような献立は必要ない．

C. CKDステージ5D：透析期※1

1）疾患の特徴

腎臓の機能が荒廃することで，主に体液異常に伴う高血圧，電解質バランスの乱れによる高カリウム血症，高リン血症が起こりやすくなる．また代謝性アシドーシス，骨・ミネラル代謝異常による二次性副甲状腺機能亢進症および血清カルシウム・リン代謝異常から異所性石灰化を引き起こしやすい状態となる．さらに腎性貧血に加え，血液透析回路内の残血，定期的な採血，薬剤による鉄吸収率低下など，さまざまな要因から貧血が重症化しやすい．

血液透析は，おおむね1回4時間程度を週3回行うことが基本である．しかし近年，透析時間の延長や透析膜の改良により，小分子だけでなく中分子以上の不必要な物質を血液透析で除去する透析手法を採用する施設が増えている．これに伴い，血液透析によるアミノ酸やたんぱく質の損失がより大きくなる．

腹膜透析では，1日3～5gのアミノ酸および約10gのたんぱく質が腹膜を介して透析液中へ流出する．腹膜炎を併発すると，たんぱく質の損失量はさらに増加

する．腹膜透析に使われる透析液にはカリウムが含まれていないため，低カリウム血症になりやすい．この点が血液透析との大きな相違点である．また腹腔内に浸透圧をつくりだすために，一般的な腹膜透析液には高濃度のブドウ糖（グルコース）が含まれている．このブドウ糖が腹膜を劣化させる．またエネルギー量に換算して50～300 kcal程度のグルコースが腹膜を介して体内に吸収されるため，肥満，さらには糖および脂質代謝異常のリスクとなる．

近年，透析患者の高齢化に伴い，感染症で死亡する患者が25％に増加し，死因の第1位となった．心不全での死亡率は約33％から20％へと減少したが，感染症に次ぐ死亡原因である[12]．

2）栄養アセスメント

日本透析医学会は低栄養の評価指標として，体重，筋肉量などの身体計測や，血液データなどの生化学的指標に加え，筋力，体力などの身体機能などをあげている[21]．また簡便な低栄養評価方法として，一次スクリーニングに年齢別の血清アルブミン値を用い（表8），二次スクリーニングとしてnutritional risk index for Japanese hemodialysis patients（NRI-JH）※2（表9）を用いるよう提唱している[21]．食事摂取量や栄養状態の評価からアルゴリズムに従って透析時静脈栄養法（intradialytic parenteral nutrition：IDPN）※3を含めた栄養補給方法を検討する必要がある（図7）[23]．

※1 **透析療法**：透析療法は，血液透析（hemodialysis：HD）と腹膜透析（peritoneal dialysis：PD）に大別される．2020年末現在，約34.8万人が透析療法を受けており，うち97％は血液透析患者である[12]．
※2 NRI-JH：日本透析医学会の48349名の統計調査データをもとに開発された，透析患者の1年後の生命予後に関する栄養学的リスクを評価するツール[22]である．このツールに用いられている指標は，血清アルブミン値，血清総コレステロール値，血清クレアチニン値，BMIの4つであり，スコアにより低中高の3段階に分類する．対象者の10.5％が中リスク群，8.2％は高リスク群であった．
※3 IDPN：急性疾患を有しておらず，経口摂取のみでは必要栄養量を

満たすことができない栄養状態の不良な維持血液透析患者に対し，血液透析中に施行される静脈栄養法のことをいう．輸液ポンプを用いて血液透析回路の静脈側から投与するが，血液透析回路は血流量が多いため，高カロリー輸液の投与が可能である．従来，50％ブドウ糖液に腎不全用アミノ酸製剤を加えた輸液が繁用されてきたが，添付文書改訂により一般アミノ酸輸液製剤使用も可能となってきている．また別ルートで20％脂肪乳剤を投与することにより，必須脂肪酸の補充および非たんぱく質カロリー窒素比（NPC/N比）を増加させることができる．データや経口摂取量を注意深くモニタリングしながら，必要に応じてビタミンや微量ミネラルを補充する．

Advanced **CKDと植物性食品**

近年，植物性食品を中心とした食事がCKDに対して有用であるとの報告[24]がなされてきている．その

ため本項では，動物性たんぱく質比率については再考の余地があると考え，明言を避けることとしている．

表8　透析患者の栄養スクリーニング手順

一次スクリーニング		
血清アルブミン値	60歳未満	3.7 g/dL未満
	60歳から79歳	3.5 g/dL未満
	80歳以上	3.4 g/dL未満
二次スクリーニング		
NRI-JH（表9）		

（加藤明彦，他：透析会誌，52：319-325，2019[21]）より引用）

表9　NRI-JH簡易版

BMI 20未満		3点
血清アルブミン値	3.6 g/dL未満	4点
血清総コレステロール値	130 mg/dL未満	1点
血清クレアチニン値	9.7 mg/dL未満	4点
合計点数	7以下	低リスク群
	8〜10	中リスク群
	11以上	高リスク群

（加藤明彦，他：透析会誌，52：319-325，2019[21]）より引用）

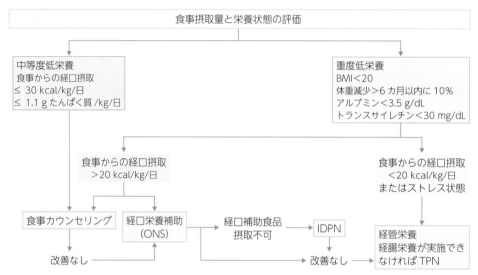

図7　低栄養透析患者の栄養サポートのアルゴリズム

（透析医学会透析患者に対する静脈栄養剤投与ならびに経腸栄養に関する提言検討委員会：慢性維持透析患者に対する静脈栄養ならびに経腸栄養に関する提言．透析会誌，53：373-391，2020[23]）より引用）

表10　CKDステージによる食事療法基準（ステージ5D：透析療法中）

ステージ5D	エネルギー（kcal/kgBW/日）	たんぱく質（g/kgBW/日）	食塩（g/日）	水分	カリウム（mg/日）	リン（mg/日）
血液透析（週3回）	30〜35[注1, 2)]	0.9〜1.2[注1)]	<6[注3)]	できるだけ少なく	≦2,000	≦たんぱく質（g）×15
腹膜透析	30〜35[注1, 2, 4)]	0.9〜1.2[注1)]	PD除水量（L）×7.5 ＋尿量（L）×5	PD除水量＋尿量	制限なし[注5)]	≦たんぱく質（g）×15

注1）体重は基本的に標準体重（BMI = 22）を用いる．
注2）性別，年齢，合併症，身体活動度により異なる．
注3）尿量，身体活動度，体格，栄養状態，透析間体重増加を考慮して適宜調整する．
注4）腹膜吸収ブドウ糖からのエネルギー分を差し引く．
注5）高カリウム血症を認める場合には血液透析同様に制限する．
（日本腎臓学会／編：日腎会誌，56：553-559，2014[18)]）より引用）

3）栄養ケア

①栄養食事指導のポイント

　血液透析と腹膜透析の食事療法基準を表10[18)]に示す．透析導入前に低たんぱく療法を行っている患者に対しては，たんぱく質摂取の重要性を説明する．血液透析と腹膜透析の食事の違いは，食塩，水分，カリウムの点である．

　高齢で透析導入する症例の増加も相まって，透析患

者全体の高齢化が進んでいる．そのため，低栄養・消耗が問題となってきており，サルコペニア・フレイルの患者も増加している．さらに併存する感染症や心不全などに伴う炎症は，たんぱく異化に拍車をかけている．したがって透析患者においては，個々の病態にあわせた，たんぱく質摂取を考慮する必要がある[25]．

②栄養療法のポイント

高カリウム血症ならびに高リン血症は，食事由来が原因としてとらえられがちである．しかし，カリウム，リンはともに細胞内液中に存在する物質であるため，筋肉量および体たんぱく質の異化による影響を考慮しなければいけない．また，リンについては85％が骨に存在しているため，二次性副甲状腺機能亢進症の影響による可能性も考えていく必要がある．また，透析効率や，前述した透析方法によっても除去量が異なるため，その点も把握する必要がある．

近年，カリウムおよびリン吸着薬，貧血治療薬が新たに開発されており，そのような薬剤との兼ね合いも含めて食事を考えていくことが重要である．特にリン吸着薬に関しては，カルシウム，鉄が含有されているものがあるため，服用量当たりの摂取量を把握しておくことが大切である．

血液透析に関しては，導入後，徐々に尿量が低下し，数年間でほぼ無尿になるため，導入期に塩分・水分管理がうまくコントロールできるよう支援することも重要である．

腹膜透析に関しては，先述したように体内へのブドウ糖吸収による糖および脂質代謝異常が起こりやすくなるため，炭水化物やエネルギー摂取量を把握する必要がある．

③治療の到達点や目標

ほぼ大部分の患者が末期腎不全（ESKD）期に食欲不振を経験しており，それによる体重減少，筋量・筋力低下を自覚している．そのため，透析導入期は日々の検査データに大きく惑わされることなく，通常の日常生活が苦に感じない程度にまで身体活動レベルを回復させることを目標に，食事指導を行っていくことが大切である．

維持透析期は，合併症を防ぎ，患者のQOLを維持するサポートをすることが目標となる．

食事指導中に，患者が治療や手技，体調等の不安などを口にした場合は，血液透析中のトラブルや腹膜炎を未然に防ぐために速やかに担当医，看護師に報告し，チームで患者を支援することが重要である．

④献立作成時に留意するポイント

減塩に関しては，透析導入前と同様である．近年，透析患者のビタミン，微量ミネラル不足が懸念されている．そのため，カリウム除去のためにゆでる，水にさらす調理法を取り入れる場合は，おいしさを損ねるような調理にならないよう配慮することも大切である．またカリウムやリン含有量を気にしすぎて食材が偏ることのないよう注意する．

3 循環器疾患

A. 高血圧

高血圧のみでは自覚症状がないが，脳卒中，心不全などの重篤な合併症をきたす恐れがある．まずこのことを患者に説明し，血圧のコントロールの重要性を理解してもらう．薬物により治療は可能となったが，食事療法も重要である．

高血圧の抑制のための重要な栄養療法は**減塩**である．日本食ではしょうゆや漬物の塩分量が問題となる．そのほか，加工食品，加工肉などにも塩分が多く含まれている．高齢者では塩味に鈍感になっていることが多く，入院中に少しでも減塩食に慣れてもらうようにする．また，退院後の味付けには食塩以外のものを多く用いるように指導する．他方，厳しすぎる減塩は脱水を生じる可能性もあり，高齢者や慢性腎臓病（CKD）の患者では注意が必要である．減量，野菜・果物の摂取，運動，および禁煙は降圧効果をもたらすので，生活習慣の改善も重要である（表11）．

B. 脂質異常症

脂質異常症が原因となり，脳卒中，冠動脈疾患などの動脈硬化性疾患をきたすことがある．脂質異常症では，生活習慣の改善が基本である（表12）．

高LDLコレステロール血症では，コレステロールと飽和脂肪酸を多く含む肉の脂身，内臓，皮，乳製品，卵黄およびトランス脂肪酸を含む菓子類，加工食品の

表11 高血圧患者に対する生活習慣の修正項目

1. 食塩制限 6 g/日未満
2. 野菜・果物の積極的摂取 *
   飽和脂肪酸，コレステロールの摂取を控える
   多価不飽和脂肪酸，低脂肪乳製品の積極的摂取
3. 適正体重の維持：BMI（体重[kg]÷身長[m]²）25未満
4. 運動療法：軽強度の有酸素運動（動的および静的筋肉負荷運動）を毎日30分，または180分/週以上行う
5. 節酒：エタノールとして男性20〜30 mL/日以下，女性10〜20 mL/日以下に制限する
6. 禁煙

生活習慣の複合的な修正はより効果的である．
* カリウム制限が必要な腎障害患者では，野菜・果物の積極的摂取は推奨しない．
肥満や糖尿病者などエネルギー制限が必要な患者における果物の摂取は 80 kcal/日程度にとどめる．

（「高血圧治療ガイドライン2019」（日本高血圧学会高血圧治療ガイドライン作成委員会／編），日本高血圧学会，2019[1] より引用）

表12 動脈硬化性疾患予防のための食事指導

- 総エネルギー摂取量（kcal/日）は，一般に標準体重〔（身長m）²×22〕kg×身体活動量（kcal/kg/日）（軽い労作で25〜30，ふつうの労作で30〜35，重い労作で35〜）とする
- 脂質エネルギー比率を 20〜25 %，飽和脂肪酸エネルギー比率を4.5 %以上7 %未満，コレステロール摂取量を 200 mg/日未満に抑える
- n-3系多価不飽和脂肪酸の摂取を増やす
- 工業由来のトランス脂肪酸の摂取を控える
- 炭水化物エネルギー比を 50〜60 %とし，食物繊維の摂取を増やす
- 食塩の摂取は 6 g/日未満を目標にする
- アルコールの摂取を 25 g/日以下に抑える

（「動脈硬化性疾患予防のための脂質異常症治療のエッセンス」（日本動脈硬化学会／編），日本動脈硬化学会，2014[2] を参考に作成）

摂取を抑える．食物繊維と植物ステロールを含む未精製穀類，大豆製品，海藻，野菜類の摂取を増やす．家族性高コレステロール血症，早発性動脈硬化性疾患（男性55歳未満，女性65歳未満）の家族歴がある場合などは，食事療法だけではコントロールは困難で，専門医による脂質管理が必要である．

C. 虚血性心疾患

虚血性心疾患は**冠動脈**の**粥状硬化**から発症する．近年，冠動脈のカテーテルによる治療法や薬物療法が進歩し，**急性心筋梗塞**の梗塞巣を縮小させ，救命率が向上した．しかし，虚血性心疾患を発症した患者では，新たな冠動脈病変が進行し，狭心症，心筋梗塞を再発することも多い．

栄養管理で重要なポイントは，この冠動脈病変の進行を抑制することである．近年，薬物により高血圧，糖尿病，高脂血症などの厳格な管理が可能となってきた．しかしながら薬物療法だけでは不十分で，虚血性心疾患の発症には食事を中心とした生活習慣が大きくかかわっており，薬物療法に加えて生活習慣の管理が重要である（表12を参照）．

D. 心不全

心不全は，種々の心疾患の終末の病態で，循環血量増大（塩分と水分の過剰）が起こり，運動耐容能の低下，疲労感，呼吸困難や浮腫などの症状が生じる．図8

に心不全による症状を示す．

近年，高齢者の心不全患者が増えており，フレイルとの関連も注目されている．重症の慢性心疾患にみられる心臓悪液質は，心不全の予後不良と関連している．心不全患者は異化亢進状態にあり，筋肉の消失も早い段階で起こり，心不全の進行を悪化させる．

栄養評価はSGA（subjective global assessment：主観的包括的評価）（p.57 第4章図2）などの評価ツールを用いて行うが，心不全の栄養評価は困難なことが多い．栄養評価で重要な項目であるBMIや体重減少が，浮腫やその治療などにより大きく影響されるためである．そのため，浮腫のない状態での体重およびその変化を評価する．筋肉量が最もよい指標となり，視診，触診などにより筋肉量を評価する．生体電気インピーダンス法などでは，浮腫の影響が少ない上腕の筋肉量を評価する．また，握力，歩行速度なども有用な指標である．

アルブミン値は炎症などの因子で変化することが多く，良い栄養状態の指標ではない．心不全の患者では心不全自身により炎症が生じ，またうっ血による血液の希釈などによりアルブミン値が低下する．

1）栄養食事指導のポイント

心不全患者では，**ナトリウム制限**が必要とされ，特に心不全を伴う**浮腫**管理においては非常に重要である．心不全軽症例で食塩は 6 g/日未満，重症例でさらに厳しい制限（3 g/日以下）をめざす．中等症までは水分

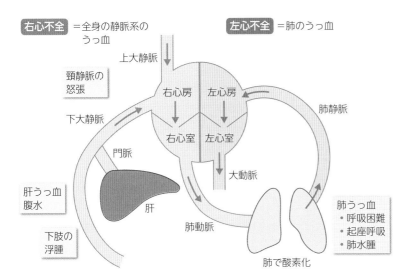

右心不全 ＝全身の静脈系の
　　　　うっ血
左心不全 ＝肺のうっ血

上大静脈

頸静脈の
怒張

右心房　左心房

下大静脈

門脈

右心室　左心室

肺静脈

大動脈

肝うっ血
腹水

肝

肺うっ血
・呼吸困難
・起座呼吸
・肺水腫

下肢の
浮腫

肺動脈

肺で酸素化

図8　心不全の症状
心不全では心拍出量低下による症状と，うっ血による症状が生じる．慢性心不全ではうっ血の症状が主である．右心不全では全身の静脈系のうっ血が生じ，下腿の浮腫，肝腫大などを生じる．左心不全は呼吸に関係する肺のうっ血症状が主で，種々の呼吸困難が生じる．

の制限は不要である．

　重症の心疾患では低栄養が大きな問題となる．心不全患者ではBMIの低い患者ほど生命予後が不良である（obesity paradox）．低栄養の例では，通常より多めのエネルギーおよびたんぱく質を与える必要がある．微量栄養素の欠乏も起こりやすく，バランスの良い食事をめざす．

2）栄養療法のポイント

　厳しい塩分制限は，特に高齢者では食欲を低下させてしまい栄養障害が進行する．現実的には食塩6 g/日をめざし，徐々に減らすようにする．しかし，高齢者にとってこれらのアドバイスは実行しがたく，逆に厳しい食塩制限では食事摂取量が減ることがあるので，体重減少を起こさないように注意し，場合によっては食塩制限を解除することも必要である．

　微量栄養素やビタミンの欠乏は心不全例に多くみられ，食事からの摂取量が少ないことが原因である．治療に用いられている利尿薬は，微量ミネラル，水溶性のビタミンの尿中への排出を促進する．特にビタミンB₁欠乏は脚気心をきたし，心不全をさらに悪化させる．利尿薬以外でも心不全では多くの薬剤が使用されている．栄養にも関係が深いので，それぞれの薬剤についても理解することが必要である．

3）治療の選択や目標

　水分と塩分の制限や利尿薬を用いるときの指標となるのが体重である．急激な体重の変化は水分の変動によることが多く，水分貯留のよい指標となる．体重の変動をできるだけ小さくし，調子の良いときの体重を維持するように努める．

E. 脳血管疾患（脳卒中）

　脳血管疾患の代表的なものは脳卒中である．**脳卒中**とは，脳の血管が破れて起こる**脳出血**，脳動脈瘤が破裂して起こる**くも膜下出血**と，脳の血管が詰まって起こる**脳梗塞**の総称である．脳梗塞はその機序によりラクナ梗塞，アテローム血栓性脳梗塞，心原性脳塞栓症に分類される．ほかに脳梗塞の症状が短時間で消失する一過性脳虚血発作がある．

　脳卒中発作で入院した患者に対し，SGAなどの評価ツールを用いて栄養状態を評価する．低栄養や低栄養に陥るリスクのある患者，あるいは褥瘡のリスクがある脳卒中患者では，十分なエネルギーやたんぱく質の補給をすべきである．軽症例では経口摂取が可能であるが，脳卒中発症後7日以上にわたり十分な経口摂取が困難と判断された患者では，早期から経腸栄養法を開始する．

　脳梗塞には高率に**嚥下障害**を合併する．ベッドサイドで可能な反復唾液嚥下テスト，改訂水飲みテスト，頸部聴診などスクリーニング検査を行い，嚥下機能に応じた食形態の調整を行っていく（p.44 第3章3 経口摂取法：食形態参照）．

　慢性期では，栄養補給が不十分な状態のまま負荷の

大きいリハビリテーションを実施することは全身の筋肉の喪失につながるため，栄養状態を評価し，栄養不良の早期発見に努める必要がある．発症後4週間以上が経過しても経口摂取のみによる十分な栄養および水分摂取が難しい場合は，経腸栄養法での栄養管理が勧められている．

4 呼吸器疾患

A. 慢性閉塞性肺疾患（COPD）

1）疾患の特徴

慢性閉塞性肺疾患（chronic obstructive pulmonary disease：**COPD**）は，タバコ煙を主とする有害物質を長期にわたり吸入することで生じる肺の炎症性疾患である．

COPD患者では高頻度に栄養障害が認められ，疾患の進行や予後に影響を及ぼす．安定期においても**マラスムス型**のたんぱく質・エネルギー栄養障害（PEM）がみられることが多い．

COPDにおける栄養障害の発症には多くの要因が複合的に関与していると考えられている．主にエネルギーインバランス[※1]や全身性炎症，内分泌ホルモンの分泌動態などが関与している（図9）．

COPDの肺過膨張による呼吸筋酸素摂取量の増加は，安静時エネルギー消費量を増加させる．COPDにおける呼吸困難，腹部膨満感，抑うつ，消化器症状の合併は食事摂取量を減少させ，摂食調整ホルモンであるレプチンやグレリンの変化によりエネルギー摂取量は低下する．またCOPDではtumor necrosis factor-α（**TNF-α**）やinterleukin-6（**IL-6**）などの炎症性サイトカインの血中濃度が上昇しており，全身性炎症が存在する．これらは脂肪量や骨塩量を減少させ，代謝を亢進させる．さらにCOPDではサルコペニアの合併が問題となり，高齢，重症であるほど合併率が高くなる．COPDにおけるサルコペニアは，加齢による一次性サルコペニアに加えて，身体活動性の低下や栄養障害，全身性炎症に伴う二次性サルコペニアが伴った状態であると考えられている．

2）栄養アセスメント

推奨される栄養評価項目を示す（表13）．定期的に

[※1] **エネルギーインバランス**：摂取エネルギー量と消費エネルギー量のバランスが負に傾く（摂取エネルギー量＜消費エネルギー量）こと．

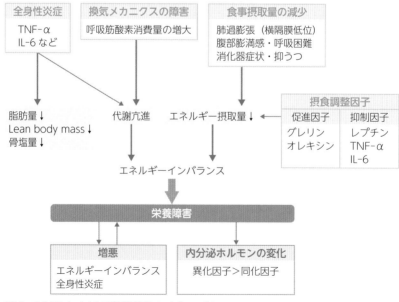

図9 COPDにおける栄養障害のメカニズム
(中村洋之：臨床栄養，136：979-983[1]) より引用)

表13 推奨される栄養評価項目

必須栄養評価項目
● 体重（%IBW，BMI）
● 食習慣
● 食事摂取時の臨床症状の有無

行うことが望ましい評価項目
● 食事調査（栄養摂取量の解析）
● 簡易栄養状態評価表（MNA®-SF）
● %上腕周囲（%AMC：AMC = AC − π × TSF）
● %上腕三頭筋部皮下脂肪厚（%TSF）
● 体成分分析（LBM，FMなど）
● 血清アルブミン
● 握力

可能であれば行う評価項目
● 安静時エネルギー消費量（REE）
● Rapid turnover protein（RTP）
● 血漿アミノ酸分析（BCAA/AAA）
● 呼吸筋力
● 免疫能

IBW（ideal body weight）：80≦%IBW＜90：軽度低下，70≦%IBW＜80：中等度低下，%IBW＜70：高度低下
BMI：低体重＜18.5，標準体重：18.5～24.9，体重過多：25.0～29.9
（「COPD（慢性閉塞性疾患）診断と治療のためのガイドライン 第5版」（日本呼吸器学会COPDガイドライン第5版作成委員会／編），メディカルレビュー社，2018[2]）より引用）

体重を測定し，体重の変化を把握する．問診や質問票を用いて食習慣や食事時の臨床症状（息切れ・腹部膨満・咀嚼や嚥下の状態）についても評価する．

　身体計測では%上腕筋囲長（**%AMC**）が筋たんぱく質量を，%上腕三頭筋部皮下脂肪厚（**%TSF**）が体脂肪量の指標となる．除脂肪体重（lean body mass：**LBM**）は体重よりも鋭敏にCOPDの栄養障害を検出できる因子であり，体組成分析を行うことが望ましい．血清アルブミンは栄養指標として一般的だが，COPDでは感度が低い．

　骨格筋や呼吸機能の評価には，握力や最大吸気・呼気口腔内圧の測定が簡便である．間接カロリーメーター[※2]による安静時代謝量（**REE**）は代謝状態を反映し，栄養療法のエネルギー量や組成を決定するうえで有用な指標となる．

3）栄養ケア
①栄養食事指導のポイント

　エネルギーや栄養素の摂取不足の場合にはその是正を行う．COPDの栄養障害に対しては**高エネルギー・高たんぱく質**が指導の基本となる．たんぱく質源としては**BCAA**（分岐鎖アミノ酸，分枝アミノ酸）を多く含む食品の摂取が推奨される．リン，カリウム，マグネシウムは呼吸筋の機能維持に必要である．特にリンの摂取に留意する．食事による腹部膨満感が問題となる場合は，消化管でガスを発生する食品を避け分食とすることが望ましい．体重や食事内容の目標を設定し，体重や食行動を記録するself-monitoringも有用である．

　栄養食事指導は呼吸リハビリテーションにおいて不可欠な要素であり，管理栄養士，医師，看護師，薬剤師，理学療法士などによるチーム医療が望ましい[2]．

②栄養療法のポイント

　栄養治療の適応に関するアルゴリズムを図10に示す．%IBW 90未満のCOPD患者では栄養指導を行うが，体重減少が進行する場合には経腸栄養剤による経口栄養補給を考慮する．%IBW 80未満の中等度以上の体重減少のあるCOPD患者では，LBMの減少を伴うため積極的な栄養補給療法の適応となる．

　栄養補給療法の投与栄養剤は，エネルギー源が炭水化物主体のものと脂質主体のものに大別される．換気不全による高炭酸ガス血症を伴う場合は，呼吸商（**RQ**）[※3]が0.7と小さい脂質を主体とする栄養剤が考慮されるが，著しい換気障害がなければ十分なエネルギー補給をすることが重要である．

　炎症抑制効果のある**n-3系脂肪酸**や抗酸化作用をもつコエンザイムQ10（**CoQ10**）を強化した経口栄養剤が市販されており，これらのCOPDに対する有用性も報告されている．

　BCAAには異化抑制やたんぱく質合成促進作用があり，侵襲下では横隔膜での利用が亢進していることが知られている．

　栄養補給療法単独ではなく運動療法と併用することで，栄養状態と身体機能を改善させる可能性が報告さ

[※2] **間接カロリーメーター**：呼気ガス分析により間接的にエネルギー消費量を測定する方法．
[※3] **呼吸商（RQ）**：体内で栄養素を分解してエネルギーに変換する際

に酸素が消費され，二酸化炭素が産生される．呼吸商＝二酸化炭素（CO_2）産生量÷酸素（O_2）消費量で求められる．糖質の呼吸商は1.0，たんぱく質は0.8，脂質は0.7．

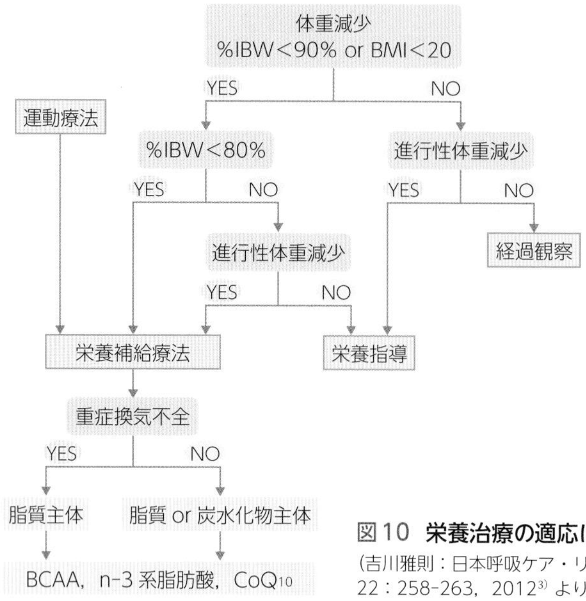

体重減少
%IBW＜90% or BMI＜20
YES
NO
運動療法
%IBW＜80%
進行性体重減少
YES
NO
YES
NO
進行性体重減少
経過観察
YES
NO
栄養補給療法
栄養指導
重症換気不全
YES
NO
脂質主体
脂質 or 炭水化物主体
BCAA，n-3系脂肪酸，CoQ10

図10　栄養治療の適応に関するアルゴリズム
(吉川雅則：日本呼吸ケア・リハビリテーション学会誌，22：258-263，2012[3] より引用)

れている[4].

③治療の到達点や目標

日本呼吸器学会のガイドラインでは，COPDの管理目標として，以下の4つがあげられている[2].

① 症状およびQOLの改善
② 運動耐容能と身体活動性の向上および維持
③ 増悪の予防
④ 全身併存症および肺合併症の予防・診断・治療

COPD患者において体重減少は生命予後に影響し，前述したとおりLBMは体重よりも鋭敏に予後に反映するとされている．必要栄養量を充足し，体重低下を防ぎLBMを維持することが重要である．

④献立作成時に留意するポイント

COPD患者の食事は**高エネルギー・高たんぱく質**が基本となる．まずエネルギー量を算出し，その値に基づいて脂質量とたんぱく質量を決定する[5].

総エネルギー投与量は通常，実測値**REEの1.5倍以上**を目標とする．REEの測定が難しい場合は，国立健康・栄養研究所の式（p.66 第4章 実習課題4）やHarris-Benedictの式（p.129 表40）などの基礎代謝量（BEE）の推定式から求めたBEEに活動係数1.3，ストレス係数1.3を乗じて求める方法もある．

脂質エネルギー投与量は総エネルギー量の**30～55%**を目標とする．n-3系脂肪酸含有量を考慮しながら，脂質含油量の多い食品を献立に組み込む．また中鎖脂肪酸（**MCT**）は消化吸収が容易で，エネルギー変換率が速く食事誘発性体熱産生※4が高いなどの特徴をあわせもつ．これを含むMCTオイルを米飯や全粥（ぜんがゆ）に混ぜ込んだり，スープなどに加えたりする方法もある．

たんぱく質投与量は総エネルギー量の**15～20%**を目標とする．たんぱく質はBCAAを多く含む食品からとることも重要である．

B. 新型コロナウイルス感染症（COVID-19）

1）診断と治療

2019年12月に中国・武漢市で集団発生した肺炎は新型のコロナウイルス（SARS-CoV-2）が原因であることが判明し，2020年2月に世界保健機関（WHO）は**COVID-19**（**新型コロナウイルス感染症**）と命名した．2020年3月にはWHOによりパンデミックが宣言され，2022年2月時点でオミクロン株（**表14**）が流行している．

感染はウイルスを含む飛沫，エアロゾルなどの気道分泌物を介して成立する．ウイルスは表面に突出するスパイクたんぱく質を標的細胞膜のアンジオテンシン変換酵素2（ACE2）受容体に結合させて細胞内へ侵入

※4　**食事誘発性体熱産生**：食事をするときに消費するエネルギー．

し，増殖する．主な診断法は鼻咽頭ぬぐい液や唾液を使用した核酸検出検査（PCR法）である．

症状は発熱（52％），呼吸器症状（29％），倦怠感（14％），頭痛（8％），消化器症状（6％），味覚・嗅覚異常（3％）などを認める[1]．感染者の40％は約1週間で治癒するが，20％は酸素療法を要し，5％が急性呼吸窮迫症候群（ARDS）に進展する[1]．重症化リスク因子[2]は表15に記載した．死亡率はワクチン効果とオミクロン株流行により約0.5％まで低下した（2022年2月）．合併症にARDS，心血管疾患，血栓塞栓症，脳症，二次性感染症などが報告される[1]．重症度分類と治療は表16に記載した．感染と重症化予防に**ワクチン接種**が推奨される．

2）栄養アセスメント

パンデミック前の平常時と同じく多職種スクリーニングを行い，栄養指標とあわせて評価する．感染拡大を回避するため，管理栄養士は隔離された病室，集中治療室に入室せず，情報収集はレッドゾーン[※5]勤務の医師・看護師に頼ることが多い．専門病棟の多職種カンファレンスに参加して連絡，情報収集に努める．スマートフォンなどの情報伝達機器も可能なかぎり利用する．エネルギー必要量は間接熱量計（間接カロリーメーター），推定式や簡易法で計算する．

COVID-19はウイルス性急性炎症性疾患で，アルブミンやトランスサイレチン，総リンパ球数は栄養状態にかかわらず低下することに注意する．人工呼吸の鎮静薬にプロポフォールを使用するが，溶媒は10％脂肪乳剤であるため血清トリグリセリドを測定する（目標＜300〜400 mg/dL）．ステロイドホルモン投与のため血糖値にも注意する（目標＜180 mg/dL）．入院までの経過が長い症例や，感染前からの低栄養症例は栄養療法により**リフィーディング**（refeeding）**症候群**を合併

※5　**レッドゾーン**：隔離対象者が在居している部屋・区域で，空気・環境にウイルスが存在する．

表14　SARS-CoV-2の特徴

変異株	アルファ株	デルタ株	オミクロン株
発生	英国（2020年9月）	インド（2020年10月）	ボツワナ／南アフリカ（2021年11月）
感染力	アルファ株 ＜ デルタ株 ＜ オミクロン株		
重症化リスク	高	高	低
ワクチン効果	従来株と同等	従来株と同等	2回接種の予防効果がデルタ株より低下

（「新型コロナウイルス感染症COVID-19診療の手引き 第6.2版」（厚生労働省）[1] を参考に作成）

表15　重症化リスク因子

重症化リスク因子	
• 高齢者（≧65歳）	• 高血圧
• 糖尿病	• 肝疾患
• 悪性腫瘍	• 脂質異常症
• 慢性呼吸器疾患（COPD含む）	• 肥満（BMI ≧ 30）
• 心血管疾患	• 喫煙
• 脳血管疾患	• 固形臓器移植後の免疫不全
• 慢性腎臓病	• 妊娠後期

BMI：body mass index，COPD：慢性閉塞性肺疾患
（Terada M, et al：BMJ open, 11：e047007，2021[2] より）

表16　重症度と治療

重症度	SpO$_2$	病態	基本治療	薬物療法
軽症	≧96％	無症状（感冒症状）	経過観察	中和抗体薬[*1,注]，抗ウイルス内服薬[*2,注]
中等症Ⅰ	93％＜，＜96％	肺炎	脱水予防，栄養摂取	レムデシベル[*3]，中和抗体薬[注]（オミクロン株はソトロビマブ），抗ウイルス内服薬[注]
中等症Ⅱ	≦93％	呼吸不全	腹臥位，酸素療法，脱水予防，栄養摂取	レムデシベル，バリシチニブ[*4]，ステロイドホルモン，ヘパリン
重症		呼吸不全（ARDS）	腹臥位，人工呼吸，ECMO，栄養摂取	同上

SpO$_2$：経皮的動脈血酸素飽和度，ARDS：急性呼吸窮迫症候群，ECMO：体外式膜型人工肺
＊1　中和抗体薬：カシリビマブ／イムデビマブ，ソトロビマブ
＊2　抗ウイルス内服薬：モルヌピラビル，ニルマトレルビル／リトナビル
＊3　レムデシベル：RNA合成阻害剤
＊4　バリシチニブ：ヤヌスキナーゼ阻害剤（免疫抑制）
注　重症化リスク因子のある症例のみ使用
（「新型コロナウイルス感染症COVID-19診療の手引き 第6.2版」（厚生労働省）[1] を参考に作成）

する場合があるので，血清リン・マグネシウム・カリウムをモニター補正する．

3）栄養療法のポイント

①軽症〜中等症

発熱（37.5度以上）した患者は脱水に注意し，こまめな**水分補給**が重要となる．喫食良好の患者は，糖尿病など併存疾患に応じた給食を提供する．呼吸困難や発熱による食欲低下，隔離状態のためベッドサイドに出向いた嗜好調査や食事介助の対応が困難なことから，給食で摂取目標を達成できない患者は少なくない．1週間以内に回復が見込めない場合や感染前より低栄養の患者は，経口栄養剤（ONS）を投与する．少量高エネルギーの栄養剤（1.5〜2.0 kcal/mL）がよい．

経口栄養法で目標量を達成できない場合は経鼻胃管（NGT）による経腸栄養法（EN）（経管栄養法）が原則であるが，経鼻経管チューブの長期留置は鼻腔や咽頭部の不快感をもたらし，ときに自発呼吸が制約を受け，呼吸管理に影響することもある．また，食欲不振が持続すると体重減少や骨格筋・筋肉量の減少を引き起こす可能性がある．このような場合は，確実に栄養補給が可能な末梢静脈栄養法も考慮してよい[3]．

②重症（人工呼吸管理）

重症例における栄養療法の報告はまだ少ないため，急性期重症患者の栄養管理ガイドライン[4]〜[6]に準拠する．NGTを用いたENが原則で，閉塞／交換に伴う感染リスク回避のため，大口径サイズを使用してもよい[7]．

Advanced　使い捨て食器（ディスポ食器）使用

「医療機関における新型コロナウイルス感染症への対応ガイド」[9]によると，COVID-19患者が使用した食器類は必ずしも他患者と区別する必要はなく，通常の熱水洗浄（80℃5分以上），消毒乾燥で問題ない．食器を回収する職員は防護具（PPE）を着用し，回収した食器はプラスチック袋に入れ接触しないように運搬することで二次感染を防ぐ．

これらの対応が難しい施設はディスポ食器の使用を検討する指針が出ているが，安全・安心面から多くの施設でディスポ食器が使用されているのが現状と思われる．ディスポ食器使用は感染リスク低下につながるが，一方では食器の病棟廃棄が必要で，医療廃棄物は増加する．栄養管理では，食器サイズなどによって献立，付加食対応に制約が生じ，ベッドサイド訪問での

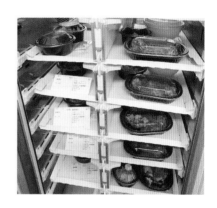

食事調整は困難であるため，食欲不振患者には経口栄養剤（ONS）を付加する．

栄養指導と感染対策

栄養指導は感染リスクが高いことから，栄養指導室は，患者との間にクリアパーテーションを置き，窓を開け換気を行い，指導終了後は毎回手指，机・椅子の消毒を行う．管理栄養士はサージカルマスクおよびアイガードを着用し，患者も不織布マスクを着用するなど徹底した感染対策が必要である．

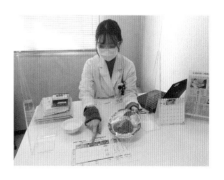

腹臥位でも実施できるが，体位変換時は一時中断する．栄養剤は半消化態型と消化態型（ペプチド栄養剤）の使用報告を認める．

ENは24～48時間以内に持続投与（10～20 mL/時）で開始する．初期はエネルギー必要量（25～30 kcal/kg/日）の＜70％で投与し，1週間をめどに充足をめざす．たんぱく質投与（目標1.2～2.0 g/kg/日）も漸増する．プロポフォールは10％脂肪乳剤として計算するが，呼吸管理優先のため過剰となる場合もある（目標＜1.0 g/kg/日）[8]．ビタミン・微量ミネラルは「日本人の食事摂取基準」に沿った一日必要量を投与する．

EN不耐[*6]が持続する症例は幽門後ルートが推奨されているが，経鼻経管チューブ交換による医療従事者の感染リスクは増大する．通常はENが実施可能であれば静脈栄養法（PN）よりも優先するが，COVID-19では医療従事者の感染リスクを考慮して，PNの変更閾値を通常よりも低く設定することも許容される場合がある[7]．人工呼吸離脱後はENを間欠投与に変更して，嚥下機能評価後に経口摂取を再開する．

4）治療の到達点と目標

本項では2022年2月時点の情報をもとに解説したが，日々更新されているため，常に最新情報を確認いただきたい．COVID-19患者の栄養療法は高エビデンスレベルの報告はまだ少ないが，支持療法として栄養管理の果たす役割は大きい．医療従事者と患者双方の安全を念頭に置く必要があり，本項から臨機応変に診療する現場の状況を感じていただければ幸いである．

5 肝臓・胆嚢（のう）・膵臓疾患

A. 肝炎（急性・慢性）

1）疾患の特徴

肝臓は栄養代謝の中心臓器であるため，肝疾患ではさまざまな代謝異常が生じる．その機能を改善するような栄養療法が必要である．

ウイルス感染，アルコール，薬物および自己免疫疾患などが原因となり発症するが，大部分は肝炎ウイル

スによるものである．肝炎ウイルスはA～E型の5種類のウイルスが現在よく知られているが，わが国においてはA～C型が一般的である．B型（HBV）は経皮感染（血液感染），母子感染が知られており，HBVワクチンによる予防が行われている．C型は経皮感染（血液感染）が原因であり，感染後60～80％が5～15年かけて慢性肝炎，肝硬変，肝がんへと移行していく．近年，直接型抗ウイルス薬（DAA）による抗ウイルス治療の有効性がきわめて高いことが明らかとなった．初回投与例でのウイルス排除率は95％以上となり，C型慢性肝炎に対しての有効な治療が行われるようになった．

急性肝炎では，発熱，全身倦怠（けんたい）感や食欲不振など，かぜに似た症状を示し，吐き気や膨満感などの消化器症状，黄疸（おうだん）などの症状が表れる．自覚症状は1カ月～10日間で軽減し，3カ月程度で治癒するが，重症化する場合もある．

一方，慢性肝炎では，急性肝炎と類似した症状を訴えるものもあるが，自覚症状に乏しいことが多い．6カ月以上持続する場合を指す．

2）栄養アセスメント

急性肝炎は，AST，ALTの上昇や，肝機能検査の変化を経時的にとらえる必要がある．

慢性肝炎は，長期間にわたりASTやALTが高値を示す炎症が持続することから，食事調査を継続的に実施する．

3）栄養ケア
①栄養食事指導のポイント

急性期，肝臓を休ませることを優先するため，栄養不足になっていることが患者にとって不安にならないように配慮する．脂質は控え，炭水化物中心となる．回復期から慢性期において，エネルギーやたんぱく質の摂取量の違いを意識する．患者の食欲，摂取できるかたさや量，食品の温度が原因の悪心の程度などを聞き取り対応する．アルコール飲料は，急性肝炎の急性期から回復期にかけて禁止とする．慢性肝炎では，長期継続する必要があるため，本人や家族の栄養食事療法の実施能力にあうような指導を行う．

②栄養療法のポイント

肝機能が著しく低下している急性期は絶食とし，中心静脈栄養法か末梢静脈栄養法を行う．回復期は栄養

※6　**経腸栄養法（EN）不耐**：胃食道逆流，胃内容排泄遅延．

状態にあわせた栄養補給を意識し，摂取過剰にならないようにする．慢性肝炎では，食物繊維やビタミン，ミネラル摂取のために野菜類や海藻類を取り入れる．肝細胞を傷害する鉄の過剰蓄積がみられる場合には，鉄の摂取を制限する．

③治療の到達点や目標

急性期は肝臓に負担をかけないことを優先し，傷害された肝細胞の修復を目的とし肝臓の回復にあわせて，栄養量を適切に増加させていく．慢性期は消化吸収の良い食事として，通常の食事に戻していく．

④献立作成時に留意するポイント

急性期は**食欲不振に対応した食事**とする．形態を流動食や半固形食にする，固形食の場合は消化吸収の良い食品や調理法にするなどして工夫する．

B. 肝硬変，肝不全

1）疾患の特徴

肝硬変は，ウイルス性，アルコール性，非アルコール性，薬物性，自己免疫性などによって肝臓が侵され，数〜数十年の長期的な期間を経て，肝細胞の壊死，肝臓のびまん性の線維化が起こる．肝小葉の構造が破壊され，偽小葉を形成するほか，門脈−大循環系の短絡，シャント形成，肝血流量低下が起こる．破壊と再生を繰り返し肝機能が著しく低下する．

肝硬変において，肝機能が維持されている状態を**代償性肝硬変**，肝機能が維持できない状態を**非代償性肝硬変**としている．非代償性肝硬変が進行していくと，肝臓の機能が著しく低下した**肝不全**となり，死に至ることがある．また，代謝機能が破綻していることからさまざまな合併症を起こすため，その代謝異常を軽減する治療や栄養療法が必要となる．

代償性肝硬変の間はほとんど自覚症状がない．非代償性肝硬変に進むと，肝臓の機能の一つである解毒能力の低下，門脈圧亢進が起こり，全身倦怠感，食欲不振，手足の浮腫，皮膚掻痒感，黄疸，腹部膨満感，便通異常などのほか，肝・脾腫大，食道静脈瘤，腹壁静脈怒張，腹水，出血傾向，くも状血管腫，女性化乳房などの合併症が認められる．非代償性肝硬変，肝不全に進行するに従い，これらの症状が顕著になる．

2）栄養アセスメント

身体計測を行い，適正エネルギー量を算出する．エ

ネルギー必要量は「日本人の食事摂取基準」に準ずる．

肝線維化は組織学的に評価するのが最も正確であるが，血小板数も，肝線維化の程度を鋭敏に反映する．肝障害の程度を評価する指標として，脳症，腹水，血清総ビリルビン値，アルブミン値，プロトロンビン時間から評価するChild-Pugh分類が広く用いられている．

間接熱量計（間接カロリーメーター）を用いて早朝空腹時の呼吸商が測定できれば，肝臓にグリコーゲンが蓄積できているか，夜食の量が適正かなどおおよそ予測できる．肝機能が正常であれば一晩の絶食に備えることができるが，肝機能が低下していると肝臓のグリコーゲン蓄積が低下するため，糖質が不足し，脂質や体たんぱく質がエネルギー源となり早朝空腹時の呼吸商が低下する．間接熱量計により呼吸商の絶対値が異なるので，夜食投与の有無で比較し呼吸商が上昇するかを観察することで，夜食を含めた食事療法が患者にとって適切か否かを判断する．

3）栄養ケア

①栄養食事指導のポイント

エネルギー摂取量は，耐糖能異常のない場合25〜35 kcal/kg（標準体重）/日，たんぱく質必要量は，たんぱく不耐症がない場合1.0〜1.5 g/kg/日〔BCAA（分枝アミノ酸，分岐鎖アミノ酸）製剤を含む〕を基本とする．

肝硬変患者の低栄養状態や肥満は予後に影響を及ぼすため，適切な対策が必要である．

筋肉は第二の肝臓として重要である．**肝疾患患者のサルコペニア基準**を示す（図11）．

②栄養療法のポイント

肝硬変患者は，エネルギーが過剰でも不足でも肝臓に負担をかけるため，適正なエネルギーを投与する．過剰なエネルギー投与は肥満や糖尿病や肝がんの危険因子である．就寝前エネルギー投与（**就寝前夜食：LES**）は肝硬変の病態を改善するが，総エネルギー摂取量が過剰にならないように，朝，昼，夜の食事を減らして調整する．肝硬変ではたんぱく質・エネルギー栄養障害（PEM）の状態を評価したうえで，必要に応じてBCAAを投与する．便秘は腸内でアンモニアを発生するため，急激な血中アンモニアの上昇がみられた場合は，便秘がないかを確認する．

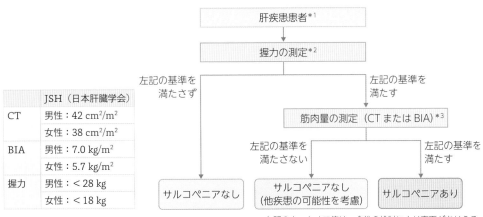

図11 日本肝臓学会が提唱するサルコペニアの判定基準（第2版）

BIA：生体電気インピーダンス法
＊1　肝疾患関連のサルコペニアは，肝疾患患者において筋肉量の減少と筋力低下をきたした状態と定義する．
＊2　握力測定に関しては，スメドレー式握力計を用いた新体力テストに準ずる．
＊3　CT面積は第三腰椎（L3）レベルの筋肉量を原則として採用する．今回のデータは筋肉量計測ソフトを用いて導かれ
　　たデータを採用した．筋肉量計測ソフトをもたない施設においては簡易法としてL3レベルでの腸腰筋の長軸×短軸
　　の左右合計（カットオフ値：男性6.0 cm²/m²，女性3.4 cm²/m²）やmanual trace法によるPsoas muscle index
　　（カットオフ値：男性6.36 cm²/m²，女性3.92 cm²/m²）を用いてもよい．これらのカットオフ値は今後の検討に
　　より変更がありうる．
（「肝疾患におけるサルコペニア判定基準（第2版）」（日本肝臓学会）[1]より引用）

③治療の到達点や目標

　体重の増減，アンモニアの上昇に応じて，たんぱく質の量を変化させる．たんぱく質制限が必要な際は，エネルギー不足がないかも同時に確認する．エネルギーが不足していると，たんぱく質を制限しても体たんぱく質の異化が起こりたんぱく質を制限していることにならない．非代償性肝硬変は，アンモニア処理の状態によって，たんぱく質を摂取するか制限するか，とるべき栄養療法が大きく変化するので，注意深く栄養評価を行う．

④献立作成時に留意するポイント

　BCAA製剤の処方中に体重の増減や血中アンモニアの変化がみられた場合，必要な総エネルギー量を維持するため，食事から得られるエネルギー量とたんぱく質量を確認し，BCAA製剤の変更を検討する．食事からの摂取量が十分であれば，エネルギーの少ないBCAA顆粒製剤を選択し，エネルギー摂取量が不十分であれば，エネルギーのあるBCAA栄養剤を併用する．

　アルブミン低値に対しては，BCAAの摂取量が重要である．この際，BCAAと芳香族アミノ酸（AAA）モル比であるフィッシャー（Fischer）比を高くすること

表17　食品フィッシャー比

めし（精白米・水稲）	2.6	鶏卵	2.7
フランスパン	2.4	普通牛乳	3.0
ロールパン	2.5	じゃがいも	2.9
しろさけ（切り身）	3.2	キャベツ	3.2
ほたてがい・貝柱	3.2	たまねぎ	1.7
まだこ	3.2	トマト	2.4
ブラックタイガー	2.9	にんじん	3.1
まがれい	3.2	大根	3.5
若鶏・もも（皮つき）	3.2		

を意識する．食品は2.4〜3.5程度であり（表17），食事は2.8〜3.0程度となる．したがって，食品のみを用いてフィッシャー比の高い献立を作成することは不可能である．フィッシャー比を上昇させるために，BCAA製剤を用いる．リーバクト配合顆粒3包，アミノレバンEN配合散3包，ヘパンED配合内用剤2包（表18）を食事とともに摂取した際のフィッシャー比は4.9〜7.4程度となる．

　肝性脳症では，エネルギー，たんぱく質，BCAA摂取量の値を確認する．

表18 肝不全用栄養剤（薬品扱い）

1包当たり	分岐鎖アミノ酸製剤リーバクト配合顆粒	半消化態栄養剤アミノレバンEN配合散	成分栄養剤ヘパンED配合内用剤
エネルギー（kcal）	約16	213	約310
糖質（g）		31.5	61.7
脂質（g）		3.7	2.8
アミノ酸総量（g）		13.5	11.2
BCAA（g）	4.15	6.1	5.5
AAA（g）		0.2	0.08
できあがり容量（mL）		200	300
一日投与量	3包	3包	2包
フィッシャー比	BCAAのみ	約40	61

C. 脂肪肝，NAFLD，NASH

1）疾患の特徴

　非アルコール性脂肪性肝疾患（nonalcoholic fatty liver disease：NAFLD）と非アルコール性脂肪肝炎（nonalcoholic steatohepatitis：NASH）発症に，最も重要な因子は肥満である．主な背景としてインスリン抵抗性の増悪，およびメタボリックシンドロームとその関連疾患の2型糖尿病，脂質異常症，高血圧症があり，なかでも2型糖尿病はNAFLD/NASHの発症・病態進展との関連性が強い．

　NAFLD/NASH発症の病因・病態は，2 hit theoryが有名であったが，近年，多重並行ヒット仮説が有力視されている．これは，肝臓の脂肪化と炎症・線維化進展に関与するさまざまな要因が並行して肝臓に作用し，NASHを発症するという考え方である．肝臓と脂肪組織，腸管など多臓器との相互作用，すなわち脂質の肝細胞への流入増加による酸化ストレス亢進，インスリン抵抗性増加，脂肪組織からのアディポサイトカイン分泌異常，腸管からのエンドトキシンの流入などが，同時進行的にNAFLD/NASH発症および病態進展に関与している．NAFLD/NASH治療のフローチャートを図12に示す．

2）栄養アセスメント

　NAFLD/NASHなど慢性肝疾患の治療目標は，肝硬変への移行を阻止し，肝不全や肝がんの発生を抑止し，QOLや生命予後を改善することである．脂肪肝は肝がんの危険因子なので，体重，体脂肪，脂質異常症の改善に努める．

　FIB-4 indexは血液生化学的検査データ（ALT，AST，血小板数）を用いたスコアリングシステムであり，肝線維化の程度を確認できる．早期に線維化を非侵襲的に予測し，予防することが大切である．

$$FIB\text{-}4\ index = 年齢（歳） \times AST（U/L） / 血小板数（10^9/L） \times \sqrt{ALT（U/L）}$$

　低閾値1.30，中間域1.30〜2.67，高閾値2.67で，1.30未満であれば，高度肝線維化なしと評価する．自覚がないうちに脂肪肝を進行させないように，食事や運動で脂肪肝改善を意識する．

3）栄養ケア

　NAFLDあるいはNASHと診断された後も，定期的に採血やMRI画像検査を受け，継続的に経過を追って対処することが大切で，食生活や運動不足などの脂肪肝をきたした原因を除去する．アルコール性の脂肪肝では禁酒とする．朝，昼，夕の3食とも，規則正しい時間に，栄養のバランスの良い食事を心がける．

　過栄養性の脂肪肝では，エネルギー制限とする．

①栄養食事指導のポイント

　食べすぎや運動不足などのために食事で摂取したエネルギーが消費量を上回ると，肝臓で中性脂肪が多くつくられ，脂肪肝となる．脂肪肝自体は自覚症状がないことが多く，食事を改善する動機づけが困難なことが多い．また，長期的に経過観察することが必要であり，患者にとって無理のない提案をすることが肝要である．

　極端に食事制限をしたダイエットによる脂肪肝については，理想的な体型のイメージに偏りがあることが多いため，目標体重や栄養量について本人の同意を得，多職種で連携し栄養療法を進める．

②栄養療法のポイント

　多くは自覚症状がないため，生活習慣改善に対する動機づけを行い，栄養・運動療法を継続させる．現体重と目標が大きく乖離（かいり）していると達成が難しいため，短期的な目標と長期的な目標を設定する．肥満症においては，食事・運動療法により7%の減量を達成目標とする．

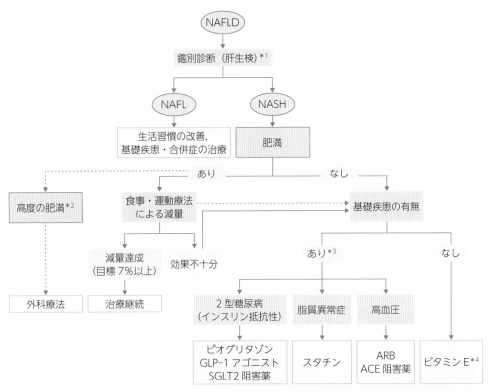

図12 NAFLD/NASH治療フローチャート

＊1 肝生検を施行していないが線維化が疑われるNAFLDはNASHの可能性を検討し治療する.
＊2 保険適用は，①6カ月以上の内科的治療が行われているにもかかわらずBMI 35 kg/m²以上であること．②糖尿病，高血圧，脂質異常症，睡眠時無呼吸症候群のうち1つ以上を有していることと定められている.
＊3 基礎疾患それぞれに適応の薬剤にビタミンEを適宜追加する.
＊4 本邦ではNAFLD/NASH治療として保険適用になっていない.
注　各段階においておのおのの基礎疾患に準じた治療を適宜追加する.
（「NAFLD/NASH診療ガイドライン2020（改訂第2版）」（日本消化器病学会・日本肝臓学会 / 編），南江堂，2020²⁾ より引用）
（NAFL：脂肪肝）

③治療の到達点や目標

　NAFLDは，肥満，2型糖尿病，脂質異常症，高血圧症を伴うことが多く，またメタボリックシンドロームとも密接に関連している．NAFLD患者は心筋梗塞や脳卒中などの心血管疾患で亡くなることも多いため，NAFLDの治療では，メタボリックシンドロームを抑えることと肝障害の進行予防の両方に注意する.

　NAFLD治療の原則は，食事療法，運動療法などで生活習慣を改善することによって，背景にある肥満，2型糖尿病，脂質異常症，高血圧症を是正することである．単なる脂肪肝の場合は，FIB-4 indexの値などを参考にNASHを発症していないかを注意深く確認し

ながら，食事療法や運動療法などの日常生活に関する取り組みを中心に治療を進める．NASHは放置すると肝硬変に進行したり肝がんを発症したりする危険があるため，初期の段階から積極的に治療を行うことが大切である.

④献立作成時に留意するポイント

　無理のない目標体重を設定し，エネルギーバランスが負になるように管理する．バランス良く保つため，たんぱく質15〜20％，脂質20〜25％，炭水化物50〜60％とする．たんぱく質摂取量不足は体たんぱく質崩壊を招くため，不足しないように留意する.

D. 胆石症

1) 疾患の特徴

胆石症は胆石によって引き起こされる疾患の総称で，**胆嚢結石，胆管結石，肝内結石**の3種類に分けられる．特徴的な症状は腹痛である．そのほか，背部痛右肩痛，発熱，悪心・嘔吐，黄疸などがあるが，無症状の場合もある．

胆嚢結石は，胆嚢を取り除くことで，通常，治癒する．

胆管結石は，放置された胆管内の胆石が胆管の出口（十二指腸乳頭部）に詰まることで胆管に炎症が生じ（胆管炎），発症する．症状として，悪寒を伴う発熱，腹痛，黄疸などがあげられる．急性胆管炎では重症化することがあるので，無症状でも治療を行う．胆嚢摘出，結石の除去により治療するが，治療した後も胆管炎，発熱や黄疸，痛みといった症状が出現することがある．胆嚢が残っている場合には胆嚢に炎症を生じる（胆嚢炎）こともある．胆管結石の既往者は，健康診断の際，一般検査に加えて腹部超音波検査を行う必要がある．

肝内結石は，ほかの胆石症と比べて治療が難しく，再発やさまざまな合併症が起こりやすい．肝内結石の治療を受けた後も定期的な通院が必要となる．

胆石の発症原因は，胆石の成因により異なる．コレステロール濃度が過剰になる**コレステロール結石**，血中のビリルビンが多くなる**ビリルビンカルシウム石**，**黒色石**がある．

2) 栄養アセスメント

腹痛などの症状により食事摂取量が減少したり，絶食となったりした場合は，体重の減少を観察し，介入が必要であれば対策を講じる．

3) 栄養ケア

胆石症は生活習慣と密接に関連し，胆石形成，胆石発作の予防として，過食・暴飲暴食を避けることが重要である．食事の面からはコレステロールの制限，脂質の適量摂取，たんぱく質・食物繊維の摂取による便秘の予防，規則的な食生活，胃酸の過剰分泌を引き起こすアルコール飲料・香辛料などの過度の摂取の制限があげられる．

急性期は，栄養量の確保よりも胆嚢を休ませることを第一目標とする．胆石の生成や胆石発作のリスクとなる肥満や脂質異常症があれば，減量を目標とした食事・運動療法とする．胆汁分泌を刺激しないように脂質を控えめにする．

胆嚢摘出手術を行った場合は，症状は軽快するが，術後に軟便・下痢をきたし排便回数の増加を認めることがある．

①栄養食事指導のポイント

閉経の時期は女性ホルモンが減少し，コレステロールの代謝が悪化したり肥満傾向となったりして胆石ができやすいため，肥満，糖尿病，脂質異常症などの生活習慣病に気をつける．また，男性に肥満が増え，胆石症患者が増加している．

②栄養療法のポイント

朝，昼，夕の食事量に偏りをなくし，食事摂取時間を一定にし，規則正しい食生活を心がける．肥満がある場合は，肥満を改善する．

③治療の到達点や目標

胆管結石は，治療した後の再発に注意する．再発予防のため，生活習慣を整え，コレステロールの制限，脂質の適正摂取で肥満にならないようにする．

肝内結石は，治療後，数〜10年以上経ってからがんができることもあるため，定期的な通院と生活習慣病の改善が必要である．

④献立作成時に留意するポイント

脂質，コレステロールの多い食品を避ける．動物性の脂質は避け，EPA（エイコサペンタエン酸）やDHA（ドコサヘキサエン酸）の多い魚の摂取を心がける．ただしコレステロールの多い魚のきもは避ける．食物繊維，特に水溶性食物繊維を摂取する．エネルギー過剰や糖質の摂取量が過剰にならないように注意する．

E. 膵炎（急性・慢性）

1) 疾患の特徴

急性膵炎は，膵臓内において消化酵素が活性化され，膵臓組織を自己消化することで炎症が生じる．男性患者が多く，アルコールと胆石が原因になることが多い．主な症状としては，上腹部の急性腹発作と圧痛である．

慢性膵炎は，膵炎としての臨床像が6カ月以上継続している病態である．慢性的な炎症が続いた結果，線維化が進行し，膵臓の内分泌および外分泌機能が徐々に低下する．

2）栄養アセスメント

発症の誘因になったアルコールの摂取量，肥満の程度や運動習慣を評価する．血清膵酵素（アミラーゼ，リパーゼ）の変化を経過観察し，注意深く病状を把握する．

肝硬変同様（p.96 5-B.肝硬変，肝不全参照），慢性膵炎にも代償期と非代償期が存在するので，これらを区別して対応する．便性状から脂肪便の有無の変化を確認し，脂質摂取量の評価を行う．

3）栄養ケア

急性膵炎は，安静を保つため初期は絶飲・絶食として，血管透過性亢進に起因する循環血漿量減少を補正するため，十分な輸液を投与する．膵消化酵素の分泌を抑制するため，脂質制限を行う．急性膵炎は重症度により栄養ケアの考え方が異なる．**重症急性膵炎**に対する経腸栄養法の開始時期は，可能なかぎり入院後48時間以内が推奨されている．**軽症急性膵炎**に対しては，予期しない合併症が発症した場合や，5〜7日以内に経口摂取を開始することができない場合以外は，積極的な栄養投与をしないことを推奨する．

慢性膵炎の**代償期**は急性再燃期と間欠期に分けられるが，間欠期では十分栄養補給を行う．通常は30〜35 kcal/標準体重kg/日とする．急性再燃期で腹痛のある場合は脂質を制限し，膵臓の安静に留意する．**非代償期**には，消化吸収と血糖値のコントロールに注意する．消化酵素を補うために消化剤を服用したり，胃酸による消化酵素の失活を抑制するために制酸薬も投与される．脂質や嗜好品の過剰摂取を避け，便秘や脱水

にならないように注意する．よくかんでゆっくり食べること，ストレスを軽減し，禁酒・禁煙し，規則正しい生活を送ることを勧める．

①栄養食事指導のポイント

急性膵炎は，原因となる食生活の改善に努める．

慢性膵炎は，時期により食事療法が変化するので，状態にあわせ適切な栄養療法を選択する．

②栄養療法のポイント

エネルギーとたんぱく質不足に陥るリスクが非常に高い疾患である．慢性膵炎の代償期（間欠期）では，膵外分泌および内分泌機能は比較的保たれており，耐糖能異常がみられなければ炭水化物もたんぱく質も十分供与し，体重維持を目標とすべきである．

非代償期には，消化酵素の分泌低下による食物の消化吸収障害やインスリンおよびグルカゴンの分泌低下による血糖コントロール不良が認められるため，消化剤投与とインスリン療法，そして食事療法による治療をすすめなければならない．脂質の消化吸収障害が特に顕著であり，脂肪便が認められる場合は，あわせて脂溶性ビタミン欠乏の可能性を検討する．

③治療の到達点や目標

代償期において，腹痛がある場合は脂質制限（30 g/日）を行う．病期により，脂質摂取の量を見極める．食後疼痛がある場合は，脂質を10 g/日未満に抑えるか，中鎖脂肪酸を用いる．

非代償期は，基本栄養素（たんぱく質，炭水化物，脂質）のうち，特に脂質の量に注意する．痛みがある場合は脂質を制限するが，痛みがない場合は，必要に

Advanced　肝硬変患者とどう向きあうか？

肝硬変の患者は，通常と異なる精神状態の方もいる．アンモニアが明らかに高値であり検査値からも判断できるが，アンモニア臭，白目の黄疸，会話が成立しない，イライラしているなど，さまざまなことに気がつくかもしれない．また，アルコール性肝硬変の場合は，断酒をすることが必要だと頭ではわかっていても，なかなかやめられないことが多かったり，悩みを

抱えていたりすることも多い．栄養指導前にはカルテをよく読み，検査値だけではなく，患者の生活環境や疾患に対する理解度を把握し，栄養摂取やアルコール摂取の方法を正すということよりも，患者自身が現在の状況をどのように考えているかを第一に伺い，その後の聞き取り方，声のかけ方に十分気を配る必要がある．

応じて消化剤を服用し，とりすぎに注意しながら摂取する．

④献立作成時に留意するポイント

脂質の摂取量や消化吸収が低下しているため，必須脂肪酸や脂溶性ビタミン（ビタミンA，D，E，K）も不足しやすくなる．代償期では基本的に動物性脂肪のとりすぎに注意が必要であるが，湯引きなどの調理法の工夫や，植物性脂肪や魚類を用いることで，適切な量の脂肪を摂取できる．

また，脂肪を含まない成分栄養剤は，膵臓への負担を軽減しながら摂取エネルギーを確保できるため活用する．

6 消化器疾患

消化器疾患とは，食物を取り入れ消化，吸収，排泄を行う口から肛門までの器官，さらに代謝，貯蔵などの役割を担う臓器に発症する疾患の総称である．ただ

ちに処置をしなければ生命にかかわる病態，緊急性は低いが放置をすると著しくQOLを低下させる疾患などがある．

疾患そのもの，また治療に伴い食欲不振，咀嚼嚥下困難，腹痛など食事摂取を妨げる要因を認めることが多く低栄養に陥りやすい．一方で過食，アルコール摂取の過剰をはじめとする不適切な食習慣が原因であることも多く，栄養管理とかかわりの深い疾患である．

A. 消化性潰瘍

1）疾患の特徴

胃潰瘍は胃壁の粘膜筋板より深層に及ぶ組織が欠損した状態である（図13）．**十二指腸潰瘍**の成因も同様で，これらを総称して**消化性潰瘍**という．

潰瘍は，*H. pylori* による感染，アスピリンをはじめとする NSAIDs（非ステロイド性消炎鎮痛薬）の内服により粘膜層の防御機構が低下し，胃酸やたんぱく質分解酵素であるペプシンにより組織が障害を受け形成される．

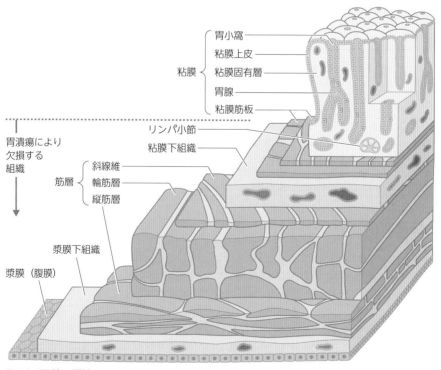

図13　胃壁の構造
（「カラー図解 人体の正常構造と機能 第3巻 消化管 改訂第4版」河原克雅，他／著），日本医事新報社，2021[1]
を参考に作成）

H. pylori が原因であれば，除菌療法と酸分泌抑制薬であるPPI（プロトンポンプ阻害薬）により胃酸分泌を強力に抑制させる．NSAIDsによる潰瘍では，原因薬剤の中止を検討する．しかし，処方される目的により中止させることが困難な場合は，PPIの投与を開始する．

消化管穿孔（せんこう）や狭窄（きょうさく）がみられる場合，また内視鏡的に出血を止めることが難しい場合は外科的治療が行われる．

2）栄養アセスメント

腹部の疼痛（とうつう），腹部膨満，食欲不振などの消化器症状を認める場合は，食事摂取状況を聴取する．また体重，BMI，血清アルブミン値などをもとに栄養状態を評価する．

出血があれば血清ヘモグロビン値，平均赤血球容積（MCV），平均赤血球血色素量（MCHC），赤血球数，血清フェリチン値などを確認する．

3）栄養ケア

①栄養食事指導のポイント

消化性潰瘍は前述のような薬剤中心の治療が行われていれば厳格な食事制限は不要である．

疼痛の出現は夜間にもみられることがあり，必ずしも食事の前後とは限らない．症状が軽減されたタイミングに食事，また間食がとれる工夫を指導する．

鉄欠乏性貧血があれば鉄の補給を勧める．

②栄養療法のポイント

食事は，十分な咀嚼が可能で消化器症状の再燃リスクが高くなければ，必ずしも流動食，軟食から開始する必要はない．

③治療の到達点や目標

H. pylori による消化性潰瘍は除菌療法後の再感染率が年間1％未満ときわめて低い．しかし，除菌後に胃がんが発見されることもあるため定期的な検査は必要である．

NSAIDs潰瘍は，原因薬剤が特定されても中断することは難しい場合が多い．その場合はPPIの服薬で胃酸分泌を抑制させ，再発を予防する．

④献立作成時に留意するポイント

特別に制限するべき食品はないが，消化器症状を認める場合は胃排泄時間が遅延する油脂類は控える．

咀嚼が困難であれば物理的にかたい食品は控え，必要に応じ食形態を検討する（p.44 第3章3 経口摂取法：食形態参照）．

B．炎症性腸疾患：潰瘍性大腸炎，クローン病

1）疾患の特徴

潰瘍性大腸炎は主として大腸粘膜を侵し，しばしばびらんや潰瘍を形成する原因不明のびまん性非特異性炎症と定義されている．炎症の範囲により**直腸炎型**，**左側大腸炎型**，**全大腸炎型**に分類される（図14A）．

クローン病は非連続性に分布する全層性肉芽腫性炎（にくげしゅ）症や瘻孔（ろうこう）を特徴とする，原因不明の慢性炎症性疾患と定義される．口腔（こうくう）から肛門まで全消化管に病変を生じ，回腸末端から右側結腸に好発する．炎症の範囲により**小腸型**，**小腸大腸型**，**大腸型**に分類される（図14B）．

2）栄養アセスメント

日常の食事内容を聴取する．クローン病では，成分栄養剤の処方があれば服用状況も確認する．

身体計測，可能であれば体組成測定を定期的に実施

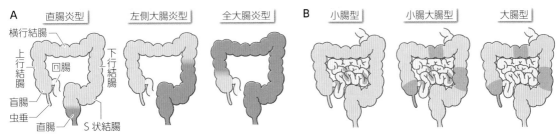

図14　潰瘍性大腸炎・クローン病の分類
A）潰瘍性大腸炎の病変の広がりによる分類，B）クローン病の病型分類．
（高橋賢一：消化器ナーシング，Vol25 No12：80-93，2020[2]）より引用）

する．血性アルブミン値，総コレステロール値，総リンパ球数，またそれらを組み合わせたCONUT（controlling nutritional status）で総合的に評価する．食事摂取量の低下，また必要栄養量の多くを成分栄養剤で補給している場合は，セレン，亜鉛，銅など微量元素（微量ミネラル）の摂取量も確認する．

3）栄養ケア
①栄養食事指導のポイント

炎症性腸疾患の患者は比較的若年者に好発するが，成人，高齢者が発症することもある．また，治療は長期にわたるため，ライフステージ（受験，結婚，出産，退職など）の変化も十分考慮しなければならない．

食事療法については，明確な基準は示されていない．消化器症状を誘発する食品には，脂質や動物性たんぱく質を多く含む食品，乳製品，不溶性食物繊維，香辛料，コーヒー，アルコール，炭酸飲料，冷たい食品などがあげられる．しかし，症状の出現は個人差が大きいため一律に制限することは適切でない．

食事制限は病態，活動性（活動期，寛解期），患者個々の症状，栄養状態を十分考慮したうえで実施する．腹痛，下痢，血便，食欲不振などを認めると食事量が低下する傾向にあるため，症状の確認は大切である．

クローン病では脂質摂取量の増加が再燃率を高める可能性があるため，30 g/日以下にすることが望ましい．

その他，狭窄がある場合は不溶性食物繊維を控える．

②栄養療法のポイント

クローン病の成分栄養剤による栄養法は薬物療法に比べ寛解導入率，維持率が高く，副作用の発生が少ない安全な治療法として確立している．また，一日に必要とするエネルギー量を食事と成分栄養剤でそれぞれ50％ずつ補給するハーフED療法は，寛解維持の延長効果が期待されている．しかし，潰瘍性大腸炎ではクローン病と同様の効果は得られていないため，寛解導入を目的に栄養療法を実施することは適切でない．

成分栄養剤には特有の味，におい，調製の手間などがあり服用を困難にさせることがある．栄養療法継続の妨げとなる要因を把握し，解決できるように支援することが大切である．

成分栄養剤の栄養組成の特徴としては，脂質含有量がきわめて少なく，セレンを含まないため，栄養補助食品（例 ブイ・クレス［ニュートリー社］，テゾン［テルモ社］，MCTパウダー），薬剤（亜セレン酸，脂肪乳剤）で補うことを検討する．

③治療の到達点や目標

現在のところ炎症性腸疾患を根治する治療方法は存在しない．治療の目標は消化器症状，合併症の発症を抑え，寛解状態を維持することである．

④献立作成時に留意するポイント

寛解期に厳格な食事制限は不要であるが，クローン病では脂質を30 g/日以下にする．脂質量の基準は患者それぞれの病態などに対応するため複数設ける（例 20 g/日，10 g/日以下）．

活動期は腸管への刺激となる香辛料，不溶性食物繊維は控える．

C．下痢，便秘

1）疾患の特徴

便秘は「本来，体外に排出するべき糞便を，十分量かつ快適に排出できない状態」と定義されている．原因は大きく**器質性**，また**機能性**に分類され，排便回数などの症状をもとに鑑別がされる（表19）．

下痢の原因はウイルスや細菌による感染，薬剤性，治療に伴うものなど多岐にわたる（表20）．

一般的に便は約75％を水分が占め，腸内細菌13％，食物繊維が約7％，そのほか（腸管上皮細胞や食物残渣など）で構成されている．便の水分量が90％以上含む状態を下痢という．

便性状の評価は個人間で異なることがあるため，ブリストル便形状スケール（図15）を用いる．

2）栄養アセスメント
- **便秘**

食事をはじめとする生活習慣（特に朝食の有無，運動習慣）が関連していることもあるため聴取する．

排便状況（量，回数，便性状）を確認する．
- **下痢**

排便状況（量，回数，便性状），消化器症状を確認する．

脱水症状があれば血中尿素窒素（BUN），血清クレアチニン（Cr），尿素窒素（UN），ヘマトクリット値，電解質（ナトリウム，クロール，カリウムなど）を確認する．

体重減少を認める場合は食事摂取状況を聴取する．

表19　慢性便秘症の分類

原因分類		症状分類	分類・診断のための検査方法	専門的検査による病態分類	原因となる病態・疾患
器質性	狭窄性		大腸内視鏡検査, 注腸X線検査など		大腸がん, クローン病, 虚血性大腸炎など
	非狭窄性	排便回数減少型	腹部X線検査, 注腸X線検査など		巨大結腸など
		排便困難型	排便造影検査など	器質性便排出障害	直腸瘤, 直腸重積, 巨大直腸, 小腸瘤, S状結腸瘤など
機能性		排便回数減少型	大腸通過時間検査など	大腸通過遅延型	特発性 症候性：代謝・内分泌疾患, 神経・筋疾患, 膠原病, 便秘型過敏性腸症候群など 薬剤性：向精神薬, 抗コリン薬, オピオイド系薬など
				大腸通過正常型	経口摂取不足（食物繊維摂取不足を含む） 大腸通過時間検査での偽陰性　など
		排便困難型	排便造影検査など	硬便による排便困難	硬便による排便困難・残便感 （便秘型過敏性腸症候群など）
				機能性便排出障害	骨盤底筋協調運動障害 腹圧（怒責力）低下 直腸感覚低下 直腸収縮力低下　など

(味村俊樹, 他：日本大腸肛門病会誌, 72：583-599, 2019[3] より引用)

3）栄養ケア
①栄養食事指導のポイント
● 便秘
　朝食の欠食と便秘は関連があるため, 規則正しい時間に食事をとるよう勧める.

　食物繊維の推奨量は示されていないため「日本人の食事摂取基準」を参考とする. しかし, **大腸通過遅延型便秘症**, **機能性便排出障害**では, 積極的な食物繊維の摂取により病態を悪化させる可能性がある.

　そのほかにヨーグルト, 納豆などの発酵食品, 水分摂取も欠かさないように勧める.
● 下痢
　油脂類の多い食品, 香辛料, 極端に冷たい食品などは症状に応じて調整する.

　食物アレルギー, 乳糖不耐症が原因であれば, 該当食品の除去方法を指導する.
②栄養療法のポイント
　便秘, 下痢ともに善玉菌を多く含む発酵食品, 食物繊維, オリゴ糖を組み合わせて摂取することは**整腸作用**に有効である. 炭水化物を多く含む穀物類は, エネルギー補給と同時に食物繊維の供給源であるため極端に控えない.

　下痢を認める要介護状態にある高齢者では, 仙骨部位, 肛門周囲に皮膚トラブルが生じていないかを確認

表20　下痢をきたす疾患

腸管の感染
- ウイルス性（ノロウイルス, ロタウイルスなど）
- 細菌性
  - 感染性：サルモネラ, カンピロバクター, ビブリオなど
  - 毒素性：黄色ブドウ球菌, ウエルシュ菌, コレラ菌, ボツリヌス菌など
- 真菌性（カンジダ, アクチノマイセスなど）
- 原虫性（ジアルジア, 赤痢アメーバ, クリプトスポリジウム, イソスポーラなど）
- 寄生虫性（裂頭条虫, 回虫, 横川吸虫など）

腸管の炎症
- 潰瘍性大腸炎, クローン病, 虚血性腸炎, 虫垂炎など

吸収不良
- スプルー, 慢性膵炎, 乳糖不耐症, 短腸症候群, たんぱく漏出性胃腸症など

腸管の運動障害
- 過敏性腸症候群, 迷走神経切除後, ダンピング症候群など

消化器系の腫瘍
- 膵がん, 胃がん, 肝がん, 大腸がん, 大腸腺腫症, Hodgkinリンパ腫など

全身疾患に伴うもの
- 内分泌・代謝障害
  - Zollinger-Ellison症候群, WDHA症候群, 副甲状腺機能低下症, 甲状腺機能亢進症, Addison病, 糖尿病, カルチノイドなど
- アミロイドーシス, 尿毒症性腸炎, 肝硬変など

医療行為に伴うもの
- 薬剤性下痢
  - 抗生物質起因性腸炎, Microscopic colitis, 下剤, 抗がん薬, NSAIDsなど
- 放射線性腸炎
- 腸管切除後
  - 回盲部切除術, 広範囲小腸切除術

(安藤 朗, 馬場重樹:「消化管症候群（第3版）IV」, pp400-405, 日本臨牀社, 2020[4] より引用)

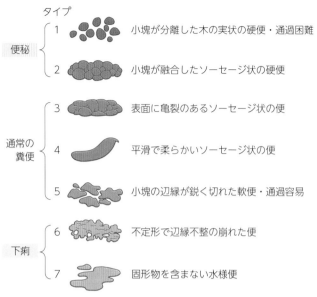

タイプ

便秘
1 小塊が分離した木の実状の硬便・通過困難
2 小塊が融合したソーセージ状の硬便

通常の糞便
3 表面に亀裂のあるソーセージ状の便
4 平滑で柔らかいソーセージ状の便
5 小塊の辺縁が鋭く切れた軟便・通過容易

下痢
6 不定形で辺縁不整の崩れた便
7 固形物を含まない水様便

図15 ブリストル便形状スケール
（砂田圭二郎：「消化管症候群（第3版）IV」，pp356-362，日本臨牀社，2020[5]より引用）

する．

　また，医学的に消化管の使用が禁忌である場合を除き，消化管機能の低下につながる安易な絶食はしない．

③治療の到達点や目標

●便秘

　ブリストル便形状スケール（図15）のタイプ4の便性状，かつ残便感のない完全自然排便をめざす．

●下痢

　感染症，薬剤性では比較的早期に完治する．しかし，炎症性腸疾患，消化器系の術後などでは長期にわたることが多い．

④献立作成時に留意するポイント

●便秘

　食物繊維は「日本人の食事摂取基準」を参考とする．発酵食品，乳酸菌飲料，オリゴ糖を適宜利用する．

●下痢

　食物アレルギー，乳糖不耐症が原因であれば該当する食品は除去する．

　消化器症状がある場合は不溶性食物繊維，油脂類の多い食品，香辛料，極端に冷たい食品を控える．

7 摂食嚥下障害

A. 摂食嚥下障害（高齢者）

1）疾患の特徴

　高齢者が増加する社会では，咀嚼機能や嚥下機能の低下した高齢者も増加している．高齢者福祉施設では，約半数の入所者において嚥下機能が低下しているという報告もある[1]．咀嚼機能や嚥下機能が低下した場合，食形態の調整や飲料にとろみをつけて対応する．

　さまざまな嚥下調整食の標準化の取り組みがなされるなか，臨床での共通理解を深め，連携をとることなどを目的に，日本摂食嚥下リハビリテーション学会（2021年現在，会員数15000名）では，「**日本摂食嚥下リハビリテーション学会嚥下調整食分類2021**」（**学会分類2021**）[2]が作成された．学会分類2021の，食事の早見表をp.46 第3章表5に示す．

　とろみについては3段階を定め，各対象者に適したとろみを提供する環境を整えた．また，早見表（p.45 第3章表4）を作成した．臨床現場でとろみの3段階を簡易的に測定する方法として，ラインスプレッドテ

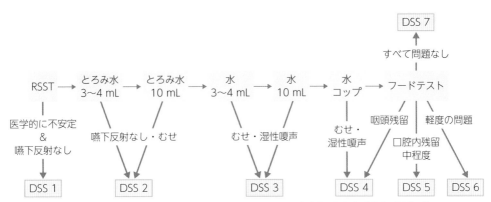

図16　スクリーニングテストを用いたDSS（摂食嚥下障害臨床的重症度分類）判定プロトコール

DSS：dysphagia severity scale
（西村和子，他：嚥下内視鏡検査を用いない摂食嚥下障害臨床的重症度分類判定の正確性. Jpn J Compr Rehabil Sci, 6：124-128, 2015[3]）より引用）

表21　摂食嚥下障害臨床的重症度分類

分類		定義	食事・対応法
⑦	正常範囲	臨床的に問題なし	常食
⑥	軽度問題	主観的問題を含め何らかの軽度の問題がある	軟飯・軟菜食など. 直接訓練はときに適応あり
⑤	口腔問題	誤嚥はないが，主として口腔期障害により摂食に問題がある	軟飯・軟菜食・ペースト食など. 直接訓練は一般医療機関や在宅で可能
④	機会誤嚥	ときどき誤嚥する，もしくは咽頭残留が著明で臨床上誤嚥が疑われる	嚥下障害食から常食ときに間欠的経管法の併用. 直接訓練は一般医療機関や在宅で可能
③	水分誤嚥	水分は誤嚥するが，工夫した食物は誤嚥しない	嚥下障害食，水分に増粘剤必要ときに間欠的経管法の併用. 直接訓練は一般医療機関や在宅で可能
②	食物誤嚥	あらゆるものを誤嚥し嚥下できないが，呼吸状態は安定	経管栄養. 長期に胃瘻の検討. 直接訓練は専門医療機関で可能
①	唾液誤嚥	唾液を含めてすべてを誤嚥し，呼吸状態が不良. あるいは，嚥下反射が全く惹起されず，呼吸状態が不良	経管栄養法. 胃瘻の適応. 直接訓練は困難

（西村和子，他：嚥下内視鏡検査を用いない摂食嚥下障害臨床的重症度分類判定の正確性. Jpn J Compr Rehabil Sci, 6：124-128, 2015[3]）より引用）

スト法（LST）に加え，10 mLシリンジ残留法が追加された[2].

とろみが強い飲料を提供する場合には特に注意が必要である. 対象者に適したとろみの程度に調整し提供することが必要である.

2）栄養アセスメント

摂食嚥下障害が疑われる場合は，**嚥下内視鏡検査**（videoendoscopic examination of swallowing：**VE**）や**嚥下造影検査**（swallowing videofluorography：**VF**）などの画像診断が望ましいが，対象者が多いため，簡易スクリーニングが用いられることも多い. ここでは，簡易スクリーニング法の一つとして，西村ら

の方法[3] を紹介する.

アセスメントとしては，図16のように**RSST（30秒間唾液飲みテスト）**[※1] を行う.

その結果，医学的に不安定または嚥下反射がない場合には，DSS 1の対応（表21 ①）となり，栄養補給方法は経管栄養法や胃瘻の適応も検討される.

RSSTで問題ない場合には，とろみ水3～4 mLが飲めるか確認し，飲めるようであればとろみ水10 mLが飲めるか確認する. 対象者の姿勢が崩れないように，とろみ水はスプーンかシリンジを利用する. とろみの

※1　**RSST**：反復唾液嚥下テストともいう. 30秒間に何回唾液が飲めるかをテストする. 一般的に2回以下は嚥下障害ありと判定する.

程度は学会分類2021の中間のとろみ程度で行う．その結果，嚥下反射がない，むせる場合にはDSS 2の対応（表21②）で，経管栄養法や長期化が予想される場合には胃瘻も検討となる．

とろみ水で問題がない場合には，水3〜4 mLが飲めるか確認し，飲めるようであれば水10 mLが飲めるか確認する．この場合も，対象者の姿勢が崩れないように，水はスプーンかシリンジを利用する．むせや湿性嗄声[※2]が生じる場合には，DSS 3の対応（表21③）で，嚥下調整食（コード2-1）やとろみをつけた水を提供する．経口からの摂取栄養量が不足する場合には経管栄養法を行う．

水10 mLで問題ない場合には，水をコップで姿勢が崩れても飲めるかを判定する．その結果，むせや湿性嗄声が生じる場合には，DSS 4の対応（表21④）で，嚥下調整食（コード1〜3）を提供する．水にはとろみをつける場合と不要な場合がある．経口からの摂取栄養量が不足する場合には，経管栄養法を行う．

水がコップ飲みできる場合には，咀嚼機能を含めた評価として食物を用いたフードテストを行い，咽頭残留や口腔内残留を観察し，DSS 4〜7に分類する．DSS 5（表21⑤）では軟飯，軟菜食，ペースト食（コード2-2〜4）を提供し，DSS 6（表21⑥）では軟飯，軟菜食（コード3〜4），DSS 7（表21⑦）では，常食を提供する．

3）栄養ケア

①栄養食事指導のポイント

栄養アセスメントに従い，該当する嚥下調整食を提供する．また，水分摂取時にとろみが必要な場合には，

[※2] **湿性嗄声**：水を飲むと声の質が変化すること．

とろみつきの飲料を提供する（p.45 第3章表4）．

嚥下調整食は水分が多いため，ある程度の量を摂取しないと，摂取栄養量が不足する可能性が高い．そのため，不足を補うために市販濃厚流動食を経口で摂取する場合もある．また，水分にとろみをつけて対応する場合，摂取する水分量が減ることが多く，脱水には注意すること．

②栄養療法のポイント

嚥下障害はさまざまな病態から生じる．回復に向かう病態もあれば，回復が困難な病態もある．

入院患者では，回復に向かう病態の患者に嚥下調整食を提供している場合には，提供している嚥下調整食がほぼ食べられていれば翌日の昼食時に1品，より難易度の高い食事を提供し，食べられるかを観察する．食べられるようであれば，徐々に難易度の高い食品を増やす．

在宅患者では，経済状況や家族の介護できる程度を考慮する．嚥下機能の低下した方向けの市販食品も充実しており（p.179 第6章4 栄養補助食品参照），それらの使用方法を伝える場合もある．

③治療の到達点や目標

嚥下障害はさまざまな病態から生じる．脳卒中による嚥下障害などの回復に向かう病態もあれば，パーキンソン病などの神経系疾患では回復が困難な病態もある．

そのため，治療の到達目標は個々で大きく異なるが，少しでも経口摂取できるように努める．

④献立作成時に留意するポイント

嚥下調整食は，食形態をさまざまな形に調整できるようになることが必要である．またとろみ剤の使い方も知る必要がある（p.45 第3章表4）．

Advanced　多様な市販介護食

日本は，世界でも高齢化率の高い国の一つである．また食の文化も発展しており，咀嚼機能や嚥下機能の低下した人を対象とした市販介護食は世界に類を見ないほど多種多様の製品が開発され，販売されている．このような豊富な市販品を利用することできる唯一の国ではないかと考えられる．

8 周術期・緩和ケア

A. 周術期（術前，術後）

1）疾患の特徴

周術期の栄養管理は，**手術が決定したそのときから**はじめるべきである．術前の栄養管理が十分に行われていると，患者の術後の早期回復を促し，QOLが向上する．逆に言うと，術前の栄養状態が不良の場合は，手術の延期も含めて栄養療法に取り組まなければならない．また，手術による侵襲で患者の状態は変化しやすく，栄養状態も常に変化していく．そのため，慢性疾患と比較し，栄養スクリーニングとアセスメントを頻回に行う必要がある．

2）栄養アセスメント

周術期の栄養アセスメントを行う際に，情報収集すべき項目を表22に示す．周術期においては表22の情報をもとに，栄養状態の変化が起こるのはいつか，予測を立てておくことが大切である．最低でもどの段階で栄養スクリーニングおよびアセスメントを実施するかを予定しておく．

栄養状態の評価は，多くの急性期病院が使用している**SGA**（subjective global assessment：主観的包括的評価）[1]（p.57 第4章図2）をもとに行ってよい．また，周術期に関連した栄養評価方法に**NRS 2002**（nutritional risk screening）[2]がある（表23）．スクリーニングに加え，身体計測や血液・尿生化学検査，身体機能検査の結果など，客観的栄養評価も付け加え

て栄養評価を行う．

栄養評価の結果が，

- 6カ月以内に体重減少が10～15％以上，BMI<18.5 kg/m²以下，SGAで高度の栄養不良と判断された場合
- NRSで5点以上の場合
- 血清アルブミン値が3.0 g/dL（肝機能障害や腎機能障害は除く）の場合

は，**周術期のハイリスク症例**として，低栄養改善のための特別な栄養療法が必要である[3]．これらの患者は7～14日程度の術前栄養療法が必須である．経口摂取が可能な場合には経口補助食品などを使用し，不可能な場合には経管栄養法の併用も考慮に入れる．

また，周術期においては低栄養に目がいきがちであるが，併存疾患や肥満もリスクとなりうることに注意したい．術前栄養管理に関連する生活習慣や疾患とし

表22 周術期の栄養アセスメントに必要な情報

病状	現在の病状，既往歴，併存疾患，家族歴
手術関連	手術日，手術内容
患者関連	認知機能や睡眠状況などの心身機能，趣味や閉じこもりの有無，ストレスコーピングや社会的参加の状況，家族やそのほかのサポート体制，年齢や職業歴，経済状況など
活動状況	活動状況やADL，実際の筋肉量測定結果
薬関連	既往歴の服薬状況，排便や不眠に関連した投薬状況
食事栄養関連	BMI，体重の変化，現在の食事摂取状況（すべての栄養補給方法を含む），咀嚼可能な歯や義歯の有無，摂食嚥下機能など

表23 NRS 2002（nutritional risk screening）

		軽度（1点）	中等度（2点）	高度（3点）
栄養障害の重症度	BMI（kg/m²）		18.5～20.5	<18.5
	過去1週間の栄養必要量に対する食事摂取量	50～75％	25～50％	<25％
	5％以上の体重減少が起こった期間	3カ月	2カ月	1カ月
疾患または外傷の重症度		軽度（大腿骨頸部骨折，急性合併症のある慢性患者）	中等度（腹部大手術，脳卒中，重度肺炎，造血器腫瘍）	高度（頭部損傷，骨髄移植，集中治療患者）
年齢		70歳以上		

合計点＝栄養障害の重症度＋疾患または外傷の重症度（総合得点は0～7点）
3点以上：栄養上のリスクあり．栄養計画を開始する．
3点未満：週1回間隔でスクリーニングを繰り返し，患者が大手術を受ける場合は，予防的栄養ケアプランを立てる．
(Kondrup J, et al：Clin Nutr, 22：321-336, 2003[2] を参考に作成)

第5章 疾患別の栄養管理の栄養ケア

て，飲酒や糖尿病，高血圧，COPD（慢性閉塞性肺疾患），高度肥満（BMI 35 kg/m² 以上），肝炎，腎不全などがあげられる．ハイリスク症例を見逃すことのないように，栄養スクリーニングおよびアセスメントを行うことが重要である．

3）栄養ケア
①栄養食事指導のポイント
術前は併存疾患の治療および，低栄養や過栄養の改善のための食事内容とする．

術後のエネルギーは術直後から徐々に増やし，25 kcal/kg 標準体重/日を基準とする[※1]．高度侵襲下においても 30 kcal/kg 標準体重/日を上限とする．たんぱく質は，1.5 g/kg 標準体重/日を基本とする[4]．

②栄養療法のポイント
まずは，適正な BMI を目標とする．それに加え，活動量に見合ったたんぱく質摂取を促す．筋肉量が増加すると**早期離床**が可能となり，術後合併症も減少する．筋肉量が多く，BMI が高い場合は，無理に減量を行わないように注意する．

術後は適正な栄養をどのように確保するのかが重要である．手術侵襲や手術部位，術後合併症などの状況により，経口摂取が進まない場合には，経管栄養法および静脈栄養法を考慮に入れる．

③治療の到達点や目標
術前は，手術日や手術内容を見越した食事療法に，積極的に取り組んでもらうことが大切である．患者にとって，術前準備は受動的ではうまくいかず，**主体的**にいかに自分の体を良い状態にもっていけるかが大きな目標となる．術後は早期に離床し，日常生活を取り戻せるように，術後経過日数にあわせた必要栄養量を摂取できるようにする．

④献立作成時に留意するポイント
近年，手術入院の在院日数は減少している．特に手術前の入院は，糖尿病や心臓病の術前管理，身体機能の管理などが必要なければ，手術の 2 日前程度である．手術後の一定の期間以外は，患者は周術期を在宅で過ごすことが多い．患者の食生活状況や家族のサポート状況，日常生活にあわせた食事内容の提案が必要である．術後も，手術内容や回復のレベルにあわせて，食

事摂取量や経管栄養法および静脈栄養法の量を調節し，在宅での療養が早期に行えるようにする．

B. 消化管術後
1）疾患の特徴
消化管は上部消化管に口腔（こうくう），食道，胃，十二指腸があり，下部消化管に小腸，大腸，肛門がある．消化管術後患者は多くの場合，その臓器を大なり小なり失っている．その臓器の役割を補う栄養療法が必要である．

2）栄養アセスメント
周術期と同様に SGA や NRS 2002 などで栄養評価を行い，栄養評価に加え消化管術後からの経過日数，手術方法，切除部位などを踏まえてアセスメントを行う．

3）栄養ケア
①栄養食事指導のポイント
消化管術後の代表的な食事関連症状を表 24 に示す．これらの症状を引き起こさないような栄養食事指導が必要である．消化管術後患者は，低栄養のリスクが高いことを念頭に置いておく．

②栄養療法のポイント
消化管の術後であるからといって，入院中の食事をおもゆから開始する必要はない．消化管の切除部位や切除範囲，合併症にあわせて食事内容は決定すべきである．摂食嚥下（えんげ）機能や消化器症状に見合った食事内容が提供されているかを観察する．

在宅患者においては，体重の変化や消化器症状を確認し，消化器症状が出た日の体調や献立が何であったかなどを確認していく．大切なのは患者自身でモニタリングできるように指導しておくことである．食材の制限をつけすぎることで食事摂取量を減少させてしまう，または，偏った栄養摂取量とならないように指導する．

③治療の到達点や目標
消化管の一部を失ったことで，食事量が減少し，そ

※1 **標準体重（理想体重）**：BMI 22 を基準として，身長（m）² × 22 で計算された値である．IBW（ideal body weight）ともよばれる．

表 24 消化管術後に起こりやすい代表的な食事関連症状

口腔	摂食嚥下障害，低栄養，便秘
食道	摂食嚥下障害，ダンピング症候群，食事の逆流，低栄養，下痢
胃	ダンピング症候群，悪性貧血，逆流性食道炎，低栄養，下痢
小腸	低栄養，下痢
大腸	下痢，イレウス

の結果，体重が減少する．**体重減少を予防する**ことが第一の目標である．ほとんどの消化管手術の場合，半年を目安に体重減少などが起こりにくくなるため，まずは体重と体力を維持できる食事が行えるように努める．必要栄養量を満たす食事が摂取できていないのに，活動量が増加しすぎていないかも注意する．

④献立作成時に留意するポイント

消化管術後に食べすぎないように注意したい食べ物について表25に示す．これらの食材も全く摂取できないわけではなく，摂取量や，一食の食事のなかで多数の食材が重ならないように注意する．

また，食後にダンピング症候群や下痢などの消化器症状が出現する場合や，腹部膨満感などによる食欲不振を引き起こしている場合には，分割食の献立を使用する．分割食とは1回の食事量を減らし，回数を増やすことで必要栄養量を補う方法である（例：3食＋間食2回）．

C. 臓器移植後

1）疾患の特徴

臓器移植は一般的に，心臓，肺，肝臓，膵臓，腎臓，小腸がある．多くの場合，臓器移植を受けると臓器の機能が回復し，生活は改善する．しかしながら，移植した臓器が機能している間は，生涯にわたって**免疫抑制薬**を服用する必要がある．免疫抑制薬は，移植した臓器を自分の免疫が攻撃するのを抑えるが，感染症を起こしやすくなるデメリットがある．また，長期間の免疫抑制薬の服用は，高血圧になるリスクを高める．そのほか，手術やステロイド投与により，筋力低下も起こしやすい．

表25 消化管術後に食べすぎないように注意が必要な食べ物

主食	もち，ラーメン，玄米
副食	肉：バラ肉，ロース肉，ベーコン，ホルモン 魚：うなぎ，いか，たこ 豆：ナッツ類 野菜：繊維の多い野菜，海藻類，きのこ類 果物：ドライフルーツ，パイナップル
香辛料	カレー粉，わさび，とうがらし
嗜好品	炭酸飲料，アルコール，コーヒー
調理方法	揚げる，いためる

2）栄養アセスメント

感染症や肥満，高血圧，脂質異常症，糖尿病に対するアセスメントが重要である．定期的な身体機能検査や血液検査データをもとに食事内容を確認し，高血圧や筋力低下に陥っていないか栄養アセスメントを行っていく．

3）栄養ケア

①栄養食事指導のポイント

移植後慢性期には，ステロイドや免疫抑制薬投与に伴う代謝・栄養上の合併症予防のために，栄養指導を含めて多角的に対処する[5]．臓器移植後は移植前と比較し臓器の機能が改善するため，身体機能は回復に向かうのが一般的である．移植後6カ月が最も感染リスクが高いため，厳重な感染症対策が必要となる．

②栄養療法のポイント

身近な食材や食品でも**感染症対策**が必要である．具体的な指導内容を次に記載する[6]．

● すべての食品は賞味期限内に使用し，管理に適した温度で管理されていないもの，傷や傷みがあるものは摂取しない．

● 缶詰やレトルト食品，缶や瓶，ペットボトルは水洗いをしてから開封し，24時間以内に摂取または飲用する．

● 牛乳・ジュース，プリン・ゼリー・ヨーグルトは無菌充填・加熱殺菌の表示のあるものを選ぶ．

● 生の果物は皮をむけるものを選択し，流水で十分に洗ったものを摂取する．食べ残しは破棄する．皮をむく際に使用するナイフも使用前に流水でよく洗浄する．

● お茶・コーヒーは沸騰したお湯で入れ，飲み残しは破棄する．

● アイスクリーム・菓子類，乾燥のり，ふりかけも小袋入りのもの，個別密封包装されているものを食べきる．

● 調味料は個別パックのものを1回ずつ使いきる．

③治療の到達点や目標

感染症を防ぎ，移植後の回復に努め，肥満，高血圧，脂質異常症の進展を予防する．そのため，定期的な血液検査データの評価および身体計測結果の評価を行う．

④献立作成時に留意するポイント

調理したものは，必ずできあがりから2時間以内で

摂取を終えるようにする．臓器移植後に避けるべき食品について表26に示す．グレープフルーツやはっさくは，免疫抑制薬の血中濃度を上げ，適切な免疫の状態を維持するのを妨げる．よって，皮のむける果物で

表26　臓器移植後に避けるべき食品

生の肉，加熱不十分な肉
魚（刺身）・にぎり寿司
ドライフルーツ
発酵食品（生みそ類・納豆）
カビを含んでいるチーズ
生の木の実
自宅で漬けた漬け物
グレープフルーツ・はっさく（ジュース・缶詰・ジャムも含む）など

（「臓器移植Ｑ＆Ａ」（日本移植学会）[6]を参考に作成）

はあるが，献立には含まないように注意する．

D. 緩和ケア

1）疾患の特徴

　緩和ケアとは，生命を脅かす病に関連する問題に直面している患者とその家族のQOLを向上させるアプローチである．具体的には，痛みやそのほかの身体的・心理社会的・スピリチュアルな問題を早期に見出し的確に評価を行い対応することで，苦痛を予防あるいは和らげることをめざす[7]．そのため，がんなどの治療時は病気を宣告されたときから緩和ケアを実施する必要がある（図17）．**緩和ケア＝終末期ケアのみではないことを念頭に置いておく**．

2）栄養アセスメント

　身体的症状や精神的症状が何によって出現している

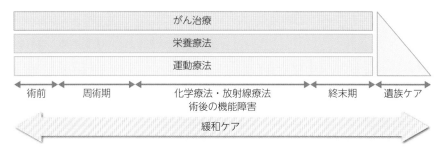

図17　がん患者での緩和医療の考え方（例）

Advanced　周術期においては患者さんも管理栄養士もチームメイト

　がんなどの命を脅かす病気にかかると，患者は「手術＝病気が治る＝病気になる前の状態になる」と思いがちである．しかしながら，手術は「悪いところをとる」というメリットと引き換えに，デメリットとして臓器を失ってしまう．例えば食道がんでは，標準治療でも食道と胃の半分を失う．食道と胃を失うと，さまざまな食事関連の症状が出る．1回で食事がたくさん食べられない．食べ物が逆流する．常に満腹感があり，食欲不振になる．下痢しやすい．飲み物がごくごく飲めなかったり，むせたりする．お酒が飲めない（食道がんはお酒が発症リスク因子の一つとなってい

る）．体重が減る．食事関連だけでも，手術後の生活はこれほど大きく変わってしまうのである．

　生活をここまで大きく変えてまで，患者が手術に踏みきったのはなぜか．患者の決断の裏には，「死にたくない」だけではないさまざまな理由がある．その目的のために，私たち管理栄養士ができることは何かについて，考える必要がある．患者が自分自身の力で試行錯誤し，新たなライフスタイルを習得できるように，管理栄養士はさまざまな食事アドバイスを提案できるようにすべきではないだろうか？　ともに考え，ともに歩むことが大切である．

のかについて原因を追究する．その原因の多くは複合的であることが多い．管理栄養士のみでは解決できない場合は，専門職種への相談やチームでのアプローチで対応する必要がある．

3）栄養ケア

①栄養食事指導のポイント

がんなど生命にかかわる疾患に直面している患者に対する栄養ケアの目標は，①低栄養または悪液質^{あくえきしつ}を予防ないし治療し，②治療の忍容性^{にんようせい}※2 を高めるとともに，③副作用を軽減し，④QOLを高めることによって，身体機能と治療の結果を改善することである[8]．

②栄養療法のポイント

生命予後が週単位以内となるまでは，前述のとおり低栄養または悪液質の予防ないし治療を大きな目標とする．その際には，これまでの臨床経過や患者の価値観，現在の病状などを事前に情報収集する必要がある．

痛みは主観的な尺度である．間違ったあるいは不足した情報収集で患者がこれを望んでいると思い込み介入すると，患者の痛みを増強してしまうことがある（例えば，経口摂取を望まない患者に，経口摂取を強く勧めるなど）．管理栄養士の介入で，患者の心理的負担が増え，患者の痛みが増強してしまわないように注意が必要である．

③治療の到達点や目標

不可逆的悪液質になるまでは，患者や患者をサポートする人から，食事に対する意欲や精神症状，身体症状など，さまざまな状況を聞き取る．その内容を考慮した食事内容や栄養摂取方法を提案する．また，多職種と連携し，栄養療法や目標栄養摂取量を患者，患者家族と共有し，決定する．

④献立作成時に留意するポイント

基本的には対処療法を行う．

- 低栄養の場合：栄養補助食品の利用や日常調理のなかでのエネルギーアップの方法を提案する．
- 口腔粘膜炎に伴い，食事摂取不良の場合：刺激物やかたい食べ物，酸味の強い食べ物は控え，患者の希望に沿った食べやすい食事内容を提案する．
- 味覚異常に伴う食事摂取不良の場合：味覚のわかりやすいものを確認するとともに，異常の出ている味

※2　**忍容性**：抗がん剤などの副作用の程度を示す．「忍容性が高い」とは，副作用が比較的軽く，患者が耐えられる程度の薬であることを指す.

覚に関する食事内容は控える．全体的に味がわかりにくい場合は，食事自体の味付けを濃くするなども有効である．また，味覚にこだわらず，視覚や食感などの多方面からのアプローチも提案する．

- 摂食嚥下障害を有する場合：摂食嚥下機能にあわせた嚥下調整食を提案する．

9　老年症候群

老年症候群（geriatric syndrome）とは，高齢者にしばしば生じるせん妄，認知症，フレイル，低栄養，褥瘡^{じょくそう}などの一連の症状や傷病を指す．原因が多岐にわたり，治療のみならず介護やケアが重要である．

A. サルコペニア，フレイル

1）疾患の特徴

サルコペニア（sarcopenia）とは主に高齢者に認められる進行性かつ全身性の骨格筋障害を指し，転倒，骨折，身体障害や死亡などの負の転機の可能性を高めるものである[1]．サルコペニアの語はギリシャ語の“sarx”（＝肉）と“penia”（＝減少）に由来する．加齢，疾患，栄養摂取不足，不活動により生じ，加齢によるサルコペニアを「**一次性サルコペニア**」，その他の原因によるサルコペニアを「**二次性サルコペニア**」とよぶこともある．

フレイルはfrailty（虚弱）の日本語訳であり，「高齢期に生理的予備能が低下することでストレスに対する脆弱性が亢進し，生活機能障害，要介護状態，死亡などの転帰に陥りやすい状態」を指し，障害と健康の中間段階として位置づけられている[2]．身体的側面のフレイルに加え，認知的側面，社会的側面にもフレイルが存在するとされる．フレイルの原因は多因子的であり，わずかなストレスによって転倒，機能障害，入院，死亡などに陥るリスクが高まる．野菜，果物，全粒穀物の摂取はフレイルのリスクを下げる可能性がある[3]．

2）栄養アセスメント

サルコペニアはまず原因（加齢，疾患，栄養摂取不足，不活動）を評価し，栄養療法がどの程度効果的かを判断する．サルコペニアの有無や程度を評価するためには**骨格筋量，筋力，身体機能**の3要素を評価する

必要がある．日本人を含むアジア人に対して評価を実施する際はAWGS2019基準を用いることが望ましい（図18）[4]．

フレイルの場合は，その原因を栄養以外の側面も含めて（身体機能，認知機能，疾患，薬物療法，社会経済的状況など）評価する．フレイルの評価はJ-CHS基準などが用いられる（表27）[5]．体重減少，筋力低下，疲労感，歩行速度，活動量をそれぞれ評価して3項目以上であればフレイルと判断する．

サルコペニア，フレイルとも食事摂取量の低下が原因となるため，日常的な食事摂取量や食欲の評価も重要である．

3）栄養ケア

①栄養食事指導のポイント

サルコペニア予防については，たんぱく質摂取が少ないほど筋量が減少しやすい．そのため十分なエネルギー摂取と1.0～1.5 g/kgのたんぱく質摂取を行う．ビタミンD欠乏の場合にはビタミンD補給が推奨されている．また通常の食事に加えて必須アミノ酸を付加することが筋力増強に効果があるとされている[6]．フレイル高齢者で持続的な体重減少が認められる場合には，栄養補助食品や栄養強化製品が推奨される．また食事療法のみではなく，運動や身体活動，社会的交流を促すことも重要である．

②栄養療法のポイント

サルコペニア，フレイルを認める入院・入所者に対しては，筋量を回復するために十分なエネルギーとたんぱく質が不可欠である．体重減少を認め，筋量や体重増加を目標とした栄養療法を実施する際には，一日当たり200～600 kcal程度のエネルギー蓄積量を必要栄養量に付加する．糖尿病や高中性脂肪血症を認める場合は，病態を評価したうえで主治医と協議しエネルギーを設定する．慢性腎臓病（CKD）（ステージG4～5；p.81 表5）を認める場合は，原則としてたんぱく質は0.8 g/kg程度を上限とし，症例により調整する．リハビリテーションを実施することや，看護師などが日常的に離床を進めることも，サルコペニアやフレイルの予防・改善のために不可欠である．

③治療の到達点や目標

サルコペニアについては筋量，筋力，身体機能を定期的に評価し，改善度を確認する．軽度のサルコペニアであればサルコペニアからの離脱を，重度のサルコ

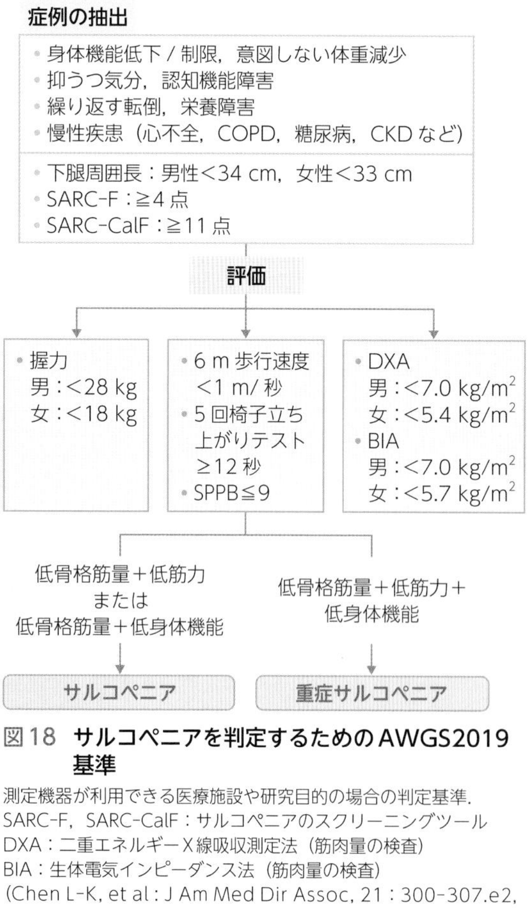

症例の抽出

- 身体機能低下 / 制限，意図しない体重減少
- 抑うつ気分，認知機能障害
- 繰り返す転倒，栄養障害
- 慢性疾患（心不全，COPD，糖尿病，CKD など）

- 下腿周囲長：男性＜34 cm，女性＜33 cm
- SARC-F：≧4 点
- SARC-CalF：≧11 点

↓

評価

- 握力
  男：＜28 kg
  女：＜18 kg

- 6 m 歩行速度
  ＜1 m/ 秒
- 5 回椅子立ち
  上がりテスト
  ≧12 秒
- SPPB≦9

- DXA
  男：＜7.0 kg/m²
  女：＜5.4 kg/m²
- BIA
  男：＜7.0 kg/m²
  女：＜5.7 kg/m²

低骨格筋量＋低筋力
または
低骨格筋量＋低身体機能
→ サルコペニア

低骨格筋量＋低筋力＋
低身体機能
→ 重症サルコペニア

**図18 サルコペニアを判定するための AWGS2019
基準**

測定機器が利用できる医療施設や研究目的の場合の判定基準．
SARC-F，SARC-CalF：サルコペニアのスクリーニングツール
DXA：二重エネルギーX線吸収測定法（筋肉量の検査）
BIA：生体電気インピーダンス法（筋肉量の検査）
(Chen L-K, et al：J Am Med Dir Assoc, 21：300-307.e2,
2020[4]）より引用）

表27 日本版フレイルチェックリスト（J-CHS基準）

評価項目	評価基準
体重減少	6カ月間で2 kg以上の（意図しない）体重減少あり
筋力低下	握力（利き手側）：男子＜28 kg，女性＜18 kg
疲労感	（ここ2週間）わけもなく疲れたような感じがする
歩行速度	通常歩行速度＜1.0 m/秒
活動量	①軽い運動・体操（農作業も含む）をしていますか？②定期的な運動・スポーツをしていますか？前述2つの質問に対しいずれも「週に1回もしていない」と回答

- 3項目以上に該当：フレイル
- 1～2項目に該当：プレフレイル
- 0項目：健常（ロバスト）

(Satake S, Arai H：The revised Japanese version of the Cardiovascular Health Study criteria（revised J-CHS criteria）.
Geriatr Gerontol Int, 20：992-993, 2020[5]）より引用)

ペニアであれば筋量，筋力，身体機能の現時点からの改善をめざす．フレイルについては主に地域高齢者が介入対象となるため，J-CHS基準による評価や要介護に至っていないかの確認を行う．いずれの場合も，中間指標として食事摂取量や体重をモニタリングすることが望ましい．

④献立作成時に留意するポイント

少量でもエネルギーを確保できるように，焼き物や蒸し物よりも揚げ物やいため物を増やす．たんぱく質源は豚バラ肉やひき肉，青魚など脂質が多いものをなるべく多く選択する．揚げ物が苦手な方にはあじやなすなどを揚げ浸しにするとさっぱりして食べやすい．卵，乳製品（牛乳，チーズ，生クリーム）などを使った茶碗蒸し，おじや，ドリア，オムレツ，リゾット，クリームシチューなども効果的にエネルギーを確保できる．

B. 低栄養

1）疾患の特徴

低栄養とは栄養摂取や消化吸収障害，侵襲による異化亢進により**除脂肪体重**（LBM）や**体細胞成分**が減少し，機能障害や予後不良をもたらす状態である．たんぱく質とエネルギー不足により起こるマラスムス，たんぱく質が不足して生じるクワシオルコル，両者の中間型に分類されていたが，近年では徴候と病因に基づく分類へとシフトしてきている．体重減少，低体重，筋量低下は低栄養を示す重要な徴候であり，主な原因は急性疾患（重症感染症など），慢性疾患（がん悪液質や短腸症候群など），飢餓である．

2）栄養アセスメント

低栄養の評価は**栄養スクリーニング**と**栄養アセスメント**に大別される．栄養スクリーニングは全患者に実施し，手早く低栄養者やそのリスク者を抽出する方法を指す．malnutrition universal screening tool（MUST）やMini Nutritional Assessment–Short Form（MNA®-SF）（p.58 第4章図3参照）などのツールが使われている．栄養アセスメントは低栄養の原因や程度を含む詳細な評価であり，管理栄養士が実施すべきである．病歴，食事歴，身体計測（身長・体重・下腿周囲長など），身体所見などを総合的に評価する（p.56 第4章2 栄養アセスメント参照）．

包括的評価法としてはMini Nutritional Assessment（MNA®），subjective global assessment（SGA）（p.57 第4章図2）などがよく知られている．さらに，低栄養の原因（急性疾患，炎症を伴う慢性疾患，炎症を伴わない慢性疾患，飢餓）についても評価する．体重増減を認める場合，栄養以外の要因（脱水や溢水など）で変動していないか，浮腫，胸水や腹水，腋窩や口腔内の乾燥をもとに評価する．

3）栄養ケア

①栄養食事指導のポイント

低栄養を予防するためには低栄養リスク（MNA®-SF 8〜11点などにより判定）を認めた段階で原因を評価して，食事指導の必要性を検討する．低栄養の原因が急性疾患，炎症を伴わない慢性疾患（脳卒中による摂食嚥下障害など），飢餓の場合は，十分なエネルギー，たんぱく質とそのほかの栄養素を摂取することが目標となる．炎症を伴う慢性疾患（がん悪液質など）による低栄養の場合は，通常の栄養サポートのみでは栄養状態の改善が困難であることが多く，原疾患の治療とともに運動療法を行う．

②栄養療法のポイント

栄養状態改善のため，以下のエネルギーを必要栄養量に付加する．

付加エネルギー（kcal）＝〔目標体重（kg）－ 現体重（kg）〕× 7500（kcal）÷ 到達目標日数（日）

BMIが< 16 kg/m²，体重減少率が> 15 %/3〜6カ月のようなリフィーディング症候群高リスク患者の場合は，血中リン，カリウム，マグネシウム，ビタミンB_1濃度を評価しながら，初期は現体重当たり5〜10 kcalで栄養療法を開始し，1〜2週間かけて必要量に到達させる．がん悪液質については非小細胞肺がんなどにおいて治療薬（アナモレリン）が2021年に認可され，効果が期待されている．

③治療の到達点や目標

低栄養の徴候である体重や骨格筋量の改善を第一目標とし，それによる治療予後や機能予後の改善，QOLの向上を最終目標とする．体重減少を認める場合は通常時体重を目標とするか，日本人の食事摂取基準に沿って「目標とするBMI」を目標とし，必要栄養量の充足を中間目標とする．

④献立作成時に留意するポイント

　サルコペニア，フレイルに準じ，エネルギー，たんぱく質を中心に必要栄養量を充足できるように作成する．食事のみで十分に栄養量が確保できない場合は，栄養強化製品や栄養補助食品の使用を検討する．

C. 褥瘡

1）疾患の特徴

　褥瘡とは，一定の時間持続する外力によって骨と皮膚表層との間にある軟部組織の血流が低下または停止し，組織に不可逆性の阻血性障害が生じた状態を指す．不動状態で発生しやすく，臥位や座位で圧迫を受ける仙骨部，坐骨部，踵部，外踝部などが好発部位である．ADLの低下，**病的骨突出**，関節拘縮，低栄養，皮膚湿潤（多汗，尿失禁，便失禁），浮腫，スキン‐テア（皮膚裂傷）の保有や既往などがリスク要因となる[7]．

2）栄養アセスメント

　低栄養やそれに伴う病的骨突出は褥瘡のリスクであるため，低栄養に準じて栄養状態の評価を行う．褥瘡予防・治療ガイドラインにおいては血清アルブミン値（脱水や炎症が存在しない場合），体重減少率，食事摂取率（量），MNA®-SFとMNA®などが推奨されている[8]．褥瘡の評価にはDESIGN-R®が用いられる（表28）[9]．

3）栄養ケア
①栄養食事指導のポイント

　食事から必要十分なエネルギーやたんぱく質を確保できるよう努める．必要栄養量は基礎代謝量の1.5倍

表28　褥瘡評価ツールDESIGN-R®2020

評価項目	表記	採点
深さ（Depth）	d	0＝皮膚損傷・発赤なし 1＝持続する発赤 2＝真皮までの損傷
	D	3＝皮下組織までの損傷 4＝皮下組織を超える損傷 5＝関節腔，体腔に至る損傷 DTI＝深部損傷褥瘡疑い U＝壊死組織で覆われ深さの判定不能
滲出液（Exudate）	e	0＝なし　　　1＝少量　　　3＝中等量
	E	6＝多量
大きさ（Size） ※長径（cm）× 短径（cm）	s	0＝皮膚損傷なし　　3＝4未満　　6＝4以上16未満　　8＝16以上36未満 9＝36以上64未満　　12＝64以上100未満
	S	15＝100以上
炎症/感染 （Inflammation/infection）	i	0＝局所の炎症徴候なし 1＝局所の炎症徴候あり
	I	3C＝臨界的定着疑い 3＝局所の明らかな感染徴候あり 9＝全身的影響あり（発熱など）
肉芽組織（Granulation）	g	0＝創が治癒した場合，創の浅い場合，DTI疑いの場合 1＝良性肉芽が創面の90％以上 3＝良性肉芽が創面の50～＜90％
	G	4＝良性肉芽が創面の10～＜50％ 5＝良性肉芽が創面の＜10％ 6＝良性肉芽が全く形成されていない
壊死組織（Necrotic tissue）	n	0＝壊死組織なし
	N	3＝柔らかい壊死組織あり 6＝硬く厚い密着した壊死組織あり
ポケット（Pocket） ※ポケット全周の長径（cm）× 短径（cm） 　から潰瘍の大きさを差し引いたもの	p	0＝ポケットなし
	P	6＝4未満　　　9＝4以上16未満　　　12＝16以上36未満　　　24＝36以上

（「改定DESIGN-R®2020コンセンサス・ドキュメント」（日本褥瘡学会/編），照林社，2020[9]を参考に作成）

以上とし，たんぱく質は病態に応じて必要量を満たすようにする．亜鉛，ビタミンC，アルギニン，L-カルノシン，n-3系脂肪酸，コラーゲン加水分解物などを含む栄養補助食品も，疾患や摂取量などに応じて補給してもよい[8]．

②栄養療法のポイント

栄養食事指導と同じく十分なエネルギーとたんぱく質の補給を行う．低栄養を合併している場合には高エネルギー・たんぱく質を含む栄養補助食品の使用が推奨される[8]．摂食嚥下障害などにより経口摂取が困難である場合は，経管栄養法を実施する．経管栄養法も実施困難な場合は静脈栄養法を考慮してもよい[8]．

③治療の到達点や目標

低栄養を認める場合は体重，筋量などの徴候を指標として栄養状態の改善を目標とする．摂食嚥下機能や腸管機能に応じて食事，栄養補助食品，経管栄養法，静脈栄養法などを必要に応じて組み合わせる．

④献立作成時に留意するポイント

サルコペニア，フレイルや低栄養に準じ，必要エネルギー，たんぱく質の確保を行う．褥瘡治癒促進に役立つ亜鉛，アルギニンなどが含まれる栄養補助食品を付加することも考慮する．

Advanced　低栄養を「診断」するためのGLIM基準

成人における低栄養は，長らくマラスムス，クワシオルコルに分類されてきたが，これはもともと飢饉などに瀕した小児における分類であり，主に病院内で生じる成人低栄養に適応することが正しいのかについて議論が続いていた．そこで欧州，米国，アジア，南米の臨床栄養系学会により世界標準となる低栄養の診断基準作成が企図された．このグループ（Global Leadership Initiative on Malnutrition：GLIM）が2018年に発表した低栄養診断基準は通称GLIM基準とよばれ，臨床現場でも普及しつつある[10]．

GLIM基準は，栄養スクリーニングにより低栄養リスクがあると判定された患者に対し，表現型基準と病因基準の2つの基準に該当するかどうかを評価する（図B）．表現型基準は意図しない体重減少，低BMI，筋量減少の3要素，病因基準は食事摂取量低下または同化障害，疾患・炎症の2要素から構成されている．表現型基準，病因基準それぞれの要素のうち，それぞれ1つ以上該当した場合は低栄養と判断することができる．臨床現場ではすでに普及しつつあり，今後，低栄養を判断するためのゴールドスタンダードとなるかもしれない．

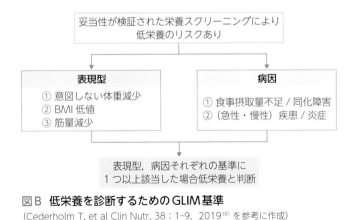

図B　低栄養を診断するためのGLIM基準
(Cederholm T, et al Clin Nutr, 38：1-9, 2019[10]) を参考に作成)

第5章 疾患別の栄養管理の栄養ケア

10 小児疾患

A. 乳幼児の下痢・嘔吐

1）疾患の特徴

乳幼児が，下痢や嘔吐を起こす原因となる疾患は多様である．下痢・嘔吐の疾患例としては，腸管内へ細菌やウイルスが感染することによって起こる急性胃腸炎などがある．また嘔吐の疾患例としては，数日間悪心と嘔吐を繰り返すアセトン血性嘔吐症などがある．

頻回の嘔吐や下痢は脱水を誘引し，重度において患児は生命の危機にさらされる．したがって，損失した水分を確保することが重要である．なお，脱水の重症度[※1]は医師により診断される．

2）栄養アセスメント

- 臨床診査：機嫌，皮膚の乾燥，下痢や嘔吐の有無，便性状，排便回数
- 臨床検査：TP，Alb，Hb，CRPなど
- 身体計測：身長，体重，体重減少率
- 食事摂取量調査：摂取栄養量

3）栄養ケア

①栄養食事指導のポイント

患児の重篤度に応じた補給法にて，水分と電解質を補給する．

②栄養療法のポイント（表29）

- 重度の場合には，経静脈輸液療法を行う．患児の意識や全身状態に，経口摂取可能な状態への改善がみられれば，経口補水療法[※2]に移行する．その後，状態を確認しながら，経口補水療法に加え食事療法をはじめる．
- 軽度および中程度の場合には，経口補水療法から始める．
- 脱水がない場合には，経口補水療法に加えて，食事療法を始める．

③治療の到達点や目標

水分の確保を最優先課題とする．最終的には，年齢に応じた食事により必要栄養量が摂取できる状態になることを目標とする．

④献立作成時に留意するポイント

経口補水療法では，経口補水液（ORS[※3]）を使用す

る（表30）．ORSの組成は，スポーツドリンクの組成とは異なる．そのため，脱水の補正にはORSを使用し，スポーツドリンクを安易に使用することは避ける．ちなみに，ORSの組成は電解質（Na，Cl，K），グルコースを含んでおり，浸透圧が体液（285 ± 5 mOsm/L）より低くなっている．したがって水分と電解質が体にすばやく吸収されることとなる．ORSの投与方法を表31に記載する．

食事療法は，乳児では母乳あるいは育児用ミルク（希釈不要）を与える．乳児以外には易消化食（おかゆややわらかく煮たうどん，脂質の少ない魚や肉，豆腐，卵など）を与える．回数は少量頻回とする．逆に避けるべきものとしては，脂質の多い食事，糖分が多い飲料，刺激の強い食品（わさび，とうがらしなど）などがある．

B. 小児肥満

1）疾患の特徴

肥満[※4]とは脂肪が体内に過剰に蓄積された状態をいう．小児肥満のほとんどは原発性肥満[※5]である．原因としては，過食と運動不足，肥満しやすい遺伝的要因が関与している．

2）栄養アセスメント

- 臨床検査：血糖値，血中脂質，尿酸値など
- 身体計測：身長，体重，腹囲，小児メタボリックシンドロームの有無，肥満度を確認する．肥満度は，算出式[※6]や肥満度判定曲線[※7]（図19A）により求める．あわせて，身長・体重成長曲線[※8]（図19B）を描き，肥満が発症した年齢，肥満の経緯を確認する．
- 食事摂取量調査：摂取栄養量
- その他：

[生活習慣] 睡眠時間の不足，朝食欠食，ゲーム時間，運動時間など，肥満を誘引する習慣の有無を確認．

[家族背景] 日常生活をともにしている家族が肥満か否か，肥満を悪化させる生活習慣・食生活を送っていないかを確認．

表29　脱水の程度に応じた補給法

脱水の程度			
重度	経静脈輸液療法　→	経口補水療法　→	経口補水療法＋食事療法
軽度・中等度		経口補水療法　→	経口補水療法＋食事療法
脱水なし			経口補水療法＋食事療法

表30　ORSの例

	Na (mmol/L)	Cl (mmol/L)	K (mmol/L)	グルコース (%)	浸透圧 (mOsm/L)	エネルギー (kcal/100 mL)
AAPガイドライン[*1]	40〜60	–	20	2.0〜2.5	–	–
WHOガイドライン[*1]	75	65	20	1.35	245	–
ソリタ-T配合顆粒2号[*2]	60	50	20	1.6	249	13
OS-1[*3]	50	50	20	1.8	260	10

AAP：American Academy of Pediatrics（米国小児科学会）
WHO：World Health Organization（世界保健機関）
[値は下記から引用]
＊1　「エビデンスに基づいた子どもの腹部救急診療ガイドライン2017」（日本小児救急医学会／監　日本小児救急医学会ガイドライン作成委員会／編），日本小児救急医学会事務局，2017[1]
＊2　ソリタ-T配合顆粒2号：「医療用医薬品の添付文書情報」（医薬品医療機器総合機構）[2]
＊3　「経口補水液 オーエスワン」（大塚製薬）[3]

市販のORSがない場合

「エビデンスに基づいた子どもの腹部救急診療ガイドライン2017」では，下記2点も記されている.

• ORSを自宅に常備していない場合：

ORSが手に入らない場合には「食卓塩3g，砂糖1gを水1Lに溶解したもので代用できる. この際，かんきつ系の果汁を少量加えると，味が調整されて飲みやすくなり，カリウムも補給できる. しかし，前述の手作りORSは濃度が必ずしも正確ではないため，十分な量の電解質補給ができない可能性がある. したがって，あくまでも市販のORSがすぐに手に入らない場合の緊急避難的措置として用いるべきである」としている[1].

• 患児がORSの塩味を嫌がり飲めない場合：

味を嫌がり飲めない場合，明らかな脱水症がなければスープなどでも代用できる. 例として，「おもゆを半分程度に希釈し，100mL当たり0.3〜0.4gの塩を加えたものや，みそ汁の上澄みを1/2〜1/3程度に希釈したもの，じゃがいも，たまねぎ，にんじんなどの野菜1kgを煮崩れしないように煮て1Lの野菜スープをつくり，このスープに塩を3〜4g加えたものなどは，理論的にはORSと近い組成になる」としている[1].

（「エビデンスに基づいた子どもの腹部救急診療ガイドライン2017」（日本小児救急医学会／監　日本小児救急医学会ガイドライン作成委員会／編），日本小児救急医学会事務局，2017[1] を参考に作成）

※1　**脱水の重症度**：脱水の重症度は，患児の体重の何％の水分が失われたかによって異なる. 損失量が体重の3％未満であれば軽度，3％以上9％以下であれば中等度，10％以上であれば重度の脱水とされる.
※2　**経口補水療法**：経口補水療法とは，急性胃腸炎などによる脱水を予防もしくは補正するために，経口補水液を用いて，水分と電解質を経口もしくは経鼻胃管により投与する治療法である. 経口補水療法には，次の2相が含まれる. ①補水相：下痢や嘔吐により水分が喪失するが，その不足した水分と電解質を補充する. ②維持相：下痢や嘔吐が持続することにより喪失していく水分と電解質を補充する.
※3　**ORS**：oral rehydration solution/oral rehydration salts
※4　**肥満**：肥満は肥満度が＋20％以上，かつ体脂肪率が有意に増加した状態と定義される. 肥満なのか肥満症なのかは，その診断項目が「小児肥満症診療ガイドライン2017」[1] に記載されている.
※5　**原発性肥満**：肥満の原因として明らかな基礎疾患が確認できないものを原発性肥満（単純性肥満），特定の疾患に由来するものを二次性肥満（症候性肥満）とよぶ. よび方については，「小児肥満症診療ガイドライン2017」[1] では，原発性肥満，二次性肥満とよぶことを推奨している.

※6　**肥満度算出式**：肥満度(%) ＝（実測体重 － 標準体重）/ 標準体重(kg) × 100
※7　**肥満度判定曲線**：身長・体重曲線，肥満曲線ともよばれる.
※8　**身長・体重成長曲線**：身長・体重成長曲線は，体重成長曲線と身長成長曲線が1つの図にあわせて記載されているため，身長・体重成長曲線とよばれている. 身長・体重成長曲線は，学校や一般社会ではパーセンタイル身長・体重成長曲線が使用されている. 医療現場では，極端な低身長などがあるため，SD（Zスコア・SDスコア）身長・体重成長曲線基準図が使用されている. ただし，パーセンタイル成長曲線とSD成長曲線とは本質的には同じものである. パーセンタイルとは，集団を100等分したとき何番目にあたるかを示すものであり，パーセンタイル成長曲線の身長・体重の基準線は，上から97，90，75，50，25，10，3パーセンタイル値を示す. なお，SD（Zスコア・SDスコア）身長・体重成長曲線も，上から，2.0SD，1.0SD，0SD，－1.0SD，－2.0SD，－2.5SD，－3.0SDを示し，これは，それぞれ97.72，84.13，50，15.87，2.28，0.62，0.13パーセンタイルに相当する.

表31 ORS投与方法

左側の注釈：

- ORSの投与量は，体重（kg）×75 mLもしくは年齢別の投与量（mL）を4時間かけて補正する
- 脱水補正：下痢や嘔吐により水分が喪失するが，その不足した水分と電解質を補充する
- ORS投与量は，吐物や便の重さを測定し，同量を投与するのが理想であるが，現実的には難しいため，排便のたびに年齢に応じた量を投与する
- 下痢や嘔吐が持続することにより喪失していく水分と電解質を補充する

		世界保健機関（WHO）					
初期補液		4時間で体重（kg）×75 mLもしくは以下のとおり					
	年齢	4カ月未満	4〜11カ月	12〜23カ月	2〜4歳	5〜14歳	15歳以上
	体重	5 kg未満	5〜7.9 kg	8〜10.9 kg	11〜15.9 kg	16〜29.9 kg	30 kg以上
	投与量（mL）	200〜400	400〜600	600〜800	800〜1200	1200〜2200	2200〜4000
	初期補液中に脱水が改善しなければ，必要に応じ，成人では750 mL/時，小児では20 mL/kg/時まで追加してよい						
維持療法もしくは脱水予防	排便のたびに，2歳未満：50〜100 mL，2〜10歳：100〜200 mL，年長児および成人：飲みたいだけ						
投与方法	乳児と幼少児はスプーンやコップで与える．哺乳瓶は使うべきではない．乳児では，スポイトや針なしの注射器は口の中に少量ずつを与えることができる．2歳以下の小児では，1〜2分ごとにティースプーンで与える．年長児ではコップから直接，頻回にすすってもよい．嘔吐をする児には，5〜10分待って，それから再度，経口補液を与えるが，もっとゆっくりと飲ませる（例：ティースプーンで2〜3分ごと）						

（「エビデンスに基づいた子どもの腹部救急診療ガイドライン2017」（日本小児救急医学会/監　日本小児救急医学会ガイドライン作成委員会/編），日本小児救急医学会事務局，2017[1]）を参考に作成）

3）栄養ケア

①栄養食事指導のポイント

食事については，量の制限より食事内容の変更による改善をめざす．

食材では，野菜類，魚介類，大豆・大豆製品をおいしく摂取できる献立の工夫をする．

食べ方においては，早食いを防止し咀嚼回数を増やすために，丼物やカレーライスなど1品メニューを避けることや，食材の切り方，加熱時間などに工夫を加える．

また，食習慣として，朝食をきちんととる，おやつのだらだら食いをしない，お菓子の買い置きをしないなど，肥満を回避するための習慣に改める．

②栄養療法のポイント

発育，発達過程であることを考慮し，過度のエネルギー制限は行わない．

栄養食事指導の成果を評価するために，肥満度判定曲線や身長・体重成長曲線を継続的に描き，身体発育のモニタリングを行う．体重が上昇した場合には，本人および家族に対し，実現可能かつ継続可能な栄養食事指導を面談にて行う．

③治療の到達点や目標

食材，食べ方，食習慣の改善を行うことで，体重の成長曲線が徐々にチャンネル[※9]に沿うように支援し，最終的に適正体重となることを目標とする．

④献立作成時に留意するポイント

必要エネルギー量は，「日本人の食事摂取基準」の値から肥満度に応じて算出する．

肥満度により摂取エネルギー量は減じるが，栄養バランスを整え，患児が制限されたなかでも食事を楽しめるような献立を作成することに留意する．なお，おやつは禁止せず，一日の量を守ることを指導する．

表32にエネルギー量別の食品構成を示す．

C. 食物アレルギー

1）疾患の特徴

食物アレルギーは，アレルゲンとなる食物を摂取することによって起きる疾患である．アレルギー症状は，蕁麻疹，喉の締め付け，アナフィラキシーショックなど多様である．症状を起こさせないためには，アレルゲンを食生活から除去する必要がある．授乳期から幼児期にかけてミルクから離乳食，さらには幼児食へとめまぐるしく食形態が変化するなかで，食物アレルギーの対策をすることは，患者やその家族にとってかなりの困難を伴う．食物アレルギーの原因食物は医師によって同定されるので，管理栄養士は患者の食生活のQOLを維持することに力を注ぐ．

※9　**チャンネル**：チャンネルとは，身長・体重成長曲線の基準線と基準線の間のことを示す．

A 肥満度判定曲線の例

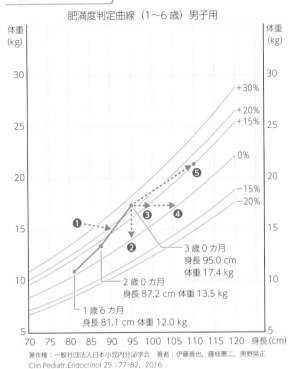

肥満度判定曲線（1～6歳）男子用

著作権：一般社団法人日本小児内分泌学会　著者：伊藤善也，藤枝憲二，奥野晃正
Clin Pediatr Endocrinol 25：77-82，2016

1歳6カ月	身長81.1 cm，体重12.0 kg
2歳0カ月	身長87.2 cm，体重13.5 kg
3歳0カ月	身長95.0 cm，体重17.4 kg

❶身長90 cmのときに肥満度が15％を超えた
❷身長95 cmのときの標準体重は14.0 kgである
❸体重が増えないままで身長100 cmになれば"ふつう"に入る
❹現在の体重17.4 kgは身長106 cmの標準体重である
❺身長110 cmのときに体重が21.5 kgを目標とする

肥満度判定　幼児

−15％以上＋15％未満	正常
＋20％以上＋30％未満	やや太りすぎ
＋15％以上＋20％未満	太りぎみ
＋30％以上	ふとりすぎ

B 身長・体重成長曲線の例（6年間にわたる推移）

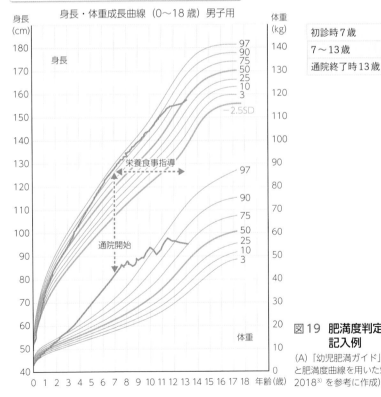

身長・体重成長曲線（0～18歳）男子用

初診時7歳	肥満度58.8％（高度肥満）
7～13歳	栄養食事指導
通院終了時13歳	肥満度16.6％

図19　肥満度判定曲線および身長・体重成長曲線の記入例

（A）「幼児肥満ガイド」[2] を参考に作成．B）「基礎から学ぶ成長曲線と肥満度曲線を用いた栄養食事指導」（村田光範／編著），第一出版，2018[3] を参考に作成）

表32 食品構成表：目標エネルギー量（kcal）と食品重量（上段：重量，下段：点数）

エネルギー	食品群	I群						II群				III群							合計	総エネルギー	目標エネルギー
		卵類	乳類	肉類	魚類	豆類	小計	緑黄	他野	果物	小計	飯類	芋類	砂糖	菓子	飲料	油脂	小計			
960	重量	25	300	40	30	40	435	60	120	60	240	220	30	6	30	80	7	373	1,048	962	960
	単位	0.5	2.0	0.8	0.5	0.5	4.3	0.2	0.4	0.3	0.9	4.0	0.3	0.3	1.0	0.5	0.7	6.8	12.0		
1,040	重量	50	300	40	30	40	460	60	120	100	280	220	30	6	30	80	10	376	1,116	1,042	1,040
	単位	1.0	2.0	0.8	0.5	0.5	4.8	0.2	0.4	0.5	1.1	4.0	0.3	0.3	1.0	0.5	1.0	7.1	13.0		
1,120	重量	50	300	40	30	40	460	60	120	100	280	280	30	6	30	80	10	436	1,176	1,122	1,120
	単位	1.0	2.0	0.8	0.5	0.5	4.8	0.2	0.4	0.5	1.1	5.0	0.3	0.3	1.0	0.5	1.0	8.1	14.0		
1,200	重量	50	350	50	30	40	520	60	150	100	310	280	50	10	30	80	10	460	1,290	1,202	1,200
	単位	1.0	2.3	1.0	0.5	0.5	5.3	0.2	0.5	0.5	1.2	5.0	0.5	0.5	1.0	0.5	1.0	8.5	15.0		
1,280	重量	50	350	50	60	40	550	60	150	100	310	300	50	10	30	80	10	480	1,340	1,282	1,280
	単位	1.0	2.3	1.0	1.0	0.5	5.8	0.2	0.5	0.5	1.2	5.5	0.5	0.5	1.0	0.5	1.0	9.0	16.0		
1,360	重量	50	350	50	60	80	590	60	150	100	310	330	50	10	30	80	10	510	1,410	1,362	1,360
	単位	1.0	2.3	1.0	1.0	1.0	6.3	0.2	0.5	0.5	1.2	6.0	0.5	0.5	1.0	0.5	1.0	9.5	17.0		
1,440	重量	50	390	65	60	80	645	60	150	100	310	360	50	10	30	80	10	540	1,495	1,443	1,440
	単位	1.0	2.5	1.3	1.0	1.0	6.8	0.2	0.5	0.5	1.2	6.5	0.5	0.5	1.0	0.5	1.0	10.0	18.0		
1,520	重量	50	390	65	90	80	675	60	150	140	380	360	50	14	30	80	10	544	1,599	1,523	1,520
	単位	1.0	2.5	1.3	1.5	1.0	7.3	0.3	0.5	0.7	1.5	6.5	0.5	0.7	1.0	0.5	1.0	10.2	19.0		
1,600	重量	50	390	65	90	80	675	60	150	140	380	390	50	14	30	160	10	654	1,709	1,603	1,600
	単位	1.0	2.5	1.3	1.5	1.0	7.3	0.3	0.5	0.7	1.5	7.0	0.5	0.7	1.0	1.0	1.0	11.2	20.0		
2,480	重量	75	390	125	150	160	900	120	240	260	620	580	100	20	45	240	20	1,005	2,525	2,483	2,480
	単位	1.5	2.5	2.5	2.5	2.0	11.0	0.4	0.8	1.3	2.5	10.5	1.0	1.0	1.5	1.5	2.0	17.5	31.0		
2,560	重量	100	390	125	150	160	925	120	240	260	620	610	100	20	45	240	20	1,035	2,580	2,563	2,560
	単位	2.0	2.5	2.5	2.5	2.0	11.5	0.4	0.8	1.3	2.5	11.0	1.0	1.0	1.5	1.5	2.0	18.0	32.0		

財団法人児童育成協会こどもの城小児保健部編. 新・健康の手帳―こどもの肥満. 財団法人予防医学事業中央会. 2003. 708-11

乳類2.5点（390g）の内訳
　普通乳＋乳製品　　　　210g
　ローファット（低脂肪）180g
（「小児肥満症診療ガイドライン2017」（日本肥満学会／編），ライフサイエンス出版，2017[1]）より一部抜粋して引用）

上段が食品重量，下段が「糖尿病食事療法のための食品交換表」をもとに80kcalを1点とした点数を示す.
たんぱく質は減らさずに糖質の多いごはん類，いも類，菓子類などから減らす方法をとるが，極端な糖質制限はしない.
食品重量と単位の見方は，例えば1点の肉類は，重量にすると50gを目安とする. しかし，1点（80kcal）は，ささ身75g，鶏もも40g
というように部位によりエネルギーには違いがある.

2）栄養アセスメント

● **身体計測**：身長・体重成長曲線を描く. 身長，体重を継続的に測定する. 食物除去による成長への影響を確認する.

● **食事摂取量調査**：食事調査を実施する. 具体的には，栄養摂取量の過不足，食事内容や回数が年齢どおりであるのかをまず確認するが，授乳期では，保護者が発症を恐れてアレルギー用ミルクを与え続け，離乳食が進んでいない恐れがある. 離乳期や幼児期では，必要な食物まで除去している恐れがある. 改善の必要があれば，適宜指導する. これに加え，次の点について注意する必要がある.

3）栄養ケア

①栄養食事指導のポイント[※10]

アレルゲンを除去しながらも楽しい食生活を送れるような情報提供を心がける.

● **食材について**：アレルゲンを除去した場合，除去した食物の主な栄養素を代替食品で補う必要がある. 図20に示すように，具体的な代替食品名とその量を提示する.

また，食物経口負荷試験より症状が誘発されない量が確認できている場合には，摂取することができる

※10　**栄養食事指導のポイント**：「食物アレルギー診療ガイドライン2021」に栄養食事指導の詳細が掲載されているため，栄養指導の際には参照するとよい.

例 牛乳がアレルゲンである場合の代替食品

カルシウム 100 mg の目安

普通牛乳	コップ 1/2 杯	90 mL
アレルギー用ミルク	コップ 1 杯	180 mL
調製豆乳	コップ 2 杯弱	320 mL
豆腐（木綿）	1/3 丁	110 g
しらす干し（微乾燥品）	2/3 カップ	40 g
さくらえび（素干し）	大さじ 1〜2 杯	5 g
干しひじき	大さじ 3 杯強	10 g
切干大根（乾）	1 カップ	20 g
まいわし（丸干し）	1/4 尾	23 g
ごま	大さじ 1 杯	9 g
小松菜（ゆで）	2 株	70 g

① 牛乳を除去する
普通牛乳コップ 1 杯（90 mL）当たりカルシウム 100 mg であるため，このカルシウム 100 mg を代替食品から摂取する

② 代替食品の選択
乳児では，アレルギー対応ミルクコップ 1 杯（180 mL）を使用する．
離乳期以降では，アレルギー対応ミルクも併用しながら食品を使用する．例えば，カルシウム 100 mg に相当するものとして，豆乳ならコップ 2 杯弱（320 mL），木綿豆腐なら 1/3 丁（110 g）などである

牛乳以外の食材については，「食物アレルギー診療ガイドライン 2021」[1] 参照のこと

図 20 「代替食品」について
（「食物アレルギー診療ガイドライン 2021」（海老澤元宏，他／監　日本小児アレルギー学会食物アレルギー委員会／作），協和企画，2021[1] より表を引用；カルシウム約 100 mg に相当する食品重量のみ著者記載）

食品名とその量を説明する．例えば牛乳アレルギーと診断された患者でも，普通牛乳を 50 g までは症状が出ずに摂取することができる場合には，牛乳 50 g 以外にも，有塩バターであれば 275 g 以下まで，プロセスチーズであれば 7 g までは摂取が可能であるなどの説明である．各食品の重量は，普通牛乳のたんぱく質割合 3.3 ％に対して，有塩バター 0.6 ％，プロセスチーズ 22.7 ％であることより算出している．

● **調理について**：患児の家庭で出されるメニューをいくつか提供してもらい，そのメニューに含まれるアレルゲンをどのような代替食品に置き換えることができるかについて指導を行う．また，アレルギーに対応したレシピの提供を行う．
さらに，調理従事者が抱える精神的負担を軽減するため，入手しやすいアレルギー対応食品の紹介やその使用方法やレシピを紹介する．

● **外食や市販品購入について**：外食や市販食品に含まれるアレルゲンによる発症を防ぐため，表示義務対象となる「特定原材料」7 品目と，それに準じた表示が推奨される 21 品目について説明し，注意喚起する．また誤認しやすい食品添加物（例えば鶏卵アレルギーなら卵殻カルシウム，牛乳アレルギーなら乳糖など）もあわせて説明する．

② 栄養療法のポイント
アレルゲンの摂取を回避することが最優先ではある

が，そのことによって，食事の満足度と栄養素が損なわれないように配慮することが大切である．

③ 治療の到達点や目標
保護者および患児が抱える食生活に関する悩みは，いつまでこの食物除去をしなければならないのか，さらには利用できる食品の選択肢の少なさ，先が見えない不安，外食が自由にできないといった不便さなどと多岐にわたる．よって，悩みを解消することに主眼をおいて情報提供や支援を行う．

④ 献立作成時に留意するポイント
病院内であれば常食から，家庭であれば家族の食事からアレルゲンを除去し，代替食品で必要な栄養を補うことができるよう献立を展開させていく．その際，栄養素の補充はもちろんのことであるが，さらに，除去した食品と代替食品の色合いも似せるなどの精神面での満足にも配慮した工夫があるとよい．

11 妊産婦

A. 妊娠中・後

1）疾患の特徴
妊娠中の栄養状態は妊娠前の食生活の影響を受ける．令和元（2019）年国民健康・栄養調査[1] の報告による

と，BMI 18.5以下のやせは20歳代女性で20.7 %，30歳代女性では16.4 %を占め，BMI 25以上の肥満は30歳代以上の女性で15 %を超える．また，朝食欠食率も高く，妊娠可能年齢女性の栄養摂取に問題があることがうかがえる．摂取量においても，エネルギー，ビタミン，ミネラルとも「日本人の食事摂取基準」[2]を満たしていない．妊娠すると栄養素の必要量は増えるため，さらに栄養不足が進むことが懸念される．

やせ型妊婦や妊娠期に体重増加が少なすぎると，**切迫早産，早産**[※1]，**胎児発育不全，低出生体重児**[※2]などのリスクが高くなる．さらに低出生体重児は将来，肥満や糖尿病，高血圧などの**生活習慣病**を発症しやすいことが**DoHad説**[※3]で広く認識されている．一方，肥満妊婦や妊娠期に体重増加が多すぎると**妊娠糖尿病，妊娠高血圧症**を発症するリスクとなり，**巨大児**[※4]や**胎児先天異常，新生児仮死**などが発生する危険因子となる．

妊娠期において注意する栄養素などを表33に示す．表に記述されている以外にも必要な栄養素は多くあり，胎児にしっかりと栄養を届けるためも母体の栄養管理はたいへん重要である．

妊娠期は妊娠初期（〜13週6日），妊娠中期（14週0日〜27週6日），妊娠後期（28週0日〜）と区分される．

妊娠中期頃になると，個人差はあるが悪阻（おそ）が収まり食欲が出てくる．悪阻により不足した栄養を補うことが大切であるが，エネルギー過剰摂取による急な体重増加は妊娠糖尿病や妊娠高血圧症のリスクになるので注意する．

妊娠後期は，胎児が成長し大きくなった子宮が胃や腸を圧迫する．胃の圧迫が原因で食事量が減り，腸では動きが鈍くなり**便秘**になりやすい．出産間近になると子宮底が下がってくるので胃の圧迫が軽減され食欲が増す場合があるが，体重を管理し食べすぎないようにする．

2）栄養アセスメント

①体重評価

身長，妊娠前体重からBMIを計算し体格を評価する．そして，表34の妊娠中の体重増加指導の目安をもとに体重の推移を確認する．

②尿検査

尿中ケトン体が陽性の場合は，極端な摂取量不足や糖質不足を起こしている可能性があるため，食事内容を調査する．悪阻で食べられない場合やダイエットの

表33　妊娠期において注意する栄養素など

たんぱく質	胎児の体の形成に必要．不足すると低出生体重児のリスクとなる
脂質	アラキドン酸，DHAは胎児の神経組織の重要な構成成分である
糖質	胎児の発育にグルコースが必要
ビタミンA（レチノール）	胎児の皮膚や粘膜の形成に必要．過剰摂取で胎児の催奇形の報告がある
カルシウム・ビタミンD	骨や歯の形成に必要．ビタミンDはカルシウムの吸収を促進する．ビタミンD不足は**くる病**[※5]のリスクとなる
葉酸	DNA合成に必要．妊娠初期の不足は胎児の神経管閉鎖障害のリスクとなる．葉酸とビタミンB_{12}の不足で葉酸欠乏性貧血もみられる
鉄	不足は鉄欠乏性貧血のリスクとなる

- 水銀摂取：水銀を含む魚は厚生労働省より適量が示されている（キンメダイ，クロマグロ，メバチマグロは1週間に80 g程度など）．
- リステリアによる食中毒：妊婦は感染しやすく重症化しやすいので，原因食品（ナチュラルチーズ，肉や魚のパテ，生ハム，スモークサーモン）は控える．

（「病気がみえる vol.10 産科 第4版」（医療情報科学研究所/編），メディックメディア，2018[4]，「妊婦への魚介類の摂食と水銀に関する注意事項（平成22年6月1日改訂）」（厚生労働省）[5]，「リステリアによる食中毒」（厚生労働省）[6]を参考に作成）

※1　**早産**：妊娠22週〜37週未満の分娩をいう．
※2　**低出生体重児**：出生体重が2500 g未満をいう．そのなかでも1500 g未満は極低出生体重児，1000 g以下は超低出生体重児という．
※3　**DoHad説**：developmental origins of health and diseaseの略．受精時，胎芽期，胎児期，乳幼児期に低栄養の環境に曝露されると，遺伝子と望ましくない環境との相互作用により，その後の疾病を発症する[3]．
※4　**巨大児**：出生体重4000 g以上の児．
※5　**くる病**：骨がやわらかく，O脚など骨の変形が起こる．

表34　妊娠中の体重増加指導の目安[*1]

妊娠前の体格[*2]		体重増加量指導の目安
低体重（やせ）	18.5未満	12〜15 kg
普通体重	18.5以上25.0未満	10〜13 kg
肥満（1度）	25.0以上30.0未満	7〜10 kg
肥満（2度以上）	30.0以上	個別対応（上限5 kgまでが目安）

*1　「増加量を厳格に指導する根拠は必ずしも十分ではないと認識し，個人差を考慮したゆるやかな指導を心がける．」産婦人科診療ガイドライン産科編 2020 CQ 010より
*2　日本肥満学会の肥満度分類に準じた．
（妊娠前からはじめる妊産婦のための食生活指針〜妊娠前から，健康なからだづくりを〜 解説要領」（厚生労働省）2021[7]より引用）

ための糖質制限を行っている場合に陽性を認めることがある.

③食生活調査

妊娠するとエネルギー，たんぱく質およびビタミン，ミネラルの必要量は増える．それを考慮しながら食事内容を調査し栄養の過不足を評価する．そして，欠食がなく規則正しい時間に適正量の食事が摂取できることを目標とし，問題点があれば抽出する.

④エネルギー量

「日本人の食事摂取基準」の妊婦の食事摂取基準を参考に，年齢と身体活動レベルに応じた必要エネルギーを算出する．しかし，食事摂取基準は平均的な身長と体重を参照して策定されたものであるため，体格に差が生じる場合は，それを考慮したエネルギー量の設定が必要である．また，妊娠期によっても必要量は変化するため，実際の摂取量，体重を確認しながら評価する.

3）栄養ケア
①栄養食事指導のポイント

一人ひとりのライフスタイルにあわせた指導が必要である．有職者や子育て中の妊婦は時間にゆとりのないことも多いが，欠食や不規則な食生活を見直す必要があり，3食バランス良く，妊娠期に応じた必要量が十分に摂取できることが重要である．また，食の知識や調理技術などが不足していることもあり，個人にあわせたわかりやすく丁寧な指導で実践につなげていく.

②栄養療法のポイント

菓子類やレトルト食品，インスタント食品の過剰摂取は必要な栄養素が不足しやすい．また，コンビニ食や外食の利用が多い場合は，適切な選び方をしないと栄養素の偏りや不足が生じる．そこで，「妊娠前からはじめる妊産婦のための食生活指針」の「バランスのよい食事」[7] を参考に，主食，主菜，副菜，乳製品などをそろえた食事が実践できるとよい（表35）.

③治療の到達点や目標

栄養バランスの良い食習慣を身につける．そして，母体，胎児ともに適当な体重増加がみられ，健康的に妊娠期を過ごせることが目標となる.

④献立作成時に留意するポイント

栄養バランスが良く，生活スタイルや調理技術を考慮した内容であること．ビタミンやミネラル類の必要量が増えるためそれらを強化した加工食品をいくつか知っておくとよい.

B. 妊娠糖尿病

1）疾患の特徴

妊娠糖尿病（gestational diabetes mellitus：GDM）とは，妊娠中にはじめて発見または発症した，糖尿病

表35　バランスのよい食事とは

1食分のバランスの良い食事の目安として，主食，主菜，副菜の揃った食事があります．一日に主食，主菜，副菜の揃った食事が2食以上の場合それ未満と比べて，栄養素摂取量が適正となることが報告されています
「主食」を中心に，エネルギーをしっかりと
炭水化物の供給源であるごはんやパン，めん類などを主材料とする料理を主食といいます．妊娠中，授乳中には必要なエネルギーも増加するため，炭水化物の豊富な主食をしっかりとりましょう
不足しがちなビタミン・ミネラルを，「副菜」でたっぷりと
各種ビタミン，ミネラルおよび食物繊維の供給源となる野菜，いも，豆類（大豆を除く），きのこ，海藻などを主材料とする料理を副菜といいます．妊娠前から，野菜をたっぷり使った副菜でビタミン・ミネラルをとる習慣を身につけましょう
「主菜」を組み合わせてたんぱく質を十分に
たんぱく質は，からだの構成に必要な栄養素です．主要なたんぱく質の供給源の肉，魚，卵，大豆および大豆製品などを主材料とする料理を主菜といいます．多様な主菜を組み合わせて，たんぱく質を十分に摂取するようにしましょう
乳製品，緑黄色野菜，豆類，小魚などでカルシウムを十分に
日本人女性のカルシウム摂取量は不足しがちであるため，妊娠前から乳製品，緑黄色野菜，豆類，小魚などでカルシウムをとるよう心がけましょう

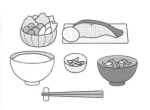

（妊娠前からはじめる妊産婦のための食生活指針～妊娠前から，健康なからだづくりを～ 解説要領」（厚生労働省）2021[7] より引用）

表36　妊娠糖尿病の診断基準

妊娠糖尿病 (gestational diabetes mellitus) 診断基準	75g OGTTにおいて次の基準の1点以上を満たした場合に診断する. ① 空腹時血糖値　≧　92 mg/dL（5.1 mmol/L） ② 1時間値　　　≧180 mg/dL（10.0 mmol/L） ③ 2時間値　　　≧153 mg/dL（8.5 mmol/L）
妊娠中の明らかな糖尿病 (overt diabetes in pregnancy)[*1] 診断基準	以下のいずれかを満たした場合に診断する. ① 空腹時血糖値　≧126 mg/dL ② HbA1c　　　≧6.5％ ＊随時血糖値≧200 mg/dLあるいは75g OGTT≧200 mg/dLの場合は，妊娠中の明らかな 　糖尿病の存在を念頭に置き，①または②の基準を満たすかどうか確認する[*2]
糖尿病合併妊娠 (pregestational diabetes mellitus)	① 妊娠前にすでに診断されている糖尿病 ② 確実な糖尿病網膜症があるもの

[*1]　妊娠中の明らかな糖尿病には，妊娠前に見逃されていた糖尿病と，妊娠中の糖代謝の変化の影響を受けた糖代謝異常，および妊娠中に発症した1型糖尿病が含まれる．いずれも分娩後は診断の再確認が必要である.
[*2]　妊娠中，特に妊娠後期は妊娠による生理的なインスリン抵抗性の増大を反映して糖負荷後血糖値は非妊時よりも高値を示す．そのため，随時血糖値や75g OGTT負荷後血糖値は非妊時の糖尿病診断基準をそのままあてはめることはできない.
これらは妊娠中の基準であり，出産後は改めて非妊娠時の「糖尿病の診断基準」に基づき再評価することが必要である.
（平松祐司ほか：糖尿病 58：801-803，2015より引用）
（「糖尿病診療ガイドライン2019」（日本糖尿病学会/編・著），pp283-304，南江堂，2019[8]）より引用）

に至っていない糖代謝異常である.

表36にGDMの診断基準を示す．GDMより血糖上昇が大きく，妊娠中にはじめて糖尿病と診断される「**妊娠中の明らかな糖尿病**」と，妊娠前から糖尿病の診断を受けていた「**糖尿病合併妊娠**」とは区別されている.

スクリーニングは，妊娠初期に随時血糖値，空腹時血糖値，HbA1cのいずれかを測定し，妊娠中期には**75g OGTT**[※6]を施行することが奨励されている[9].

妊娠初期の血糖コントロール不良は先天異常や流産などのリスクが上昇することが示されている．妊娠中期には胎盤から分泌されるホルモンの影響でインスリン抵抗性が強くなり，血糖値が上昇しやすく，血糖コントロール不良は**胎児死亡，巨大児，肩甲難産，新生児低血糖**[※7]などのリスクとなる．食事療法と運動療法を勧め，適正な血糖値の維持に努める．それでも目標血糖値が達成できない場合は**インスリン療法**となる．血糖コントロールは，低血糖を避けつつ可能なかぎり健常妊婦の血糖日内変動に近づけることを目標とする．空腹時血糖値と食後1時間，2時間の目標血糖値が定められている（表37）．血糖測定は家庭でもできる**自己血糖測定（SMBG）**が勧められる.

産後は早期より耐糖能異常を発症することがあるため，出産後6～12週間後に再び75g OGTTを行い，耐

表37　母体血糖管理目標

	日本糖尿病学会
空腹時血糖値	95 mg/dL未満[*1]
食後血糖値	食後1時間値140 mg/dL未満 または 食後2時間値120 mg/dL未満
HbA1c	6.0～6.5％未満[*2]

[*1]　無自覚低血糖例など重症低血糖のリスクが高い症例では，さまざまな時間帯で血糖測定を行うことや，目標血糖値を緩めることも考慮する.
[*2]　母体の鉄代謝の影響を受ける点に留意する．そのため，血糖自己測定による血糖管理目標を優先する．HbA1cの管理目標値は妊娠週数や低血糖のリスクなどを考慮し，個別に設定する.
（「糖尿病診療ガイドライン2019」（日本糖尿病学会/編・著），pp283-304，南江堂，2019[8]）より引用）

糖能の再評価を行うことが推奨されている．産後，正常であってもその後の定期的な受診が望まれる.

2）栄養アセスメント
①体重評価

肥満や過度な体重増加は高血糖となりやすく，巨大児のリスクとなるため，順調な体重増加であるか評価する（目標体重はp.124 表34を参照）．また，胎児の推定体重が妊娠週数の平均であるか確認する.

②尿検査

尿中ケトン体を確認する．GDMの診断を受けると

[※6]　**75g OGTT**：75 g経口ブドウ糖負荷試験
[※7]　**新生児低血糖**：母体の高血糖により胎児のインスリン分泌が多く，

出生後，グルコースの供給が途切れるため一時的に低血糖に陥る.

自ら極端で不適切な食事制限を行い，エネルギーや炭水化物の不足から尿中ケトン体が陽性になることがある．

③食生活調査

厳格な血糖コントロールと適当な体重増加と栄養バランスの調整のために，食事と生活状況の聞き取りを行う．食事内容のほか，活動量や活動時間，食事時間，勤務時間，起床時間，就寝時間などの一日のタイムスケジュールを把握し，血糖コントロール不良をきたすような問題点を抽出する．

④エネルギー量

非肥満妊婦は標準体重×30 kcal＋妊娠期に応じた付加量，肥満妊婦は標準体重×30 kcalを基本とし，エネルギー付加は行わないことを基本としているが，母体の体重や胎児の成長を確認しながら必要エネルギー量と摂取量を比較し，再評価することが大切である．

⑤自己血糖測定（SMBG）

血糖記録ノートを確認し，食事内容，食事時間，活動量などを振り返りながら血糖値と照らしあわせて評価する．インスリン治療の場合は低血糖の有無も確認する．

3）栄養ケア

①栄養食事指導のポイント

必要な栄養が満たされたバランスの良い食事内容となるように指導し，食事療法で良好な血糖コントロールをめざす．

一日3食では血糖値が目標値を超えてしまう場合は，一日の食事量を5〜6回に分けて摂取する「分割食」を勧める．3食と分割食が適量にタイミングよく摂取できるようになると，血糖値が安定することは多い．炭水化物摂取量が血糖値の変動に大きく影響を与えるが，たんぱく質や脂質摂取量にも左右されるため極端な過不足は避けるように指導する．

②栄養療法のポイント：分割食

糖尿病の食事療法（p.75 表2）に準じ，炭水化物のエネルギー比率は40〜60％であるが，これを3食で摂取するよりも5〜6回食に分けて摂取すれば，1食の炭水化物（糖質）摂取量が減り血糖値が安定しやすくなる．例えば，1食の主食量を1/3〜1/2減らし，減らしたぶんは分割食で摂取するという方法である．分割食では，主食となるパンやおにぎりのほかに，果物，

牛乳，ヨーグルトなども利用するとよい．仕事中や外出時にはクラッカー，ビスケット，シリアルバーなどの個包装で食べやすいものを提案することもある．エネルギー量や糖質量を確認しながら食品を選択し，分割食と食事の間隔は2〜3時間空けるように勧める．

③治療の到達点や目標

栄養食事指導は，食事バランスが整い血糖コントロールが安定するまで繰り返し実施する．そして出産後においても，母体の糖尿病発症予防のため規則正しい食習慣が身につけられるようにする．

④献立作成時に留意するポイント

献立作成は，「糖尿病食事療法のための食品交換表」[10]を参考にしながら食材を選び，料理に展開する．最近では低糖質の食品も豊富にあるので，嗜好にあわせて活用するとよい．個人の生活状況や嗜好に応じた実践しやすい内容となるように工夫する．

C. 貧血

1）疾患の特徴

妊娠中は胎児・胎盤への鉄貯蔵，循環血液量の増加により多くの鉄分を必要とする．多くは無症状だが重篤な貧血では**早産や胎児発育不全**のリスクとなる．妊婦の食事摂取基準で推奨されている鉄の付加量は，妊娠初期で＋2.5 mg/日，中・後期で＋9.5 mg/日[2]であるが，もともと妊娠前より鉄の摂取量は不足傾向のことが多く，潜在的な鉄不足も影響していると考えられる．

妊娠中の貧血の定義は，ヘモグロビン値11.0 g/dL未満，またはヘマトクリット値33％未満である．妊娠中の定期的な血液検査により確認され，貧血は特に鉄需要の増える中期以降で起こりやすい．

貧血のほとんどは鉄欠乏性貧血にあたる**小球性貧血**であるが，葉酸やビタミンB_{12}の欠乏が関与する**大球性貧血**もみられることがある．不足する栄養素を補充することが主な治療となる．

2）栄養アセスメント

①体重評価

妊娠期に応じた体重増加が得られているか評価する．やせや妊娠中の体重増加が少ない場合は，必要エネルギー量の不足だけでなく，たんぱく質やビタミン，ミネラルなど貧血に関与する栄養素も十分摂取できてい

ないことを予測する.

②食生活調査

日頃食べている内容を調査し,必要な栄養素が充足できているかを評価する.偏食がある場合は種々の栄養素は不足しやすくなるため,貧血のリスクとなる.

③エネルギー量

妊娠期に沿ったエネルギーが確保できるとよい.

3) 栄養ケア

①栄養食事指導のポイント

エネルギーとたんぱく質量を充足させたうえで,貧血にかかわる栄養素の積極的な摂取を勧める(表38).

鉄は,主に動物性たんぱく質に含まれる**ヘム鉄**と植物性食品に含まれる**非ヘム鉄**とがあり,吸収率はヘム鉄10〜30%に対し非ヘム鉄は1〜5%程度である.非ヘム鉄はたんぱく質やビタミンCと一緒に摂取すると吸収率が高まることが知られている.

鉄の吸収を阻害するタンニン酸を含む飲み物は多飲を避け,食事と時間をずらして摂取する.食事中は水,タンニンの少ない麦茶やほうじ茶を勧める.また,ほうれんそうはあくを抜くことでシュウ酸を減らす.

そのほか,造血作用のある葉酸,ビタミンB_{12},銅,およびたんぱく質の再合成に必要なビタミンB_6の摂取も欠かさないようにする.

②栄養療法のポイント

主食,主菜,副菜をバランス良くそろえても,鉄摂取の推奨量は多いため毎日充足させることは難しく,鉄を強化した加工食品を利用するのもよい.鉄とビタミン類などをあわせて強化した加工食品もあるので,必要に応じて使い分ける.

鉄剤の内服により食欲不振,下痢,便秘などの消化器症状が表れることがあるため,食事摂取量に影響していないか確認する.

③治療の到達点や目標

食事内容の改善により必要な栄養素が満たされ,それによって貧血の症状が改善されるとよい.

④献立作成時に留意するポイント

貧血の予防・改善を考慮した調理方法や食品の選択を行い,栄養バランスがとれた実践しやすい内容となるように留意する.

12 神経系・精神疾患

A. 摂食障害(神経性やせ症,神経性大食症)

1) 疾患の特徴

摂食障害は精神疾患の一つであり,患者の体重にかかわらず高い死亡率をもつ疾患である.摂食障害は,①神経性やせ症(神経性食欲不振症),②神経性大食症(神経性過食症),③過食性障害,④ほかの特定される食行動障害または摂食障害,⑤特定不能の食行動障害または摂食障害,⑥回避・制限性食物摂食障害の6種類に分類される[1].これらの分類の特徴を理解し,各分類に適した栄養学的なアプローチが必要である.

神経性やせ症(anorexia nervosa:AN)は女性に多く発症することが知られている.神経性やせ症の多くの患者は,必要なエネルギーの摂取を制限することで,極度の低栄養状態を認めている可能性が高い.

一方,**神経性大食症**(bulimia nervosa:BN)は短時間に大量の食物を摂取し,摂取後は自己誘発性嘔吐,下剤などを乱用する一連の行動を伴う.患者自身は食べている間は食べることを制御できない感覚を感じている場合が多い.自身のボディーイメージに対する誤認識をもち,体重増加に対する恐怖感や嫌悪感を有し

表38 貧血に関係する栄養素と食品

鉄を多く含む食品	
ヘム鉄	レバー*,赤身の肉,かつお,あさりなど
非ヘム鉄	ひじき,大豆製品,こまつななど
鉄の吸収を促進するもの	
ビタミンC	果物,野菜,いも類など
胃酸の分泌	十分な咀嚼や酢・かんきつ類など(胃酸の分泌を高める)
造血に関与する栄養素	
葉酸	レバー,緑黄色野菜,大豆など
ビタミンB_{12}	レバー,魚介類,チーズなど
銅	レバー,魚介類,豆類,ココアなど
ビタミンB_6	レバー,ささみ,まぐろ,かつおなど
鉄の吸収を阻害するもの	
タンニン酸	コーヒー,紅茶,緑茶など
フィチン酸	玄米,ライ麦など
シュウ酸	ほうれんそうなど

*レバーはビタミンAの含有量がとても多いので注意する.

ている.

神経性やせ症および神経性大食症の主な症状を**表39**に示す. 摂食障害は思春期などの発達にあわせながら, 科学的な根拠に基づいて, 医師, 臨床心理士, 管理栄養士など多職種で治療にあたることが望ましい[1].

2) 栄養アセスメント

摂食障害の患者は栄養状態の指標として, BMI, 体重減少率〔〔(1カ月前の体重−現在の体重)÷1カ月前の体重〕×100〕を用いて, 現在の低栄養状態がどの程度なのかを評価する. 5%を超える体重減少率を認める場合は低栄養状態の可能性が高い. また, 栄養状態をフォローアップする場合には, 体重変化のみでなく, 上腕三頭筋皮下脂肪厚(TSF), 可能であれば生体電気インピーダンス法(BIA)や二重エネルギーX線吸収測定法(DXA)を用いて体組成もあわせて栄養アセスメントすることが望ましい[3]. 食事摂取状況を聞き取り, 食事摂取量が必要エネルギー量を満たしているか

を確認することも重要である. 必要エネルギーはHarris-Benedictの式などの推定式(**表40**)を用いて基礎代謝量から算出する.

3) 栄養ケア

①栄養食事指導のポイント

摂食障害患者の心理的な情報をもとに栄養食事指導およびカウンセリングを実施し, 家族や, 対象者が未成年の場合には保護者などに対する支援方法の提案も行う. 食事に対してこだわりが強い場合は, 批判的なコメントを避け, 本人が食べやすいものを提案する. 体重増加は, 1週間で0.25〜0.5 kgの増加を目標に, 摂取エネルギー量を500〜1000 kcal程度から徐々に増加していくことを提案する.

②栄養療法のポイント

神経性やせ症の患者は, 栄養療法に抵抗があることが少なくない. そのため, 体重増加目標を患者とともに決定し, 同意を得て栄養療法を実施する. また, 神

表39 神経性やせ症および神経性大食症の主な症状

臨床兆候	神経性やせ症	神経性大食症
電解質異常	リフィーディング(refeeding)症候群に伴う低カリウム血症, 低マグネシウム血症, 低リン酸血症	低クロール血症を伴う低カリウム血症, 低マグネシウム血症
心血管系への影響	低血圧, 不整脈, 遅脈, 起立性低血圧, 徐脈	不整脈, 動悸, 脱力感
消化器への影響	腹痛, 腹部膨満感, 便秘, 胃排出の遅延, 満腹感, 嘔吐	便秘, 胃内容排出遅延, 消化管運動障害, 早期満腹感, 食道炎, 鼓腸, 胃食道逆流症, 胃腸出血
内分泌のアンバランス−生殖器系, 代謝系	冷え性, 利尿, 疲労, 高コレステロール血症, 低血糖, 月経不順など	月経不順, 浮腫を伴う体液貯留
栄養素の欠乏	たんぱく質・エネルギー栄養障害, 各種微量栄養素欠乏症	状態によって変化する
骨格および歯への影響	運動時の骨痛, 骨減少症, 骨粗鬆症	むし歯(う歯), 歯の表面の侵食
筋肉への影響	消耗, 筋力低下	筋力低下
体重の状態	低体重状態	状態によって変化する
認知状態	集中力不足	集中力不足
成長状態	成長・成熟の停止	通常, 影響はない

(American Dietetic Association：J Am Diet Assoc, 106：2073-2082, 2006[2] を参考に作成)

表40 総エネルギー消費量の計算式

1. Harris-Benedictの式

男性：基礎代謝量＝66.47＋13.75×体重(kg)＋5.0×身長(cm)−6.76×年齢(歳)

女性：基礎代謝量＝66.51＋9.56×体重(kg)＋1.85×身長(cm)−4.68×年齢(歳)

2. 活動量

歩行可：1.2, 労働：1.4

3. 総エネルギー消費量

総エネルギー消費量＝基礎代謝量×活動量

経性やせ症では，病気の発症時期や期間が骨塩量に影響を及ぼす可能性がある．神経性やせ症の患者に対し，カルシウム1200 mgおよびビタミンD 600～800 IUの投与は栄養療法として推奨されている[4]．

神経性大食症は，神経性やせ症と同様に，多職種チームによる管理が必要不可欠である．治療初期のエネルギー摂取量は，空腹を避け，体重が維持できるように設定する．過食がいつ起きるかを知るために，食事記録表を用いることが望ましい．食事記録表には，食物および飲料の摂取量および摂取時間に加えて，空腹期間および満腹感の評価，過食が起きた原因などを記録してもらう．食事記録表を通して，過食が起きる原因を理解しカウンセリングする．

③治療の到達点や目標

神経性やせ症の栄養療法の目標は，一般に**栄養リハビリテーション**とよばれ，健康的な体重への回復および食事パターンの正常化をめざす[3]．女性では，月経の回復も目標の一つである．神経性大食症では，心理的なサポートを充実させ，過食嘔吐を軽減させることを目標とする．

④献立作成時に留意するポイント

摂食障害患者は食事に強いこだわりをもっている場合が多いので，できるだけ患者の希望に沿った献立の提案を行う．また，経口栄養補助食品を用いることも検討する．

B. 認知症

1） 疾患の特徴

わが国における認知症疾患の頻度は，**アルツハイマー（Alzheimer）型認知症**が最も多く67.6％，ついで**血管性認知症**が19.5％，**レビー（Levy）小体型認知症/認知症を伴ったパーキンソン（Parkinson）病**が4.3％である[5]．アルツハイマー型認知症を有する患者では体重減少やBMIの低下を認めることが知られている．この原因として，認知症に関連する脳の萎縮が食欲の調整や食行動に影響を与えている可能性がある．

認知症の初期では，食品の買い物や保管や食事の準備に関する問題を有する場合がある．認知症の症状が進行すると，食物認知（食べ物を食べ物であると認識すること）の低下や，箸やスプーンなどの食具の使用が困難になる．そのため，栄養状態の維持または悪化を予防するために，支援者（家族，訪問看護・介護など）とともに栄養介入の計画を綿密に立てることが重要である．

2） 栄養アセスメント

認知症患者は体重減少を認める可能性があるため，体重減少率が5％を超えていないか，また，食事摂取量の減少に起因する体重減少ではないかに注意する必要がある．前頭側頭型認知症やアルツハイマー型認知症では摂食嚥下障害を認めることが多く，食事摂取量減少の原因に摂食嚥下障害が潜んでいる可能性に留意する．特に，低BMI（BMI < 18.5 kg/m^2）の場合は死亡率が高くなることが報告されている[6]ため，体重の変化をモニタリングする．また，栄養状態の評価はMini Nutritional Assessment-Short Form（MNA®-SF）（p.58 第4章図3参照）[7]など妥当性が検証されているツールを使用して，定期的に栄養状態をスクリーニングする．

3） 栄養ケア

①栄養食事指導のポイント

認知症は進行性疾患であるため，病期にあわせた栄養食事指導の立案が必要である．認知症の初期であれば，複雑ではない食事摂取計画（朝食にヨーグルトを追加する，経口栄養補助食品を毎日摂取するなど）を提案することでコンプライアンスは維持される可能性が高い．しかし，認知症が進行した状態では支援者の協力が必要不可欠であるため，本人のみでなく支援者に食事摂取計画を伝える．

②栄養療法のポイント

認知症患者への必要な栄養療法のポイントを表41に記載する．アルツハイマー型認知症患者では体重減少が認知機能低下に影響を及ぼすため，早期から必要エネルギー摂取量を満たすように問題点を明確にして介入する．また，食品と同系色の食器を使用しないように注意が必要である．米飯やヨーグルトなどの食品が同系色の白い食器に入っている場合，食品の認識が困難になり，食事摂取量減少を招くおそれがある．

③治療の到達点や目標

認知症は進行性の疾患であり，常に低栄養状態のリスクがあることを考慮し，体重減少および栄養状態の悪化を予防するように努める．また，認知症が進行した場合は拒食を認める場合があるため，情緒的な支援

表41 十分な食事摂取を支援するために考えられる
介入方法

認知症の ステージ	問題点	対応可能な支援
早期段階	1. 買い物，食事の準備，規則的な食事が困難である	● 買い物の援助 ● 家事援助 ● 配食サービス ● 食事に立ち会う
	2. 食べ忘れ	● 食事中の見守り ● 言葉による食事摂取の促し，励まし ● 食事介助
	3. 食事の記憶，食べ物の認識，自立した食事能力の低下	● 支援者（看護師，介護士，家族など）が食事介助に費やす時間を増やす ● 少量・高エネルギーの食事提供
進行段階	1. 問題行動，徘徊	● 情緒的支援 ● 具体的な行動・コミュニケーション戦略
	2. 摂食嚥下障害	● 食事の形態調整

(Volkert D, et al : Clin Nutr, 34 : 1052-1073, 2015[6]) を参考
に作成）

を行いQOLの維持に努める．

④献立作成時に留意するポイント

摂食嚥下障害を認める場合は，食事の形態調整が必要である（p.44 第3章3 経口摂取法：食形態参照）．しかし，形態調整した食事は食物認知の低下した認知症患者では食事摂取量減少の原因になる．そのため，見た目に配慮した嚥下調整食の作成を検討する．

13 がん

A. 疾患の特徴：
管理栄養士が知るべき各種がんの特徴

表42に，栄養管理を必要とする主ながんについて簡単に特徴を示す．がん患者では高頻度に低栄養が生じる．特に，頭頸部，食道，胃，膵臓がんなどで著明である．栄養不良はがん患者の予後，治療の効果，QOL，合併症に大きな影響を及ぼす．このため，がん治療中の患者では，治療を遂行するためにも栄養状態を良好に保つことが重要である．

がん患者においては，脂肪および除脂肪体重（LBM）とも低下がみられるが，特に体たんぱく質の減少が，

治療効果，合併症，予後に対する影響が大きい．すなわち，アミノ酸の最も大きなプールである筋肉を維持することが，がん患者においては重要である．高度な栄養不良の状態は**悪液質**とよばれ，がんだけでなく，種々の疾患の終末像としてみられる．

B. 栄養評価

図21に，がん患者の栄養評価に最も信頼の高いPatient-Generated SGA（PG-SGA）[1] の一部を示す．詳細な項目は，PG-SGAの事務局のホームページから日本語版が公開されている（https://pt-global.org/page_id13/）．ここでは，体重減少，食事摂取量の減少，嘔気や食欲不振などの消化管の症状，診察による筋肉，脂肪の喪失などが重要である．

血清**アルブミン**値は入院患者では**炎症**による影響が大きく，栄養状態の良い指標ではないことが知られている．そのため，どんなに良い栄養補給を行っても，病状が改善しないかぎりアルブミン値は上昇しないことが多い．しかし，炎症と栄養は関係が深い．炎症があると（アルブミン値が低い状態），異化が亢進し，また代謝も亢進するため，栄養状態は悪化し栄養不良に陥りやすい．重症例では炎症が高度であること，また炎症が続くことにより疾患の重症化，栄養状態の悪化につながることなどから，炎症の有無は病気の重症度に関連し，また予後の推定には有用であり，**栄養リスク指標**となる．

経過観察も重要で，体重の変化は定期的にチェックする．栄養状態が改善する際に，**握力**は筋肉や体重が増える前に改善するため，鋭敏な栄養状態の変化を示す評価法となる．

C. 栄養ケア

1）栄養食事指導のポイント

がん患者では，治療や病状変化などにより常に状況が変化するため，これにあわせて栄養補給法を変えていく．嗜好は各個人によりかなり異なっていることより，個別の対応が必要である．

2）栄養療法のポイント

①ステージごとの栄養療法

p.134 図22に各ステージにおける栄養ケアを示す．早期はできるだけ栄養状態を維持するように努力する．

表42 各種がんの特徴

	頭頸部	食道	胃	大腸
症状	• 嚥下困難が高度．喉にしみる感じ，痛み	• 食物の通過障害	• 無症状→腹痛，悪心，嘔吐，消化管出血，狭窄症状	• 無症状→下血，貧血，腸閉塞症状
特徴	• 高齢者に多く，低栄養を伴いやすい	• 飲酒と喫煙が危険因子 • 体重減少 • 術後；嚥下障害，体重減少が著明	• 進行すると胃壁の中に入り込み，外側にある漿膜やさらにその外側へと深く広く侵していく	• がん検診や人間ドックなどの便潜血検査で見つかることがほとんど • 右側大腸がんでは，腸管腔が広くかつ内容物が液状のために閉塞症状が出にくい
治療	• 化学放射線療法，手術療法	• 早期の食道がんに対しては内視鏡治療も行われる • 転移が広がった進行食道がんに対しては，抗がん剤治療 • 食道亜全摘術では胃を管状にして食道の代わりとする（胃管），術前化学放射線療法	• 早期がんは内視鏡治療も可能 • 手術で切除する胃の範囲は，がんのある部位と病期（ステージ）の両方から決める • 進行がんでは化学療法	• 腹腔鏡での治療も可能→術後，便通の異常 • 切除術後に放射線療法，化学療法
栄養管理に関する問題点	• 経口摂取が困難なことが多い．経管栄養法が必要なことが多い • 体重減少	• 食道亜全摘術後ではダンピング症候群，嚥下障害．体重減少が高度	• 手術後，ダンピング症候群，体重減少が高度 • ビタミンB_{12}の補充が必要	• ストーマの管理

	肝臓	肺	子宮	乳房	前立腺
症状	• 黄疸，腹水，食欲不振	• 無症状→呼吸困難，血痰	• 無症状→不正出血，腹部膨満，貧血	• 無症状→乳房のしこり，出血	• 無症状→排尿困難，頻尿，残尿感
特徴	• 原発性肝がんではウイルス肝炎および脂肪肝により発症，肝硬変を合併していることが多い • 肝炎合併症では再発が多い • 転移性肝がんも多い	• 高齢者，喫煙者に多く，予後は不良 • 小細胞肺がんは増殖のスピードが速く，ほかの臓器へ転移も多い	• 子宮頸がんは若い女性に多く，子宮体がんは50代以降に多い	• 40代に高発	• PSA（前立腺特異抗原）で発見されることが多い
治療	• 化学療法や手術以外にラジオ波焼灼療法や肝動脈塞栓療法も行われる	• 腺がん以外は手術適応にならない例が多く，放射線療法，化学療法が行われる	• 手術，放射線療法が原則であるが，若い世代の早期がんでは子宮温存手術も行われる	• 手術以外にホルモン，化学療法，放射線療法など種々の治療法があり	• 手術以外にホルモン，化学療法，放射線療法など種々の治療法があり
栄養管理に関する問題点	• 食欲不振，倦怠感が強い • 高アンモニア血症，腹水の管理	• 予後不良 • COPD合併例も多く，もともと栄養状態の悪い患者が多い	• 食事摂取は保たれることが多い	• 食事摂取は保たれることが多い	• 食事摂取は保たれることが多い

末期のがんに対しても栄養療法が行われているが，現在のところ明らかに有効とされている方法はない．がん終末期の患者は，食欲がなく，食べることが苦痛と感じることも多い．このため，口から食べる時間を楽しいと感じられるように，患者個別に工夫が求められる．食品成分で注目されているのは，抗炎症作用や抗がん作用の報告がある**エイコサペンタエン酸（EPA）**である[2]．食欲不振に対する薬剤もあるが（ステロイド，プロゲステロンなど），**がん悪液質**を抑制できる治療法は開発されていない．食事前の運動，場合によってはワインなどの酒類を少量食前に勧め，食欲を増進させることも可能である．

難治性悪液質になると，積極的な栄養療法を行っても栄養状態は改善しないと考えられている．飢えと口渇を癒やす最小限の食事と水分を投与するが，無理に食べさせず，好きなときに好きなだけ食べさせる．

②化学療法中の栄養療法

化学療法の場合，使用する抗がん剤の種類により起こりやすい副作用が異なり，副作用の出現時期はその各薬剤により異なる（p.135 図23）．これらはある程度の予測ができるため，発症予測時期にあわせ症状観察を行うとともに予防的に対応していくことが，副作用による苦痛を軽減し，栄養状態の維持に効果的である．各症状に対する対処法を示したリーフレットを作

病歴（患者が記入）

1. 体重（参照：判定1）
　　私の現在の体重は_____kg で，身長は_____cm です.
　　1 カ月前の体重は_____kg でした．半年前の体重は_____kg でした.
　　この 2 週間に私の体重は：
　　☐ 減った（1）　　　☐ 変わらない（0）　　　☐ 増えた（0）　　　　　　　　Box 1☐

2. 食事摂取：ふつうの状態に比べて，この 1 カ月間の私の食事のとり方は：（最大値のみを入れる）
　　☐ 変わらない（0）
　　☐ ふだんより多い（0）
　　☐ ふだんより少ない（1）
　　　　私が今食事しているのは：
　　　　　　☐ ふつうの食事だが量は少ない（1）
　　　　　　☐ 固形物をほんの少し（2）
　　　　　　☐ 液体のみ（3）
　　　　　　☐ 栄養サプリメントのみ（3）
　　　　　　☐ ほとんど何も食べられない（4）
　　　　　　☐ チューブまたは点滴（経静脈）のみ（0）　　　　　　　　　　　　Box 2☐

3. 症状：以下に示す食事摂取を妨げるような問題があり，この 2 週間十分に食べられない状態が続いています.
　　　　（あてはまるものをすべてチェック）：（すべてを加えたスコア）
　　☐ 食事に問題なし（0）
　　☐ 食欲が全くないか，食べたくない（3）
　　☐ 吐き気（1）　　　　　　　　　　　　　☐ 嘔吐（3）
　　☐ 便秘（1）　　　　　　　　　　　　　　☐ 下痢（3）
　　☐ 口の中の痛み（2）　　　　　　　　　　☐ 口が渇く（1）
　　☐ 味がおかしい，または味がしない（1）　☐ いやな臭いがする（1）
　　☐ 飲み込みに問題あり（2）　　　　　　　☐ すぐに満腹になる（1）
　　☐ 痛み：どこですか？_____（3）
　　☐ その他_____（1）（例：うつ，歯の問題，嚥下障害など）　Box 3☐

4. 活動と身体機能：この 1 カ月の私の活動量は：（最大値のみを入れる）
　　☐ 何の困ったこともなく，ふつうに動き回ることができた（0）
　　☐ ふだんほどではないが，起きてほぼふつうの活動ができた（1）
　　☐ かなりのことを行うことが難しく感じるが，横になったり座ったりして過ごすのは半日もない（2）
　　☐ ほとんど活動できず，一日中横になったり，座ったりして過ごしている（3）
　　☐ ほとんど横になっていて，寝床からほとんど出ない（3）　　　　　　　　Box 4☐
　　　　　　　　　　　　　　　　　　　　　1.〜4. の合計点数（スコアA）=☐

これ以下は医療従事者が記入してください.

5. 疾病および栄養学的必要量との関連（参照：判定5）
　　すべての関連する診断名：　　　　　　　　　　　　　　　　　　　　　　スコアB☐

6. 代謝上の要求量（参照：判定6）
　　☐ ストレスなし（0）　☐ 低ストレス（1）　☐ 中等度ストレス（2）　☐ 高度ストレス（3）　スコアC☐

7. 身体所見（参照：判定7）（0〜3+）（筋肉，脂肪の減少）　　　　　　　スコアD☐

8. 総合評価（参照：判定8）　　　　　　　　　　　　　　　　　　　　　SGA-☐
　　・栄養状態良好または改善中（SGA-A）
　　・中等度栄養不良または栄養不良が進行中である疑い（SGA-B）
　　・重症の栄養不良（SGA-C）

　　　　　　　　　　　　　　　　　　　　　　　※スコアの合計（A+B+C+D）=☐

> 0　　栄養介入は現時点で必要なし.
> 2〜3　患者教育，再評価を行う.
> 4〜8　栄養士による栄養介入が必要，症状をモニターする.
> >9　　重症で，病気の治療，栄養介入が必要.

図21　PG-SGA 調査項目
(Bauer J, et al：Eur J Clin Nutr, 56：779-785, 2002[1]）より引用）

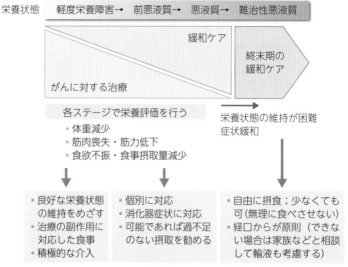

栄養状態　軽度栄養障害→　前悪液質→　悪液質→　難治性悪液質

緩和ケア

終末期の緩和ケア

がんに対する治療

各ステージで栄養評価を行う
• 体重減少
• 筋肉喪失・筋力低下
• 食欲不振・食事摂取量減少

栄養状態の維持が困難
症状緩和

• 良好な栄養状態の維持をめざす
• 治療の副作用に対応した食事
• 積極的な介入

• 個別に対応
• 消化器症状に対応
• 可能であれば過不足のない摂取を勧める

• 自由に摂食；少なくても可（無理に食べさせない）
• 経口からが原則（できない場合は家族などと相談して輸液も考慮する）

図22　各ステージにおける栄養ケア

成し（あるいはすでに作成されたものを用意し），これを利用することも有用である．治療が始まる前に，栄養の重要性を説明し，治療に重要であることを理解してもらうだけで摂取量はかなり違ってくる．

　化学療法中の副作用は**悪心**，嘔吐，**食欲不振**が多く，**嘔吐**は誘発のメカニズムで発症の時期が異なり，急性，遅延性，予測性がある．制吐薬が改善され，かなりコントロールが可能になったが，完全には抑制できない例も多い．予測性の嘔気は心理的影響が強く，視覚や嗅覚などの過去に経験した嘔気などの記憶により誘引される．摂取量を増加させるために積極的に栄養評価を行い，経口からの補助食として介入を行う．それによって，治療による体重減少を予防し，放射線および化学療法の中断を予防できる．

3）治療の到達点や目標

　がん患者における栄養療法では，がん患者の機能と予後の改善をめざす．すなわち，低栄養の予防と治療，抗腫瘍治療効果の増強，治療による副作用軽減，QOLの改善などである．

4）献立作成時に留意するポイント

　がん患者では種々の原因で食欲不振に陥る．表43に

表43　食欲不振時のアドバイス

• 1回の量を少量にして，数回に分けてとる
• 体調の良い時間帯に食べる
• 消化の良い食品を中心にとる
• いつでも食べられるよう食べやすいものを手元に置いておく

食欲不振時の患者に対するアドバイスを示す．がん患者ではすぐに満腹感が起こるため，栄養価の高いものを少量ずつ，頻回に分けて摂取する．食事のにおいや環境に配慮する．温かいものはにおいが強いので，冷やしたものにするなどの工夫が必要である．

　工夫しても食事が何日もとれない，あるいはかなり減少している場合には，経腸栄養法・静脈栄養法による栄養管理を考慮する．消化管が使えるときには静脈栄養法でなく腸を使うことが推奨されているが，1週間以上の食事摂取量が非常に少なく，経腸栄養法が行えない場合には，静脈栄養法が行われる．また，治療により消化管毒性がみられる場合には，消化管機能を維持し低栄養を予防するための，短期間の静脈栄養法が有効である．

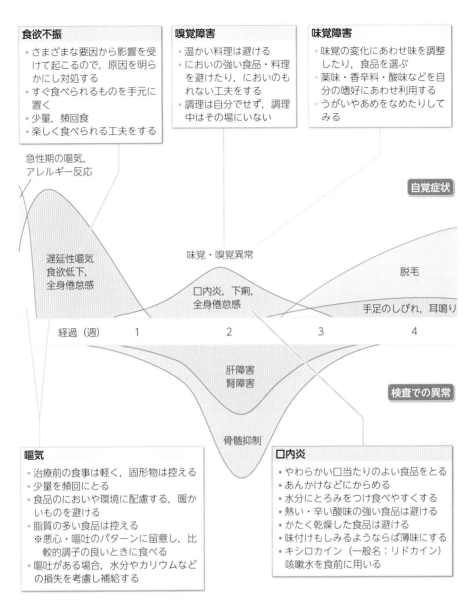

食欲不振
- さまざまな要因から影響を受けて起こるので，原因を明らかにし対処する
- すぐ食べられるものを手元に置く
- 少量，頻回食
- 楽しく食べられる工夫をする

嗅覚障害
- 温かい料理は避ける
- においの強い食品・料理を避けたり，においのもれない工夫をする
- 調理は自分でせず，調理中はその場にいない

味覚障害
- 味覚の変化にあわせ味を調整したり，食品を選ぶ
- 薬味・香辛料・酸味などを自分の嗜好にあわせ利用する
- うがいやあめをなめたりしてみる

急性期の嘔気，
アレルギー反応

自覚症状

遅延性嘔気
食欲低下，
全身倦怠感

味覚・嗅覚異常

脱毛

口内炎，下痢，
全身倦怠感

手足のしびれ，耳鳴り

経過（週）　　1　　　　2　　　　3　　　　4

肝障害
腎障害

検査での異常

骨髄抑制

嘔気
- 治療前の食事は軽く，固形物は控える
- 少量を頻回にとる
- 食品のにおいや環境に配慮する，暖かいものを避ける
- 脂質の多い食品は控える
  ※悪心・嘔吐のパターンに留意し，比較的調子の良いときに食べる
- 嘔吐がある場合，水分やカリウムなどの損失を考慮し補給する

口内炎
- やわらかい口当たりのよい食品をとる
- あんかけなどにからめる
- 水分にとろみをつけ食べやすくする
- 熱い・辛い酸味の強い食品は避ける
- かたく乾燥した食品は避ける
- 味付けもしみるようならば薄味にする
- キシロカイン（一般名：リドカイン）咳嗽水を食前に用いる

図23 化学療法の副作用の出現時期とそれに対する栄養治療法

文　献

〈第5章1-AB〉

1）「肥満症診療ガイドライン 2016」（日本肥満学会／編），ライフサイエンス出版，2016

2）「糖尿病治療ガイド 2020-2021」（日本糖尿病学会／編著），文光堂，2020

3）「糖尿病診療ガイドライン 2019」（日本糖尿病学会／編著），南江堂，2019

4）「病態栄養専門管理栄養士のための病態栄養ガイドブック 改訂第6版」（日本病態栄養学会／編），南江堂，2019

5）「糖尿病療養指導ガイドブック 2021」（日本糖尿病療養指導士認定機構／編著），メディカルレビュー社，2021

6）「糖尿病食事療法のための食品交換表 第7版」（日本糖尿病学会／編著），文光堂，2013

〈第5章1-C〉

1）「高尿酸血症・痛風の治療ガイドライン 第3版」（日本痛風・核酸代謝学会ガイドライン改訂委員会／編），診断と治療社，2019

〈第5章2〉

1）KDIGO Clinical Practice Guideline for Acute Kidney Injury. Kidney Int Suppl, 2：1-138, 2012

2）磯崎泰介：腎不全患者における周術期の感染制御を目的とした栄養管理．外科と代謝・栄養，53：77-87，2019

3）Fiaccadori E, Cremaschi E：Nutritional assessment and support in acute kidney injury. Curr Opin Crit Care, 15：474-80, 2009

4）加藤明彦：急性血液浄化施行時における AKI 患者の血液管理．日本急性血液浄化学会雑誌，11：22-28，2020

5）Detsky AS, et al：What is subjective global assessment of nutritional status? JPEN J Parenter Enteral Nutr, 11：8-13, 1987

6）Ympa YP, et al：Has mortality from acute renal failure decreased? A systematic review of the literature. Am J Med, 118：827-832, 2005

7）Chertow GM, et al：Acute kidney injury, mortality, length of stay, and costs in hospitalized patients. J Am Soc Nephrol, 16：3365-3370, 2005

8）Bellomo R, et al：Acute renal failure-definition, outcome measures, animal models, fluid therapy and information technology needs: the Second International Consensus Conference of the Acute Dialysis Quality Initiative（ADQI）Group. Crit Care, 8：R204-212, 2004

9）Mehta RL, et al：Acute Kidney Injury Network: report of an initiative to improve outcomes in acute kidney injury. Crit Care, 11：R31, 2007

10）「AKI（急性腎障害）診療ガイドライン 2016」（AKI（急性腎障害）診療ガイドライン作成委員会／編），東京医学社，2016

11）日本腎臓学会／編：エビデンスに基づく CKD 診療ガイドライン 2018．日腎会誌，60：1037-1193，2018

12）日本透析医学会統計調査委員会．わが国の慢性透析療法の現況 2020年12月31日現在．透析会誌，54：611-657，2021

13）Fouque D, et al：A proposed nomenclature and diagnostic criteria for protein-energy wasting in acute and chronic kidney disease. Kidney Int, 73：391-398, 2008

14）「エビデンスに基づくネフローゼ症候群診療ガイドライン 2020」（成田一衛／監　厚生労働科学研究費補助金難治性疾患等政策研究事業（難治性疾患政策研究事業）難治性腎障害に関する調査研究班／編），東京医学社，2020

15）厚生労働省難治性疾患克服研究事業進行性腎障害に関する調査研究班 難治性ネフローゼ症候群分科会：ネフローゼ症候群診療指針．日腎会誌，53：79-122, 2011

16）「小児特発性ネフローゼ症候群薬物治療ガイドライン 1.0版」（日本小児腎臓病学会）（http://www.jspn.jp/gakkaishi/kako_oshirase/files/0505guideline.pdf）

17）KDOQI Clinical Practice Guidelines and Clinical Practice Recommendations for Diabetes and Chronic Kidney Disease. Am J Kidney Dis, 49：S12-154, 2007

18）日本腎臓学会／編：慢性腎臓病に対する食事療法基準 2014年版．日腎会誌，56：553-559，2014

19）サルコペニア・フレイルを合併した CKD の食事療法検討 WG：サルコペニア・フレイルを合併した保存期 CKD の食事療法の提言．日腎会誌，61：525-556，2019

20）「腎臓病食品交換表 第9版」（黒川 清／監　中尾俊之，他／編著），医歯薬出版，2016

21）加藤明彦，他：慢性透析患者における低栄養の評価法．透析会誌，52：319-325，2019

22）Kanda E, et al：A new nutritional risk index for predicting mortality in hemodialysis patients: Nationwide cohort study. PLoS One, 14：e0214524, 2019

23）透析医学会透析患者に対する静脈栄養剤投与ならびに経腸栄養に関する提言検討委員会：慢性維持透析患者に対する静脈栄養ならびに経腸栄養に関する提言．透析会誌，53：373-391，2020

24）Joshi S, et al：Plant-based diets for kidney disease：A Guide for clinicians. Am J Kidney Dis, 77：287-296, 2021

25）日本透析医学会学術委員会栄養問題検討ワーキンググループ：サルコペニア・フレイルを合併した透析期CKDの食事療法．透析会誌，52：397-399，2019

〈第5章3〉

1）「高血圧治療ガイドライン2019」（日本高血圧学会高血圧治療ガイドライン作成委員会／編），日本高血圧学会，2019

2）「動脈硬化性疾患予防のための脂質異常症治療のエッセンス」（日本動脈硬化学会／編），日本動脈硬化学会，2014

〈第5章4-A〉

1）中村洋之：COPDの栄養障害の原因と特徴．臨床栄養，979-983：981

2）「COPD（慢性閉塞性疾患）診断と治療のためのガイドライン 第5版」（日本呼吸器学会COPDガイドライン第5版作成委員会／編），メディカルレビュー社，2018

3）吉川雅則：慢性閉塞性肺疾患における栄養障害の病態と対策．日本呼吸ケア・リハビリテーション学会誌，22：258-263，2012

4）「病態栄養認定管理栄養士のための病態栄養ガイドブック 改定第5版」（日本病態栄養学会／編），南江堂，2018

5）「管理栄養士のための呼吸ケアとリハビリテーション 第2版」（田中弥生／編），中山書店，2019

〈第5章4-B〉

1）「新型コロナウイルス感染症COVID-19診療の手引き 第6.2版」（厚生労働省）（https://www.mhlw.go.jp/content/000888608.pdf）

2）Terada M, et al：Risk factors for severity on admission and the disease progression during hospitalisation in a large cohort of patients with COVID-19 in Japan. BMJ open, 11：e047007，2021

3）「新型コロナウイルス感染症（COVID-19）の治療と予防に関する栄養学的提言」（日本臨床栄養代謝学会）（https://www.jspen.or.jp/wp-content/uploads/2020/06/5bdc239305f0713ca6502e51174ea20f.pdf）

4）Singer P, et al：ESPEN guideline on clinical nutrition in the intensive care unit. Clin Nutr, 38：48-79, 2019

5）Taylor BE, et al：Guidelines for the provision and assessment of nutrition support therapy in the adult critically ill patient: society of critical care medicine（SCCM）and american society for parenteral and enteral nutrition（A.S.P.E.N.）. Crit Care Med, 44：390-438, 2016

6）日本集中治療医学会重症患者の栄養管理ガイドライン作成委員会：日本版重症患者の栄養療法ガイドライン．日集中医誌，23：185-281，2016

7）Martindale R, et al：Nutrition therapy in critically ill patients with coronavirus disease 2019. JPEN J Parenter Enteral Nutr, 44：1174-1184, 2020

8）Viana MV, et al：Specific nutritional and metabolic characteristics of COVID-19 persistent critically ill patients. JPEN J Parenter Enteral Nutr, 2022

9）「医療機関における新型コロナウイルス感染症への対応ガイド 第4版」（環境感染学会）（http://www.kankyokansen.org/uploads/uploads/files/jsipc/COVID-19_taioguide4-2.pdf）

〈第5章5〉

1）「肝疾患におけるサルコペニア判定基準（第2版）」（日本肝臓学会）（https://www.jsh.or.jp/lib/files/medical/guidelines/jsh_guidlines/sarcopenia_criterion_v2.pdf）

2）「NAFLD/NASH 診療ガイドライン 2020（改訂第2版）」（日本消化器病学会・日本肝臓学会／編），南江堂，2020

〈第5章6〉

1）「カラー図解 人体の正常構造と機能 第3巻 消化管 改訂第4版」（河原克雅，他／著），p32，日本医事新報社，2021

2）高橋賢一：「いまさら聞けない」基本から「ケアに強くなる」秘訣まで 最新＆とことん！炎症性腸疾患．消化器ナーシング，Vol25 No12：80-93，2020

3）味村俊樹，他：Ⅰ．慢性便秘症の診断と治療．日本大腸肛門病会誌，72：583-599，2019

4）安藤 朗，馬場重樹：急性下痢症（成人）．「消化管症候群（第3版）Ⅳ（別冊日本臨牀 領域別症候群シリーズNo.12）」，pp400-405，日本臨牀社，2020

5）砂田圭二郎：慢性便秘症 総論．「消化管症候群（第3版）Ⅳ（別冊日本臨牀 領域別症候群シリーズNo.12）」，pp356-362，日本臨牀社，2020

〈第5章7〉

1）「摂食嚥下障害に係る調査研究事業報告書」（国立長寿医療研究センター）（https://www.ncgg.go.jp/ncgg-kenkyu/documents/roken/cl_hokoku1_23.pdf），2024

2）日本摂食嚥下リハビリテーション学会嚥下調整食分類2021．日摂食嚥下リハ会誌，25：135-149, 2021

3）西村和子，他：嚥下内視鏡検査を用いない摂食嚥下障害臨床的重症度分類判定の正確性．Jpn J Compr Rehabil Sci, 6：124-128, 2015

〈第5章8〉

1）Detsky AS, et al：What is subjective global assessment of nutritional status? JPEN J Parenter Enteral Nutr, 11：8-13, 1987

2）Kondrup J, et al：Nutritional risk screening (NRS 2002): a new method based on an analysis of controlled clinical trials. Clin Nutr, 22：321-336, 2003

3）Weimann A, et al：ESPEN guideline: Clinical nutrition in surgery. Clin Nutr, 40：4745-4761, 2021

4）Taylor BE, et al：Guidelines for the Provision and Assessment of Nutrition Support Therapy in the Adult Critically Ill Patient：Society of Critical Care Medicine (SCCM) and American Society for Parenteral and Enteral Nutrition (A.S.P.E.N.). Crit Care Med, 44：390-438, 2016

5）「静脈経腸栄養ガイドライン 第3版 Quick Reference」（日本臨床栄養代謝学会）（https://www.jspen.or.jp/wp-content/uploads/2014/04/201404QR_guideline.pdf）

6）「臓器移植 Q & A」（日本移植学会）（http://www.asas.or.jp/jst/general/qa/heart/qa5.php）

7）「提言 緩和ケアの定義（WHO 2002年）」（日本緩和医療学会）（https://www.jspm.ne.jp/recommendations/individual.html?entry_id=51）

8）Bozzetti F, et al：ESPEN Guidelines on Parenteral Nutrition: non-surgical oncology. Clin Nutr, 28：445-454, 2009

〈第5章9〉

1）Cruz-Jentoft AJ, et al：Sarcopenia: revised European consensus on definition and diagnosis. Age Ageing, 48：16-31, 2019

2）神﨑恒一：認知症とサルコペニア・フレイル．日本内科学会誌，107：1702-1707, 2018

3）Fard NRP, et al：Dietary patterns and frailty: A systematic review and meta-analysis. Nutr Rev, 77：498-513, 2019

4）Chen L-K, et al：Asian Working Group for Sarcopenia: 2019 Consensus Update on Sarcopenia Diagnosis and Treatment. J Am Med Dir Assoc, 21：300-307.e2, 2020

5）Satake S, Arai H：The revised Japanese version of the Cardiovascular Health Study criteria (revised J-CHS criteria). Geriatr Gerontol Int, 20：992-993, 2020

6）「サルコペニア診療ガイドライン 2017年版」（サルコペニア診療ガイドライン作成委員会/編），ライフサイエンス出版，2017

7）「褥瘡対策に関する診療計画書」（厚生労働省）（https://www.mhlw.go.jp/file/06-Seisakujouhou-12400000-Hokenkyoku/0000038911.pdf）

8）日本褥瘡学会教育委員会 ガイドライン改訂委員会：褥瘡予防・治療ガイドライン（第4版）．褥瘡会誌，17：487-557, 2015

9）「改定 DESIGN-R®2020 コンセンサス・ドキュメント」（日本褥瘡学会/編），照林社，2020

10）Cederholm T, et al：The GLIM criteria for the diagnosis of malnutrition-a consensus report from the global clinical nutrition community. Clin Nutr, 38：1-9, 2019

〈第5章10-A〉

1）「エビデンスに基づいた子どもの腹部救急診療ガイドライン2017」（日本小児救急医学会/監 日本小児救急医学会ガイドライン作成委員会/編），日本小児救急医学会事務局，2017

2）ソリタ-T配合顆粒2号：「医療用医薬品の添付文書情報」（医薬品医療機器総合機構）（https://www.info.pmda.go.jp/go/pack/3229100D2030_3_02/）

3）「経口補水液 オーエスワン」（大塚製薬）（https://www.otsuka.co.jp/nutraceutical/products/os-1/）

4）「臨床栄養学 改訂第3版（健康・栄養科学シリーズ）」（医薬基盤・健康・栄養研究所/監 中村丁次，他/編），南江堂，2019

5）「臨床栄養学（ステップアップ栄養・健康科学シリーズ）」（東山幸恵/編），化学同人，2017

6）「臨床栄養学 疾患別編 第3版（栄養科学イラストレイテッド）」（本田佳子，曽根博仁/編），羊土社，2022

7）「栄養食事療法必携 第4版」（中村丁次／監），医歯薬出版，2020

〈第5章 10-B〉

1）「小児肥満症診療ガイドライン2017」（日本肥満学会／編），ライフサイエンス出版，2017

2）「幼児肥満ガイド」（日本小児医療保健協議会 栄養委員会 小児肥満小委員会）（http://www.jpeds.or.jp/uploads/files/2019youji_himan_G_ALL.pdf），2019

3）「基礎から学ぶ成長曲線と肥満度曲線を用いた栄養食事指導」（村田光範／編著），第一出版，2018

4）「臨床栄養学 疾患別編 第3版（栄養科学イラストレイテッド）」（本田佳子，曽根博仁／編），羊土社，2022

〈第5章 10-C〉

1）「食物アレルギー診療ガイドライン2021」（海老澤元宏，他／監 日本小児アレルギー学会食物アレルギー委員会／作），協和企画，2021

〈第5章 11〉

1）「国民健康・栄養調査（令和元年）」（厚生労働省）（https://www.mhlw.go.jp/bunya/kenkou/kenkou_eiyou_chousa.html）

2）「日本人の食事摂取基準（2020年版）」（伊藤貞嘉，佐々木 敏／監修），第一出版，2021

3）「臨床栄養学 疾患別編 第3版（栄養科学イラストレイテッド）」（本田佳子，曽根博仁／編），p292，羊土社，2022

4）「病気がみえるvol.10産科 第4版」（医療情報科学研究所／編），メディックメディア，2018

5）「妊婦への魚介類の摂食と水銀に関する注意事項（平成22年6月1日改訂）」（厚生労働省）（https://www.mhlw.go.jp/topics/bukyoku/iyaku/syoku-anzen/suigin/dl/index-a.pdf）

6）「リステリアによる食中毒」（厚生労働省）（https://www.mhlw.go.jp/stf/seisakunitsuite/bunya/0000055260.html）

7）「妊娠前からはじめる妊産婦のための食生活指針〜妊娠前から，健康なからだづくりを〜 解説要領」（厚生労働省）（https://www.mhlw.go.jp/content/000776926.pdf），2021

8）「糖尿病診療ガイドライン2019」（日本糖尿病学会／編・著），pp283-304，南江堂，2019

9）「産婦人科診療ガイドライン 産科編2020」（日本産科婦人科学会，日本産婦人科医会／編・監修），pp22-24，日本産科婦人科学会，2020（https://www.jsog.or.jp/activity/pdf/gl_sanka_2020.pdf）

10）「糖尿病食事療法のための食品交換表 第7版」（日本糖尿病学会／編・著），文光堂，2013

〈第5章 12〉

1）「摂食障害 医学的ケアのためのガイド（AEDレポート2016第3版〈日本語版〉）」，日本摂食障害学会，2019（http://www.jsed.org/wp-content/uploads/2019/03/AEDGuide_JP.pdf）

2）American Dietetic Association：Position of the American Dietetic Association: Nutrition intervention in the treatment of anorexia nervosa, bulimia nervosa, and other eating disorders. J Am Diet Assoc, 106：2073-2082, 2006

3）Mattar L, et al：Anorexia nervosa and nutritional assessment: contribution of body composition measurements. Nutr Res Rev, 24：39-45, 2011

4）Misra M, Klibanski A：Bone health in anorexia nervosa. Curr Opin Endocrinol Diabetes Obes, 18：376-382, 2011

5）「都市部における認知症有病率と認知症の生活機能障害への対応（厚生労働科学研究費補助金認知症対策総合研究事業）」，平成23年度〜平成24年度総合研究報告書，2013

6）Volkert D, et al：ESPEN guidelines on nutrition in dementia. Clin Nutr, 34：1052-1073, 2015

7）「簡易栄養状態評価表：MNA Elderly」（ネスレ日本）（https://www.mna-elderly.com/）

〈第5章 13〉

1）Bauer J, et al：Use of the scored Patient-Generated Subjective Global Assessment（PG-SGA）as a nutrition assessment tool in patients with cancer. Eur J Clin Nutr, 56：779-785, 2002

2）溝口公士，竹山廣光：がんとEPA. 日本静脈経腸栄養学会雑誌，3：941-946, 2015

実習課題

[→第5章1 内分泌・代謝疾患]

課題1 糖尿病患者への食事の聞き取り調査から栄養量を算出し，問題点に対して栄養指導を行う

● 目的
- 食事内容を評価し，指示量に対する過不足がわかる．
- 問題点をあげて栄養指導を行う．

● 材料
- 糖尿病食事療法のための食品交換表（以下，交換表）
- 電卓

● 方法
① 食事調査内容（実習表1）を交換表で表分けし，単位計算を行う．
② 指示量と比較し，過不足を確認する．
③ 問題点を抽出し，指導内容を考える．

課題2 糖尿病でもおいしい食事が楽しめる献立をつくり，調理する

[→第5章1 内分泌・代謝疾患]

● 目的
- 指示量にあわせ，1食分の献立作成と調理実習を行う．

● 材料
- 食材：班ごとに考えたレシピ※で必要な材料と分量
- 器具：考えたレシピに必要な調理器具

※ 班ごとに異なる献立を作成することで，1回の実習で複数の献立を学ぶことができる．

● 方法
① 対象者をイメージする．
- 指示エネルギー量：1840 kcal（23単位）のうち，1食分の献立作成と調理実習を行う．
- 2型糖尿病，血糖値165 mg/dL，HbA1c 7.5 %．
- 年齢，性別，職業，家族構成などを考え，献立作成を行う．
② 糖尿病食事療法のための食品交換表を参考に，表1：4単位，表2：0.3単位，表3：2単位，表4：0〜0.5単位，表5：0.5単位，表6：0.5単位，調味料：0.5単位程度＝合計7.8〜8.3単位（624〜664 kcal）で献立作成を行う．
③ 試食後に発表：献立のアピールポイント，実食の感想を述べる．

実習表1 食事の聞き取り調査結果

	献立	材料	分量(g)	表1	表2	表3	表4	表5	表6	調味料	嗜好食品
朝食	トースト	食パン(6枚切り1枚)	60								
		マーガリン	10								
	ゆで卵	鶏卵	50								
		塩	0.5								
	サラダ	ブロッコリー	30								
		キャベツ	30								
		マヨネーズ	10								
	ヨーグルト	ヨーグルト	120								
	ジュース	オレンジジュース	200								
		計									

	献立	材料	分量(g)	表1	表2	表3	表4	表5	表6	調味料	嗜好食品
昼食	チャーハン	ごはん	200								
		ロースハム	40								
		鶏卵	50								
		たまねぎ	30								
		油	10								
		塩	1.5								
		こしょう	少々								
	果物	バナナ	100								
	チョコレート	チョコレート	30								
	飲み物	ウーロン茶	200								
		計									

	献立	材料	分量(g)	表1	表2	表3	表4	表5	表6	調味料	嗜好食品
夕食	チキンカレー	ごはん	400								
		鶏肉（もも，皮つき）	80								
		たまねぎ	40								
		にんじん	20								
		じゃがいも	110								
		油	5								
		カレールウ	30								
	サラダ	レタス	30								
		ツナ（缶詰，油漬け）	30								
		ドレッシング	20								
	飲み物	コーラ	500								
		計									

	表1	表2	表3	表4	表5	表6	調味料	嗜好食品	計(単位)	計(kcal)
朝食										
昼食										
夕食										
1日合計										
指示量	12	1	5	1.5	1.5	1.2	0.8	0	23	1840

③ 高尿酸血症患者の食事記録から栄養量を算出し，指導内容を考える

[→第5章1 内分泌・代謝疾患]

● 目的

- 身体計測値，血液検査値の異常値がわかる.
- 内服薬の内容がわかる.
- 食事記録から栄養量を算出することができる.
- 患者に沿った改善点を提案することができる.

● 方法

① 身体計測値，血液検査値から異常値を見つける.
② 内服薬が何に対する薬か調べる.
③ 食事記録から栄養量を算出し，改善点を考える.
④ 患者のキャラクターに沿って，どのような提案がよいか各自意見を出し，班で話しあう.

症例と食事記録

50代　男性　身長165 cm，体重80 kg（BMI 29.4）

- **職業**：中距離トラック運転手
- **既往歴**：高血圧，脂質異常症

【主な血液検査と身体計測値】

- **血圧**：139/97 mmHg
- **血液検査**：WBC 7680/μL，Hb 16.9 g/dL，Tcho 235 mg/dL，HDL-C 45 mg/dL，TG 239 mg/dL，BUN 10 mg/dL，Cr 0.51 mg/dL，UA 7.5 mg/dL
- **内服薬**：メバロチン錠（一般名：プラバスタチンナトリウム錠）10 mg，アダラート CR 錠（一般名：ニフェジピン徐放錠）20 mg，ミカルディス錠（一般名：テルミサルタン錠）40 mg

【キャラクター】

- 仕事で疲れているので，食事に対して気をつけるのは難しいと感じている.
- 夜が遅く運転中は暇なので，間食を食べてしまう.
- 自炊はできない，朝が早いので妻に負担をかけたくなくコンビニで購入している，同様に昼食も持っていくのは難しく外食がほとんど.
- ビールが悪いのはわかっているけれどアルコールは飲みたい.
- 運転するから水分はあまりとりたくない．コーラは好き.
- 痛風になったら仕事に影響が出るので痛風にはなりたくないと思っている.

【ある日の食事記録】

起床　5：30
朝　　6：00　コンビニのミックスサンド，フライドチキン
昼　11：00　サービスエリアで牛丼大盛り・豚汁
間食15：00　メロンパン1個とコーラ500 mL
夕　22：00　豚のしょうが焼き，ほうれんそうのお浸し，豆腐とわかめのみそ汁，ビール350 mL×2本
就寝24：00

課題 4 塩分閾値を知る

[→第5章 2 腎疾患]

● 目的

- 塩分閾値検査方法を身につける.
- 自分の塩分閾値を知り，その結果と日々の食塩摂取量や好みとの関係性を把握する.

● 材料

- 食塩含浸濾紙 ソルセイブ［アドバンテック東洋社］ ● 結果記録用紙

● 方法

① 事前に，各自の食事記録から一日の食塩摂取量を把握，もしくは外食・漬物・調味料，汁物，めん類など塩分の多い料理や食品の摂取頻度を把握しておく.

② 次の手順に従って，ソルセイブを用いて塩分閾値をチェックする.

【ソルセイブ使用方法】

❶ 少し水を飲み，口を湿らせます.

❷ 食塩含浸量 0 mg/cm² の濾紙（以下ブランクという）を下の使用法図のように　　　部分を舌に乗せ，3秒後に取り出します（濾紙の味を確認）.

❸ 食塩含浸量 0.6 mg/cm² の濾紙を同様に舌に乗せ，3秒間で何か味を感じるかをテストします.

❹ 塩からい，しょっぱい，塩あじ，塩っぽいなどの答えが出るまで，食塩含浸量 0.6 mg/cm² の濾紙から順に，食塩含浸量の多い濾紙をテストします.

❺ 連続三段階の濃度で答えが出ないときは，再度水で口をゆすぎ，再度ブランクを3秒間舌に乗せ，次の濃度に移ります.

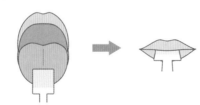

舌の先中央に　　　　　　軽く口を閉じ，3秒
本品を乗せます.　　　　たったら取り出します.

【使用上の注意】

- 味覚感度の診断用ではありません（減塩の参考として使用するものです）.
- チェック直前に味の濃いものを食べたときや，喫煙をしたときは，味覚が鈍感になっている可能性があるため，食後，もしくは喫煙後は，1時間以上経ってからご使用ください.
- チェック終了後，被験者は必ず口をゆすいでください.　　　　　　　　　　（ソルセイブ取扱説明書より引用）

③ ①と②から食塩摂取量や好みと閾値との関係性を，グループ，もしくはクラス内で話しあい，学びを深める.

第 5 章 疾患別の栄養管理の栄養ケア

課題 5 汁物の塩分を測定する

● 目的
- 日々の食塩摂取量や好みとの関係性を把握する.

● 材料
- 各自，自宅で自分の好みにあわせてつくった汁物の汁

● 器具
- 塩分測定器

● 方法
① 事前に，各自の食事記録から一日の食塩摂取量を把握，もしくは外食・漬物・調味料，汁物，めん類など塩分の多い料理や食品の摂取頻度を把握しておく.
② 各自，持参した汁物の塩分濃度を塩分計測器にて測定する.
③ ①と②から食塩摂取量と好みとの関係性を，グループ，もしくはクラス内で話しあい，学びを深める.

※実習課題4と5を組み合わせて行ってもよい.

課題 6 CKD患者用に，低たんぱく質でエネルギーが補給できる補食やおやつをつくる

[→第5章2 腎疾患]

● 目的
- 慢性腎臓病（CKD）患者のたんぱく質制限食の際，手軽にエネルギー補給ができる食品や方法を知る.

● 材料
- 考えたレシピで必要な材料（各班で購入）

● 方法
① 1食当たり，エネルギー150 kcal以上，たんぱく質3 g以下の補食，もしくはおやつレシピを考える.
- なるべく手軽につくれるものを考える.
- 市販食品のアレンジも可.
- CKD患者は高齢化してきているため，その点も考慮して考える.
- 甘いおやつが苦手な人もいるため，その点も考慮する.
② 調理・試食し，見た目，味などの感想・考察をし，学びを深める.

144 ● 栄養科学イラストレイテッド

課題 7 スパイロメーターを用いて呼吸機能測定を行う

[→第5章4 呼吸器疾患]

目的

- 呼吸機能検査（スパイロメトリー）に用いられる医療機器であるスパイロメーターの使い方を身につける．
- 慢性閉塞性肺疾患（COPD）の診断に必要な呼吸機能検査の検査項目や，その意味について理解する．

器具

- スパイロメーター
- ディスポーザブルマウスピース
- ノーズクリップ

方法

① 努力肺活量（FVC），1秒量（$FEV_{1.0}$）の予測値を求める（実習表2）．
② 鼻をノーズクリップで止める（ない場合は手でつまむ）．
③ マウスピースを口にくわえ，静かな呼吸を繰り返した後，大きく息を吸い，一気に強い息を全部吐き出す．
④ 呼吸量がグラフに表示され，1秒量（$FEV_{1.0}$）と1秒率（$FEV_{1.0}$％）が計算される．1秒率は$FEV_{1.0}$/FVCによって求められる．これを利用してFVCを算出する．
⑤ COPDにおける各測定項目の臨床意義について考察する．

実習表2　日本人のスパイロメトリー正常予測値

男性
FVC（L）＝ 0.045 × 身長（cm）− 0.024 × 年齢 − 1.785
$FEV_{1.0}$（L）＝ 0.036 × 身長（cm）− 0.028 × 年齢 − 1.178
女性
FVC（L）＝ 0.031 × 身長（cm）− 0.019 × 年齢 − 1.105
$FEV_{1.0}$（L）＝ 0.022 × 身長（cm）− 0.022 × 年齢 − 0.005

（「COPD（慢性閉塞性肺疾患）診断と治療のためのガイドライン 第5版」（日本呼吸器学会COPDガイドライン第5版作成委員会／編），メディカルレビュー社，2018より引用）

第5章 疾患別の栄養管理の栄養ケア

課題 8 COPDの栄養評価に有用な安静時代謝量を測定する

[→第5章4 呼吸器疾患]

目的

- 安静時代謝量（REE）の測定方法を身につける．
- 呼吸商の算出方法を理解する．
- 慢性閉塞性肺疾患（COPD）の栄養評価において，REEの実測値が栄養療法のエネルギー量や組成を決定するうえで有用な指標となることを理解する．

[→第5章5 肝臓・胆嚢・膵臓疾患]

● 機器

- 間接カロリーメーター（間接熱量計）

● 方法

被検者は測定前に8時間以上の絶食にしておくことが望ましい.

① 間接カロリーメーターを使用し，REEを測定する．実測値とさまざまな基礎代謝推定式から求めた予測値を比較し考察する.

② 測定結果から呼吸商を算出する.

③ COPDとエネルギー代謝および呼吸商について考察する.

課題 9 肝硬変患者の献立を作成する

[→第5章5 肝臓・胆嚢・膵臓疾患]

● 目的

- 投与されるBCAA製剤の種類によって，食事のエネルギーやたんぱく質の量を減少させる献立作成を学ぶ.
- 就寝前夜食（LES）を導入した場合の献立作成を学ぶ.

● 方法

① BCAA製剤である1 リーバクト配合顆粒3包，2 アミノレバンEN配合散3包を併用した場合の「2000 kcal/日，米飯200 g，たんぱく質70 g」の献立を作成する．この際，家族とともに食べることできるように，主食と主菜の量を工夫する.

② LESとして200 kcalのおにぎりを使用した場合の献立を作成する.

課題 10 身近な食品のアルコール量，脂質量を計算する

[→第5章5 肝臓・胆嚢・膵臓疾患]

● 目的

- 膵炎患者の献立作成に備え，身近な食品のアルコール量や脂質量を知る.

● 方法

① 身近にあるアルコール飲料について，アルコール量（g）を計算する.

② ふだんよく摂取する主菜のポーションサイズを考慮して，脂質量（g）を計算する.

　例）卵1個，納豆1パック，ささみ1本，たい1切れ

　　【純アルコール量（g）の算出式】

　　摂取量(mL) × [度数 あるいは % ÷ 100] × 0.8(比重)

　例）ビール500 mL（5％）の場合，500 mL × 0.05 × 0.8 = 20 g

　　　ビール350 mL（5％）の場合，350 mL × 0.05 × 0.8 = 14 g

課題 11 成分栄養剤の調製と経腸栄養剤の官能評価を行う [→第5章6 消化器疾患]

● 目的

- 成分栄養剤の調製のしかたを知る.
- 経腸栄養剤を官能評価し, 分類と特徴を理解する.

● 材料

- 成分栄養剤：エレンタール配合内容剤［EAファーマ社］
- 成分栄養剤専用フレーバー［EAファーマ社］
- 成分栄養剤専用ゼリーミックス［EAファーマ社］
- 成分栄養剤専用 水で作れるゼリーミックス［EAファーマ社］
- 水　　　• 熱湯
- 市販の半消化態栄養剤：アイソカル100［ネスレ日本社］, テルミールミニ［テルモ社］, 明治メイバランスMini［明治社］など

● 器具

- 成分栄養剤溶解ボトル　　• 計量カップ　　• 官能評価用カップ

● 方法

1）成分栄養剤の調製

① 成分栄養剤溶解ボトルに水（ぬるま湯でも可）を250 mL入れる.

② 成分栄養剤の粉末と専用フレーバーを①に入れる.

③ フタが確実に閉まっていることを確認してからよく溶解する.

④ 仕上がりの量が300 mL（1 kcal/mLの濃度）になっていることを確認する.

2）成分栄養剤をゼリーに調製1

① 熱湯を100 mL入れた成分栄養剤溶解ボトルにゼリーミックスを入れ, 軽く溶解する.

② ①に水50 mLを入れて温度を調整する.

③ ②に成分栄養剤の粉末と専用フレーバーを入れる.

④ フタが確実に閉まっていることを確認してからよく溶解する.

⑤ ④を器に移し冷蔵庫で30分間冷やす.

3）成分栄養剤をゼリーに調製2

① 水150 mLを入れた成分栄養剤溶解ボトルに水で作れるゼリーミックスを入れ, 軽く溶解する.

② ①に成分栄養剤の粉末と専用フレーバーを入れる.

③ フタが確実に閉まっていることを確認してからよく溶解する.

　※混ぜすぎるとゲル化しにくくなるため約15秒間（50回程度）を目安にする.

④ ③を器に移し冷蔵庫で30分間冷やす.

4）官能評価

できあがった成分栄養剤, 準備した半消化態栄養剤を容器に移し, 官能評価する.

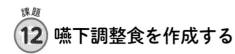

課題 12 嚥下調整食を作成する

［→第5章7 摂食嚥下障害］

● 目的
- 嚥下食の食形態として多用される学会分類2021コード1jおよびコード2の作成方法を理解する.
- 嚥下食の栄養価について理解し，おいしく，見た目にも楽しい嚥下調整食を考える.

● 材料
- 食材：考えたレシピで必要な材料（各班で購入）
- 固形化する材料（必要な場合）
  - ▶ 固形化補助食品（コード1jの作成時）：ソフティアG［ニュートリー社］またはスベラカーゼ［フードケア社］を利用
  - ▶ とろみ調整食品（コード2の作成時）：つるりんこQuickly［クリニコ社］など
- 栄養価を上げる材料（必要な場合，どちらか一つ選ぶ）
  - ▶ 栄養剤：ニュートリーコンク2.5［ニュートリー社］
  - ▶ MCTオイル：日清MCTオイル［日清オイリオ社］

● 方法
① コード1jとコード2で構成された嚥下食を1食（昼食または夕食を想定）調理する.
② 1食当たり，400 kcal以上，たんぱく質10 g以上となるよう，必要があれば栄養剤またはMCTオイルを使用する.
③ その後，試食を行う.

課題 13 嚥下調整食（おやつ）を作成する

［→第5章7 摂食嚥下障害］

● 目的
- おいしく，見た目にも楽しい嚥下調整食のおやつを考える.

● 材料
- 食材：考えたレシピで必要な材料（各班で購入）
- 固形化する材料（必要な場合）
  - ▶ 固形化補助食品（コード1jの作成時）：ソフティアG［ニュートリー社］またはスベラカーゼ［フードケア社］を利用
  - ▶ とろみ調整食品：つるりんこQuickly［クリニコ社］など

● 方法
コード1jとコード2-2，コード3の嚥下食（おやつ）を各1種類ずつ調理し，試食を行う.
- それぞれ，展開ではなく別のレシピを考えること.
- 1品当たり，100 kcal以上をめざしてつくる.

課題 ⑭ とろみの段階を視覚で確認する

[→第5章7 摂食嚥下障害]

● 目的

- 学会分類2021で推奨されているとろみの3段階の流れる速度を視覚的にとらえる.

● 材料

【簡易装置】

- 透明アクリル製下敷き
- タブレット台
- トレイ（100円均一店で購入可）

【食材】

- 色つきの飲料（視覚で確認したあと，実際に飲んで咽頭での流れを感じるとさらに理解が深まるので，麦茶や無糖コーヒーを使用するとよい）
- とろみ調整食品

● 方法

学会分類2021（とろみ）の3段階に，各班で考えた規定外の濃度を加えた4種類の濃度を作成し，簡易的な装置で角度をつけ，流す（実習図1）.

- 角度については，摂食嚥下の直接訓練において，①食塊を送り込みやすくする，②誤嚥を軽減ないし防止する，③適切な腹圧を保ち逆流を防止するために床面に対する体幹角度を30〜90度に調整することがあるということを踏まえ，30度，45度，60度の3段階を実施する.

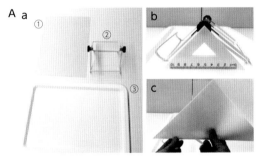

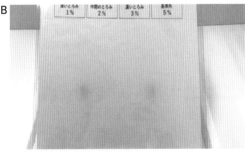

実習図1 とろみの段階を視覚で確認

A）a：とろみの3段階を流すための装置を設置．①透明下敷き，②タブレット台，③トレイ．b, c：30度，45度，60度に三角定規を用い設定．B）透明下敷きに4種類のとろみを流し，とろみ3段階の粘度を視覚的に確認.

第5章 疾患別の栄養管理の栄養ケア

課題 15 咀嚼機能を評価する

[→第5章7 摂食嚥下障害]

目的
- 咀嚼機能評価を通して，口腔内へ関心をもつ

材料
- キシリトール咀嚼チェックガム［オーラルケア社］（実習図2）

方法
商品紹介ホームページ（https://www.oralcare.co.jp/product/post-32.html）にある説明書どおり，60回かんでガムの色変化を観察する.
→説明書は，簡易版と詳細版がホームページにある.

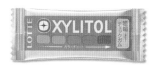

実習図2　キシリトール咀嚼チェックガム
（オーラルケア社より転載）

課題 16 胃切除術患者の分割食を作成する

[→第5章8 周術期・緩和ケア]

目的
- 胃切除後の分割食について理解する.
- 少量で高エネルギー，高たんぱく質な食事について理解し，見た目にも量を抑えた分割食を考える.

材料
- 食材：考えたレシピで必要な材料（各班で購入）
- 間食：市販食品など

方法
一日6回食の分割食を調理する. 各1食当たり，300 kcal以上，たんぱく質10 g以上となるように献立を作成し，調理する. その後，試食する.

【試食の観点】
栄養価，見た目の量，一食の食事量が適正であるか，在宅での作成のしやすさ，購入のしやすさなどを比較する.

課題 17 低栄養患者に対する少量高エネルギー食の献立をつくり，調理する

[→第5章9 老年症候群]

目的
① 低栄養患者に適した食材の選択や栄養強化製品の利用について理解する.
② 低栄養患者に対する調理を行い，見た目，味，食べ応えなどを体験する.

材料

- 食材：おのおのが考案した献立に用いる食材
- 栄養強化製品：粉飴［ハーバー研究所］，日清MCTオイル［日清オイリオ社］，明治栄養アップペースト［明治社］などの栄養強化製品のなかから少なくとも1種類を使用する（実習表3）．

実習表3　栄養強化製品と栄養補助食品の例

名称［販売者］	形状	エネルギー	たんぱく質
① 栄養強化製品			
明治栄養アップペースト［明治］	ペースト状	100 kcal/15 g	3.5 g/15 g
ジャネフ ワンステップミール 料理に混ぜる栄養パウダー［キユーピー］	粉末状	27 kca/5.5 g	3 g/5.5 g
PFCパウダー［フードケア］	粉末状	25 kcal/5.5 g	1.1 g/5.5 g
日清MCTオイル［日清オイリオ］	オイル	18 kcal/2 g	0 g/2 g
マクトンオイル［キッセイ］	オイル	18 kcal/2 g	0 g/2 g
ジャネフ ワンステップミール ごはんにあうソース［キユーピー］	ペースト状	60 kcal/10 g	0.1〜0.2 g/10 g
② 栄養補助食品			
エンジョイクリミール［クリニコ］	液状	200 kcal/125 mL	7.5 g/125 mL
明治メイバランス［明治］	液状	200 kcal/125 mL	7.5 g/125 mL
アイソカル100［ネスレ］	液状	200 kcal/100 mL	8 g/100 mL
メディミルロイシンプラス［味の素］	液状	200 kcal/100 mL	8 g/100 mL
エプリッチドリンク［フードケア］	液状	200 kcal/125 mL	8.2 g/125 mL
アイオールソフト160［ニュートリー］	ムース状	160 kcal/81 g	8 g/81 g
アイソカルゼリーハイカロリー［ネスレ］	ムース状	150 kcal/66 g	3 g/66 g
③ 褥瘡治癒に有益な可能性がある成分を含有している栄養補助食品			
エンジョイArgina［クリニコ］ ※アルギニン，コラーゲンペプチドなど含有	液状	200 kcal/125 mL	5 g/125 mL
アイソカルプラスEX［ネスレ］ ※アルギニンなど含有	液状	300 kcal/200 mL	15 g/200 mL
ブイ・クレスCP-10［ニュートリー］ ※コラーゲンペプチドなど含有	液状	80 kcal/125 mL	12 g/125 mL
アバンド［アボット］ ※アルギニン，HMB（ロイシンの代謝産物）など含有	粉末状	79〜82 kcal/24 g	14 g/24 g

方法

① 模擬症例情報を提示し，献立作成の対象者のイメージをつくる．

② 必要栄養量に応じて，ボリュームを増やさず高エネルギー，高たんぱく質となるような献立を作成する．例えば1食600 kcal，主食の米飯を140 gと決定したうえで，主菜・副菜で栄養価を高めるのも一つの工夫である．

③ 調理実習を行い，味や見た目，ボリューム感などを評価する．

症例

75歳　男性

- **主訴**：体重減少，食欲不振
- **基礎疾患**：うつ病，高血圧症，陳旧性心筋梗塞
- **生活背景**：もともと妻と2人暮らし．中学校教師として長年従事しており，最後は校長まで務めた．子どもは3人いるが，結婚し県外に居住．65歳で仕事を引退し，以降は妻と仲睦まじく生活し，地

域の自治会活動にも積極的に参加していた．昨年6月，心筋梗塞を発症し冠動脈ステント留置術を施行されて自宅退院したが，健康のためにと極端に食事を制限するようになった．食事は一日3食摂取しているが，以前の半分程度しか摂取していない．最近ふらつくようになり，自宅で2回転倒した．外出するときは妻の付き添いを要している．低栄養を疑った外来主治医から，管理栄養士（あなた）に栄養指導の依頼があった．

- 身長：160 cm
- 体重：35 kg
- 6カ月前の体重：45 kg
- 栄養評価（MNA®-SF）：3点（低栄養）

【治療内容】
- うつ病：抗うつ薬（選択的セロトニン再取り込み阻害薬）
- 高血圧症：降圧薬（アンジオテンシン変換酵素阻害薬）
- 陳旧性心筋梗塞：抗血小板薬（アスピリン）

【その他の情報】
- 調理は主に妻が担っている．料理は得意だが，本人のためにどのような食事をつくればよいのかはよくわかっていない．
- 主治医からは塩分制限よりも低栄養の改善を優先してほしいと指示されている．
- うつ病の程度は不明だが，治療は内服1剤のみでコントロール．
- 本人からは「妻からごはんを食べていないから体力がつかないと言われているが，心筋梗塞は二度と起こしたくなく，食べすぎてしまうのが怖い．どのような食事なら食べてもよいのかを管理栄養士さんにぜひ教えてほしい」との意見が聞かれている．

課題 18 下痢・嘔吐症状の乳幼児の対応について，手順をシミュレーションする

[→第5章10 小児疾患]

● 目的

- 脱水の重篤度に応じた方法で水分の補給ができる．

● 方法

次の症例について脱水状況を把握し，水分の補給法と水分維持の方法を検討する．

症例

1歳7カ月　男児
- 現疾患：軽度脱水
- 既往歴：なし
- 現病歴：朝から嘔吐（2回），下痢（2回）があり，午後に近医小児科を受診．
  末梢冷感なし，呼吸数正常，意識良好，くちびるやや乾燥あり，ツルゴール正常，血液生化学検査実施なし．
  診察の結果，ウイルス性胃腸炎による軽度の脱水があり経口補水療法となった．
- 主訴：保育所で急性胃腸炎が流行している，飲食はできず，朝および昼は食べていないとのこと．
- 身体計測：身長82.5 cm，1週間前体重11.0 kg，来院時体重10.8 kg，体重減少率2%

1）本児に適した①，②の内容を記載せよ（実習表4）

実習表4

【① 栄養アセスメント内容】	
• 臨床診査	
• 臨床検査	
• 身体計測	
• 食事摂取量調査	
【② 栄養補給法】（経口栄養法，経管栄養法，静脈栄養法のうち，どれか）	
ⅰ）脱水の補正方法	
• 投与液	
• 投与時間および投与量	
• 投与方法	
ⅱ）脱水補正後の水分維持方法	
• 投与液	
• 投与量	
• 投与方法	

課題 ⑲ 原発性肥満児への対応について，手順をシミュレーションする

[→第5章10 小児疾患]

● 目的

• 肥満度判定曲線および身長・体重成長曲線を，栄養食事指導に活用する.

• 極端なエネルギー制限なく肥満を解消させる.

● 材料

• 肥満度判定曲線　• 身長・体重成長曲線

● 方法

次の症例について肥満の程度や状況を把握し，どのような献立が適しているかを検討する.

症例

3歳2カ月　女児

• 原疾患：原発性肥満. 2歳6カ月過ぎ頃より体重増加を認め来院した.

母，基礎疾患なし，妊娠中の異常なし，在胎37週2900 g，48.5 cm で出生.

発達の遅れはない. 診察所見，血液検査所見より原発性肥満と診断され食生活の改善が必要となった.

- **家族歴**：父高血圧，祖父（父方）糖尿病，祖母（父方）脂質異常症
- **生活状況**：児が1歳6カ月になった頃から，祖父母（父方）と同居をはじめた．現在は両親，祖父母と5人で暮らしている．父親は終日，母親は8時〜15時まで勤務をしており，日中は祖父母が女児の面倒を見ている．ふだんは家で遊んでおり，生活活動量は低い．
- **食事内容**：幼児食を1日3回（朝食，昼食，夕食）と間食を1回食べる．間食は15時頃に，帰宅した母親と果物などを食べる．食事のバランスは比較的良いものの，前述以外にも，21時頃に帰宅した父親の夕飯を，22時頃に晩酌をする祖父のおつまみを欲しがることが多く，そのつど，父や祖父と一緒に食べている．また，それぞれの大人がこっそりとチョコレートなどのおやつをあげていることが多い．家族としては，かわいくてついおやつをあげてしまうが，この点については，今後は自分たちが我慢しなくてはならないと認識しているとのことである．来院時の聞き取りでは，食事と15時の間食より約1200 kcal/日，父親の夕飯や祖父の晩酌用のおつまみなどから約300 kcal/日を摂取している．

身長，体重の推移

年齢（歳）	身長（cm）	体重（kg）
3カ月	60.0	6.9
4カ月	63.0	7.4
5カ月	65.0	7.7
7カ月	68.0	8.2
1歳0カ月	73.5	9.0
1歳6カ月	80.0	10.5
2歳5カ月	88.0	12.5
3歳2カ月	93.0	17.0

- **臨床検査（空腹時）（いずれも正常範囲内）**：AST 29 IU/L，LDH 250 IU/L，Tcho 146 mg/dL，TG 60 mg/dL，血糖値 82 mg/dL，HbA1c 4.5 %

1）本児に適した下記の内容を記載せよ（実習表5）

実習表5

【栄養アセスメント内容】	
• 身体計測	
• 食事摂取量調査	
• その他	［生活習慣］
	［家族背景］

a）身体計測項目にある肥満度判定曲線よりわかること

b）身体計測項目にある身長・体重成長曲線よりわかること

c）今後，身長・体重成長曲線のチャネルは，どのような曲線になるべきか

2）本児に適した献立をエネルギー量別の食品構成を用いて作成せよ

課題 20 コンビニエンスストアの商品を利用して妊娠糖尿病の献立を考える

[→第5章11 妊産婦]

目的
- 仕事をもち，昼食をコンビニエンスストアで準備することが多い妊娠糖尿病患者に向け，手軽なコンビニエンスストアの商品をバランスよく組み合わせ，栄養指導で提案できる献立例を考える．

材料
- コンビニエンスストアでよく販売されている商品

方法
① 自分自身を妊娠後期と仮定し，必要栄養量を算出する．
②「糖尿病食事療法のための食品交換表」を参考にして一日分の食品構成を考える．ただし，一日の食事の構成は3食と分割食とする．
③ 作成した昼食と午後の分割食の献立を実際に購入して試食する．試食時間は，昼食と午後の分割食は2〜3時間空けること．
④ 作成した献立の栄養量，栄養バランスを評価する．そして，食事の全体量・満足感，組み合わせが適切であるか，また，日々の昼食として価格も妥当であるかなどを評価する．

課題 21 食器，食事環境による食事の見え方を知る

[→第5章12 神経系・精神疾患]

目的
- 食品を，同色の食器と異なる色の食器に入れた際の食品の見え方を理解する．
- 認知機能が低下した方に対して，より認知しやすい食品の盛り付けができるようになる．

材料
- 米飯または全粥　　• ヨーグルト

器具
- 白い食器　　• 色の濃い（黒や黄色など）食器　　• ランチョンマット（複数の色）
- のりのつくだ煮やジャムなどのトッピング

方法
① 食品を白い食器と色の濃い食器に入れる．
② 食品の見え方の違いを観察する．
③ さらに，ランチョンマットを用いて食品の見え方を観察し（実習図3），最も認識しやすい組み合わせを考える．
④ 食品の見え方をわかりやすくするためにどのような工夫が必要かをグループで話しあい，実践する．

第5章 疾患別の栄養管理の栄養ケア

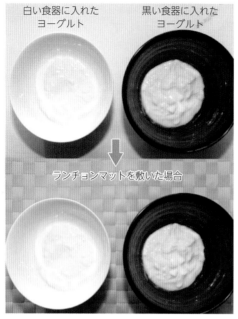

白い食器に入れた
ヨーグルト

黒い食器に入れた
ヨーグルト

ランチョンマットを敷いた場合

実習図3 食器，食事環境による
食品の見え方の違い

[→第5章12 神経系・精神疾患]

課題 ㉒ 食事介助を体験する

● 目的

- 食事介助をされる側を体験し，より良い食事介助の方法を理解する．
- 食事介助をする側を体験し，食事介助で注意すべき点を理解する．

● 材料

- 食品3品程度（米飯，主菜，副菜）

● 器具

- スプーン（カレースプーン，ティースプーン）

● 方法

① 2人一組になり，食事介助者，模擬患者を交互に体験する．
② 食事介助者は，模擬患者の意見を聞かずに，自分が良いと思うタイミングで食べ物を口に運ぶ．また，カレースプーンとティースプーンのそれぞれで食事介助を実施する．
③ 次に，食事介助者は，模擬患者が食べたい食品や良いタイミングを聞きながら食事介助を実施する．スプーンの大きさや一口量に関する意見も聞き，模擬患者が最も食べやすいような食事介助を実施する．
④ 模擬患者は，②と③の食事介助でどのように感じたかを食事介助者に伝え，食事介助者と模擬患者を交代する．
⑤ 食事介助者と模擬患者のどちらも体験したら，どのような食事介助が良いかを議論し，再度食事介助者と模擬患者を交互に体験する．

課題 23 がん患者の栄養評価を Patient-Generated SGA を用いて評価する

[→第5章13 がん]

目的
- 栄養評価法を理解し，使用できるようにする．

材料
- Patient-Generated SGA〔p.133 図21；PG-SGA事務局ホームページ（https://pt-global.org/page_id13/）参照〕

方法
次の症例について栄養状態を評価し，化学放射線療法時の栄養サポートについて調べる．

症例
70歳代　女性
- **現疾患**：頸部食道がん（cT2N2M0 Stage II）
- **主訴**：嚥下痛，食欲不振，体重減少
- **既往歴**：高血庄症
- **現病歴**：半年前より嚥下時に違和感を認めるようになった．約2カ月前からは嚥下痛のため食事摂取が困難になった．また，疲れやすくなり，横になっている時間が多くなった．当院の耳鼻科を受診し，精査の結果，頸部食道がんと診断され，化学放射線療法が実施されることになった．治療は抗がん剤である5-FU（フルオロウラシル）とCDDP（シスプラチン）投与を計2コースと，放射線照射総線量（60 Gy/30 fr）が計画された．

【入院時栄養アセスメント】
- 身長142.0 cm，入院時体重38.0 kg，BMI 18.8 kg/m^2（6カ月前の体重44.5 kg）．
  指輪っかテストで筋肉量の減少を認める（ふくらはぎの筋肉で隙間ができる）．皮下脂肪の減少．
- **血液検査**：RBC 355万/mm^3，Hb 10.3 g/dL，WBC 8900，CRP 3.82 mg/dL，Alb 2.8 g/dL

課題 24 化学療法の副作用に関するリーフレットを作成する

[→第5章13 がん]

目的
- がん患者の栄養指導方法を理解する．

参考Webページ
- 「がんと食事」（国立がん研究センター東病院）（https://www.ncc.go.jp/jp/ncce/CHEER/meal/index.html）
- 「がん治療による食事の悩みのアドバイス（栄養食事指導ツール）」（明治）（https://www.meiji.co.jp/meiji-nutrition-info/pdf/science/info/nutrition_guidance_07.pdf）
- 「食事，栄養管理について〜栄養士からのアドバイス〜」（国立がん研究センター東病院）（https://www.ncc.go.jp/jp/ncce/info/seminar/2018/0424/20180407_nutrition_management.pdf）

● 方法

① 化学療法により生じる副作用（食欲不振，嘔気，味覚異常，嗅覚異常など）について，各症状に対する対処法や食事のとり方を示したリーフレットを作成する．この際，前述した参考 Web ページを活用するとよい．

② 同級生などの模擬患者に，作成したリーフレットを用いて説明する．

第6章 発展編

Point

1 地域包括ケアシステムを理解する.
2 訪問栄養指導を理解する.
3 チーム医療・多職種による栄養管理を理解する.

1 地域包括ケアシステム

A. 地域包括ケアシステムとは

1) はじめに

日本の65歳以上の人口は2021年9月15日現在，3640万人を超えた．2024年には約3900万人でピークを迎え，その後も75歳以上の人口割合は増加し続けることが予測される（p.163 図5参照）．特に団塊の世代（1947〜1949年生まれ）が75歳以上となる2025年以降は，医療や介護の需要が高まると考えられる．そのため，2003年に厚生労働省は，2025年をめどに，**高齢者の尊厳の保持と自立生活支援**を目的として，可能なかぎり住み慣れた地域で自分らしい暮らしを人生の最期まで続けることができるよう，地域の包括的な支援・サービス提供体制（**地域包括ケアシステム**）を提唱した．

2) 地域包括システムとは

地域包括ケアシステムとは，高齢者の支援を目的とした総合的なサービスを地域で提供するしくみである．住まいを中心に，医療，介護，生活支援・介護予防が相互にかかわり，団塊の世代が重度な要介護状態になっても住み慣れた地域で自分らしい生活ができるよう一体的に提供される（図1）．

今後は増加が見込まれる認知症高齢者の地域生活を支援することも考慮しなければならない．地域包括ケアシステムは，人口密度の高い地域と人口減少が顕著な地域では高齢化の進展状況や課題が異なる．そのため保険者である市町村や都道府県が，地域の自立性や主体性に基づき，地域の特性に応じて構築している．制度で一律に規定されるシステムというより，地域ごとに構築される連携のネットワークといったほうが実態に近い．

3) 地域包括システムの構築

各市町村・都道府県は2025年に向けた介護保険事業計画を3年ごとに策定する．これは地域の自主性・主体性に基づいて，図2のプロセスに沿って実施される．

まず提供すべきサービスを考えるには，地域に暮らす高齢者がどのような課題を抱えているか知ることが必要である．次に，市町村・都道府県の関係者で課題を共有し，全体でより良いケアについて検討するための会議（**地域ケア会議**）が開催される．この会議は行政担当者・地域包括センター・ケアマネジャー・介護サービス提供事業所，医療機関および社会福祉協議会の関係者・町内会の代表などさまざまな立場の人が参加し，地域づくりや資源開発に役立っている．管理栄養士もそのなかの一専門職として地域ケア会議に参加し，日常生活を営むうえで基本となる食事について，適切な栄養摂取といった観点から助言を行っている（表1）．

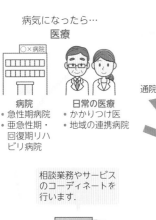

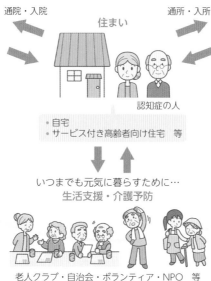

図1　地域包括ケアシステムの姿
(三菱UFJリサーチ＆コンサルティング「＜地域包括ケア研究会＞地域包括ケアシステムを構築するための制度論等に関する調査研究事業　報告書【資料編 - 地域包括ケアシステムの構築に向けて】」（平成25年度厚生労働省老人保健健康増進等事業），2014[1] を参考に作成)

4) 地域包括ケアシステムの5つの要素と4つの助[3]

　地域包括ケアシステムは，「住まい」と「生活支援」という生活の要素に，専門的なサービスである「**医療・看護**」「**介護・リハビリテーション**」「**保健・福祉**」の要素が加わり，それぞれが連携しながら在宅生活を支えている（図3）．

①住まい

　生活の基盤として必要な住まいが整備され，本人の希望と経済力にかなった住まい方が確保されていること．高齢者のプライバシーと尊厳が十分に守られた住環境が必要である．

②生活支援

　心身の能力の低下，経済的理由，家族関係の変化などにおいても，尊厳ある生活が継続できるよう生活支援を行う．生活支援には，食事の準備などのサービス化できる支援から，近隣住民の声かけや見守りなどのインフォーマルな支援まで幅広く，担い手も多様である．生活困窮者などには，福祉サービスの提供を行う．

③医療・介護・福祉

　個々人の抱える課題にあわせて「医療・看護」「介護・リハビリテーション」「保健・福祉」が専門職によって提供される．ケアマネジメントに基づき，必要に応じて生活支援と一体的に提供する．

④本人の選択と本人・家族の心構え

　単身・高齢者のみ世帯が主流になるなかで，在宅生活を選択することの意味を，本人家族が理解し，そのための心構えをもつことが重要である．

　また，「**自助**」「**互助**」「**共助**」「**公助**」が連携して，さまざまな生活課題を解決していく取り組みが必要である（図4）．

B. 実際の取り組みについて

1) 広島市高齢者の保健事業と介護予防

　広島市では，高齢者ができるかぎり住み慣れた地域で自立した生活が送れるように，「フレイル対策を通じて高齢者の歩く，食べるといった基本的な生活機能が加齢により低下することを防ぐ，あるいはなるべく遅

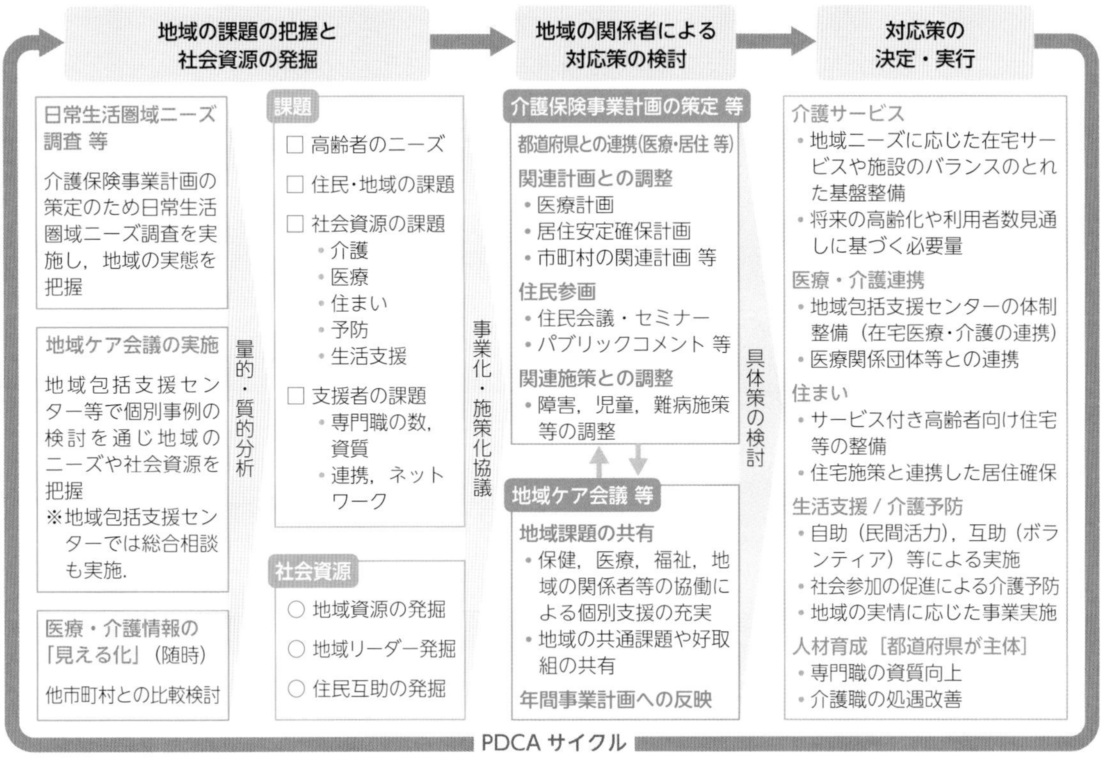

図2　市町村における地域包括ケアシステム構築のプロセス（概念図）
（三菱UFJリサーチ＆コンサルティング「＜地域包括ケア研究会＞地域包括ケアシステムを構築するための制度論等に関する調査研究事業 報告書【資料編−地域包括ケアシステムの構築に向けて】」（平成25年度厚生労働省老人保健健康増進等事業），2014[1] より引用）

表1　地域ケア会議における専門職の役割と助言

専門職	期待する役割
医師	症状や障害を把握したうえで，医学的な観点から事例の予後予測，対象者の動作や活動について助言を行う
歯科医師	歯科疾患，口腔機能，口腔衛生の観点から助言を行い，事例の予後予測を行う
薬剤師	ケース処方されている薬に関する情報提供（重複投薬・副作用など）および服薬管理の観点からの助言を行う
訪問看護師	症状や障害を把握したうえで，医療的な観点から，日常生活のあり方や家族調整などに関する助言を行う
管理栄養士	日常生活を営むうえで基本となる食事について，適切な栄養摂取といった観点から，助言を行う
理学療法士	主に基本動作能力（立ち上がり，立位保持，歩行など）の回復や維持，悪化の防止の観点からの助言を行う
作業療法士	主に応用的動作能力（食事・排泄など），社会適応能力（地域活動への参加・就労など）回復・維持，悪化の防止の観点からの助言を行う
言語聴覚士	主にコミュニケーション（話す）・聴覚（聞く）・摂食（食べる）に障害を抱える事例に対し，各能力の回復や維持，悪化の防止の観点からの助言を行う
介護支援事業所職員	アセスメントや支援計画書の目標の立て方，位置づけるべきサービス内容などに関する助言を行う
通所介護事業所職員	通所介護サービスの提供のあり方やサービス利用にあたっての留意点などの助言を行う
訪問介護事業所職員	訪問介護サービスの提供のあり方やサービス利用にあたっての留意点などの助言を行う
生活支援コーディネーター	地域団体やボランティア団体の活動，地域活動の紹介など，社会参加に関する助言を行う

（平成29年度介護予防活動普及展開事業アドバイザー養成研修会資料[2] より一部抜粋して引用）

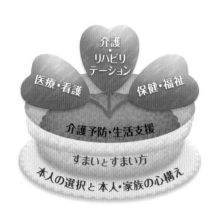

図3　地域包括ケアシステムの「植木鉢」
（三菱ＵＦＪリサーチ＆コンサルティング「＜地域包括ケア研究会＞地域包括ケアシステムと地域マネジメント」（地域包括ケアシステム構築に向けた制度及びサービスのあり方に関する研究事業），平成27年度厚生労働省老人保健健康増進等事業，2016[4]）より引用）

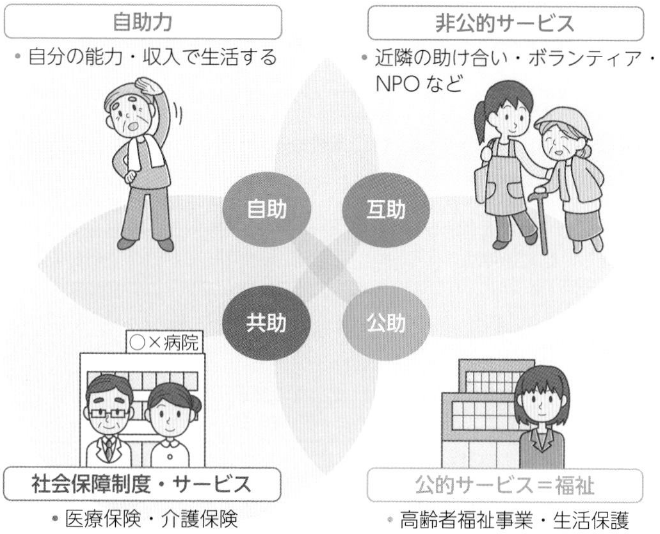

自助力
・自分の能力・収入で生活する

非公的サービス
・近隣の助け合い・ボランティア・NPOなど

自助　　互助

共助　　公助

○×病院

社会保障制度・サービス
・医療保険・介護保険

公的サービス＝福祉
・高齢者福祉事業・生活保護

図4　「自助」「互助」「共助」「公助」のかかわり
（三菱ＵＦＪリサーチ＆コンサルティング「＜地域包括ケア研究会＞地域包括ケアシステム構築に向けた制度サービスのあり方に関する研究事業 報告書【本編】」（平成28年度厚生労働省老人保健健康増進等事業），2017[5]）を参考に作成）

らせる」，また「多くの高齢者が糖尿病や高血圧などの慢性疾患を抱えているという特性を踏まえ疾病にかかりにくくする，あるいは重症化を予防する」ことを実現していくために，保健事業と介護予防の一体的実施を進めている[6]．

2）広島市における一体的実施の推進体制

　早期の保健指導が予防や医療費の改善につながる「糖尿病」を重点課題とし，2020年度から「服薬」や「口腔」に関する取り組みを行い，2021年度からは「栄養」に関する取り組みを実施している．

- **服薬**：疾病管理に必要である適正な服薬を行うことにより，その重症化予防につなげる．
- **口腔**：糖尿病との関係が裏付けられており，フレイルとも関係がある．
- **栄養**：低栄養予防を行うことで，生活習慣病の重症化予防やフレイル状態の改善につなげる．

3）具体的な事業内容

①栄養に関する相談・指導事業

　広島県栄養士会に委託のうえ，管理栄養士の訪問などによる相談・指導を行い，高齢者個々の状態にあわせた生活習慣病の重症化予防やフレイル状態改善に向けた「栄養」の取り組みを行う．

②ハイリスクアプローチ

- **後期高齢者健診受診者へ個別の支援**：後期高齢者健康診断受診者のうち，健診データや質問票などにより低栄養のおそれがあると判断された人を対象として，管理栄養士が居宅訪問などにより栄養改善のための指導・助言を行うとともに，必要に応じて介護予防事業への支援につなげる．

③ポピュレーションアプローチ

- **通いの場などでの支援**：地区の担当保健師が地区活動や保健指導などを行うなかで，管理栄養士による相談の必要性があると判断した人を対象として，管理栄養士が居宅訪問などにより栄養改善のための指導助言を行う．

2　福祉・介護と在宅栄養

A. 福祉・介護の栄養管理

　人間は誰でも老いていく．日本は全人口に対する65歳以上の割合が21％を超え，**超高齢社会**を迎えている．2000年900万人だった75歳以上の人口は，2025

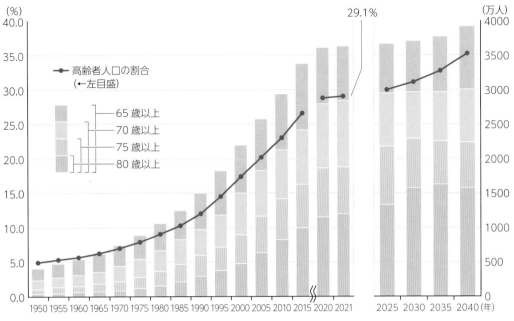

図5　高齢者人口およびの割合の推移（1950年〜2040年）
（「統計トピックスNo.129 統計からみた我が国の高齢者 1.高齢者の人口」（総務省統計局），2021[1]より引用）

年には2180万人になると予想されている．80歳以上の高齢者は2000年に486万人だったのが，2025年には1331万人となる．高齢者の人口の伸びは2040年まで続くとみられ，その後75歳以上は緩やかに減少していくが，80歳以上は増加するとみられている（図5）．そのような状況を踏まえて，今後どのように老後を迎えるかが重要な課題となってくる．

内閣府の調査によると，高齢者の半数近くは介護を受けたい場所として「自宅」をあげている．また最後を迎えたい場所も「自宅」が6割近くとなり，「最期は病院で」との概念が薄くなり「最期は住み慣れた地域，自宅で」となってきている．

1）福祉・介護の現場で今，起きていること

超高齢社会を迎えて介護の現場では，年老いた夫が自分より若い妻の介護を担う，またその逆もあり，いわゆる「老老介護」がたいへん多い．また年老いた親の介護のため，子どもが離職するなどの「介護離職」も起こっている．

このように介護に真面目に取り組もうとするあまり，レスパイトケア※1が必要であるにもかかわらず，自分たちが休息するために介護保険を使う罪悪感から拒む家族も多い．閉鎖的な空間で介護に取り組むと孤独感，ストレスがたまり，最悪の場合，**高齢者虐待**につながるケースもある．

介護施設では働く職員の不足が問題となっている．在宅介護も家族だけでは担いきれず，福祉業界全体の介護力の低下，地域ごとの取り組み，制度の見直しなど問題が山積している．

2）在宅での栄養管理の必要性

訪問医療での高齢者のなかには，栄養状態が悪い利用者が多数いる．「**食**」は単なる栄養素の補給ではなく，生きていくうえでとても大切なことであり，ひいては「**生きる喜び**」にもつながる．食の専門家である**管理栄養士**は積極的に**在宅ケア**にかかわっていく必要がある．

今後の管理栄養士のニーズは，病院，施設から在宅へと幅広く求められる．そのため，管理栄養士の立場から在宅でのケアについて考えていかないといけない．そのことを念頭に置いて，介護の現場で通用する**知識とスキル**を身につける必要がある．

※1　**レスパイトケア**：介護する人に提供される，計画的もしくは緊急の一時的なケア．ケアする人のためのケア．

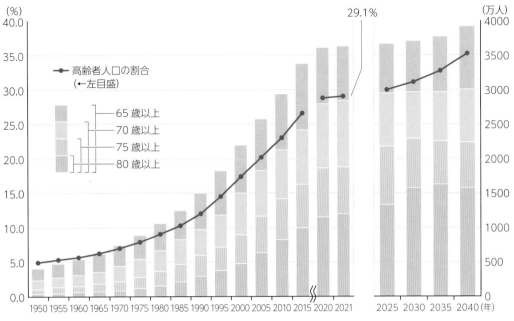第**6**章 発展編

3) 訪問医療の課題

高齢者は，住み慣れた地域で暮らすことを望んでいる．専門職が居宅に出向き，それぞれの立場から療養をスムーズに行う手助けをすることは，サービスを受ける側にとっては心理的に良い影響をもたらす制度である．

ではサービスを行う側からみた課題は何だろうか．

在宅に出向くということは**リスク**も伴う．頻度は少ないが身体的暴力を受けることもあるし，理不尽な要求を突きつける利用者，家族も一定数存在しているのも事実である．そのため精神的なダメージを加えられることもある．またそのような理不尽な要求をする利用者にも，専門職として平等に対応しなければいけないため，リスク管理も必要である．

サービスを受ける側と行う側の双方が，お互い気持ちよく続けられるよう心がけたい．

B. 在宅ケアと多職種連携

管理栄養士が行う在宅ケアでは，診療報酬による在宅患者訪問栄養食事指導と，介護報酬による居宅療養管理指導がある（以下，あわせて訪問栄養指導とよぶ）．医療と介護の連携が必要である．

在宅で暮らす**患者，利用者のQOL**を高めるためにという基本的な訪問栄養指導の方針は変わらないが，それぞれの算定要件や様式は異なるので，それぞれの手引書を確認しながら進めていくことになる．

ここでは地域との連携が必要になり，今後需要が高まるであろう介護報酬の訪問栄養指導を中心に述べる．

1) 地域包括ケアシステムとは

医療と介護の連携が叫ばれるなか，在宅における介護，ケアは今後，重要な課題となってくる．在宅ケアを行ううえで欠かせないのは**さまざまな人とのかかわり**である（p.160 図1）．

医師，訪問看護師，調剤薬局の薬剤師などの医療職に加えて，介護支援専門員，社会福祉士，ヘルパー，福祉用具専門相談員，福祉住環境コーディネーターなどの福祉・介護職などの**フォーマルなサービス**担当者だけではなく，民生委員や近隣住民など地域の方との**インフォーマルなサービス**も組み入れ，協力しながらケアを行う必要がある．

地域包括ケアシステムをうまく循環させて高齢者，利用者が生き生きと住み慣れた場所で最後を迎えることができるよう，管理栄養士も一助を担っていかなければならない（p.159 1 地域包括ケアシステム参照）．

2) 認知症在宅患者へのかかわり

在宅ケアを語るとき，認知症は避けて通れない．国が設けた認知症施策推進総合戦略（新オレンジプラン）の基本的な考え方は「**認知症の人の意思が尊重され，できるかぎり住み慣れた地域のよい環境で自分らしく暮らし続けることができる社会の実現をめざす**」である．現在，認知症の患者数は増えている．特に高齢になるにつれその割合は増加している．

認知症は特別な病気ではなく，**誰もがかかる可能性のある病気**である．また認知症は環境が変わると悪化することが多々あるので，**住み慣れた地域**でのケアが好まれる．特に在宅へのこだわりは強く，施設に入所した途端に状態が悪化するということが多々ある．

在宅ではするべきことがあり，家事など自分で仕切っていたことが，施設に入所するといきなり個から集団になってしまう．すると急激な環境の変化についていけない．家族からすると火の不始末やトイレの失敗や買い物の失敗などが積み重なり，介護疲れも加わり，とても自分たちでみるのは無理で在宅介護はできないと思ってしまうのもいたしかたないことである．これを認知症患者から見ると，全く違う視点になる．認知症は多くの場合，見当識障害を伴っているので自分の置かれた状況は理解できない．いきなり知らないところに連れてこられて，全く知らない人に囲まれ，自宅に帰ろうにも施錠されていて部屋を出ることすらできない．何とかして脱出しようと試みるのではないか？結果，離設につながる．

認知症患者が行動を起こすにはそれなりの理由があるということを理解する必要がある．

3) 多職種連携

病院では**多職種連携**は当たり前のように言われている．管理栄養士も病院のさまざまな会議やカンファレンスに参加している．では介護の現場においての多職種連携はどうだろうか？

訪問栄養指導は医師の指示に基づく**居宅療養管理指導**の一つである．そして介護支援専門員（ケアマネジャー，通称 ケアマネ）により居宅サービス計画書（通称 ケアプラン）に組み込まれる．

サービス担当者会議[※2]では，本人，家族はもちろんであるが，利用者にかかわるさまざまな職種（フォーマル），地域のボランティアの方や友人など（インフォーマル）も含めてそれぞれの立場での意見交換，アドバイスを行う．

さまざまな専門職や介護にかかわる地域の方が一堂に会する**サービス担当者会議は，貴重な意見交換，交流の機会**なので積極的に参加してほしい．

4）地域連携と地域へ根ざした管理栄養士

地域で仕事をする管理栄養士は，日頃からその**地域の特性や風習**などを理解しておくとよい．例をあげると，筆者の仕事場である呉市は海と山に囲まれた街である．高齢化率も高く要介護の方も多い．全国的にみても健康寿命が短い街である．軍港の街であり戦艦大和が造られた街でもあるので，高齢者のなかにはそれを誇りに思っている人も少なくない．見方を変えれば閉鎖的で封建制の強い街でもある．各市町村が進めている地域介護予防拠点整備促進事業の一つである100歳体操なども活発に行われている．

どのような事業があるかは各市町村の**地域包括支援センター**でわかるので，時間があれば見学などしてみるのもよい．地域の自治体の方や地域包括支援センターの職員と顔なじみになれば，困難事例の利用者とのかかわりも協力してくれることも多い．**地域全体で高齢者を支えていくしくみづくり**が大切であるので，管理栄養士も積極的に参加するよう心がける．

例）地域包括支援センター主催の介護予防教室への参加（図6）

地域包括支援センターが主催して，要支援の方や介護認定は受けていないが介護予防に興味がある方などを対象に，介護予防教室お達者クラブを開催している．内容は体操，口腔，栄養の三本柱で，講師は理学療法士，歯科衛生士，管理栄養士が交代で務めている．このような職域を超えた活動は今後広がっていくと思われる．

なお，主催は地域包括支援センターであったが，そこから自主グループができてそれぞれで活動している．

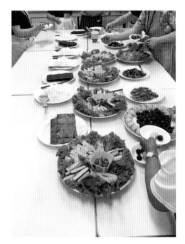

図6 介護予防教室の様子

C. 訪問栄養指導

1）訪問栄養指導の必要性

地域に暮らす高齢者は何らかの疾患を抱えている場合が多々ある．栄養状態の過不足による疾患も多くあるが，見過ごされがちである．

介護保険での訪問栄養指導は歴史が浅く，実践者が少ない．しかし高齢者や利用者の食への欲求は高まっており，食に関するさまざまな問題も多々見受けられる．当院（ほうゆう病院）で行ったアンケート調査結果[※3]を以下に紹介する．

問1 訪問栄養指導は必要だと思いますか？

90％が「はい」と回答した．

内容を詳しく見ると，ケアマネも在宅での利用者の栄養管理には危機感をもっていて，訪問栄養指導の必要性を感じていることがうかがえる．

問2 食事や栄養についてどのような課題がありますか？（図7）

問3 訪問栄養指導の依頼が少ないのはなぜだと思いますか？（図8）

どこに依頼したらよいかわかならいという回答が約85％を占めていた．そのなかには訪問栄養指導を実施しているところがない，わからないといった回答もあった．

ケアマネは利用者の栄養状態を気にしている．また

[※2] **サービス担当者会議**：ケアマネが作成した居宅サービス計画書の内容を各サービスの担当者が集まって検討する会議．

[※3] 対象：呉市内の居宅介護支援事業所および地域包括支援センターのケアマネ61名．実施：2014年．

第**6**章 発展編

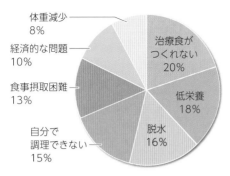

図7　食事や栄養についてどのような課題が
　　 ありますか？

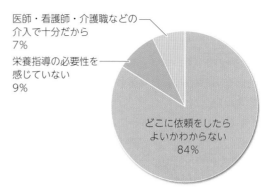

図8　訪問栄養指導の依頼が少ないのはなぜだと
　　 思いますか？

管理栄養士などの専門職に介入してほしいと思ってい
るが，訪問栄養指導に従事する管理栄養士が少なく，
どこに依頼をしたらよいかわからないと感じているこ
とがうかがえる．

　私たち管理栄養士は，地域での存在感の薄さを深刻
に受け止めて，**食の専門家**であることを社会的にアピー
ルしていく必要がある．管理栄養士の職域を病院，施
設から在宅へ広げていくことが大切である．

2）訪問栄養指導の流れ

　訪問栄養指導も組み込まれている居宅療養管理指導
とは，医師，歯科医師，看護師，薬剤師，管理栄養士
などそれぞれの専門職種が居宅での療養上の管理や助
言を行い，QOLの向上をめざすサービスである．

　図9に介護保険で定められている標準的な訪問栄養
指導の流れを，栄養ケア・マネジメントの手順に沿っ
てまとめてみた．

　ここではプランはあくまで**利用者のためのプラン**で
なければならない．そしてプランに無理があれば修正・
補正を行い，利用者や家族とともに目標に向かって進
んでいく．あくまで**主役は利用者**であり，**管理栄養士
は良き伴走者**と考えられる．訪問栄養指導という言葉
は使うが，自分本位の指導では在宅の利用者には伝わ
りにくい．「あの栄養士さん，なんだか怖い，話にく
い」と思われると，そこで**信頼関係**が築けず今後に大
きく影響してくる．**指導ではなく支援**という言葉が一
番しっくりくるかもしれない．

　利用者のケアマネとの関係も同様である．居宅療養
管理指導の一つである訪問栄養指導は，医師の指示に
基づくものである．しかし，医師の指示書どおりの栄

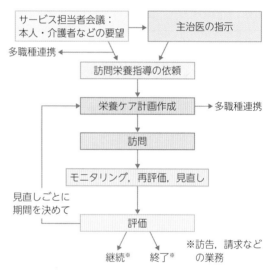

図9　訪問栄養指導の流れ

養指導をしていればよいというものではない．ここが
病院で行われる外来・入院栄養食事指導と大きく違う
点でもある．診療報酬による栄養指導も医師の指示に
基づくものであるが，対象者が外来・入院患者である．
病院の医療従事者と患者という立ち位置や，医師の診
断で気弱になってしまって栄養指導室に座っている患
者は管理栄養士の指導に素直に従ってくれることが多
い．しかし在宅では場所は利用者の自宅で，管理栄養
士は完全にアウェイである．そこでいかに味方（協力
者）をつけるかが大切である．利用者や家族の一番身
近にいて信頼関係もできているケアマネに味方になっ
てもらうと，今後の訪問もやりやすくなるだろう．

3）訪問栄養指導を行ううえでの留意点

①訪問栄養指導の意義

　まずは**誰のための栄養指導**か，ということをはっきりさせて常に考えておかなければいけない．利用者本人はもちろんであるが，家族への指導，ヘルパーへの指導などで指導内容も違ってくる．利用者や家族が**何を望んでいるのか，どのように暮らしたいと思っているのか**を理解して栄養ケア計画を立てていくことが大切である．

②マニュアルの整備

　訪問栄養指導では誰が行っても**統一した指導**ができるようにするため，マニュアルが必要である．マニュアルについてはさまざまな学会などからテキストも作成されている．

　留意点は，既存のマニュアルをそのまま使うことは避けてほしいということである．利用者にはそれぞれ個別の事情があり，個々の思いがある．地域性もあるだろうし，各市町村によっても状況は違ってくる．地域に根ざした栄養指導をめざすなら，指導はその人にあった**オーダーメイド**であるべきだと思う．そしてマニュアルを使うのはあくまでも私たちであり，マニュアルに振りまわされることがないようにしたい．

③仕事の多様性

　病院や施設の管理栄養士はさまざまな仕事を抱えている．調理部門が直営である場合，調理業務も加わる．そこに発注業務や衛生管理や職員のシフト表などの管理業務が加わり，それだけで手いっぱいという話も珍しくない．訪問だけに従事できる環境の管理栄養士は少ない．限られた時間を有効に使って要領よく仕事を片付けていく能力は，管理栄養士に限らず社会人としても大事であるが，オールマイティにさまざまな業務をこなしていく**マネージメント力**が管理栄養士には求

Advanced　訪問管理栄養士のこぼれ話

　在宅での栄養指導は，まさに「3歩進んで2歩下がる」というイメージである．検査結果に一喜一憂するのも虚しくなるぐらい，高低が訪れる．順調にいっていたかと思うと突然，状態が悪化するということもよくある．その意味では予測ができない．

　しかし基本となる心構えは一緒である．栄養指導の主役はあくまで利用者，患者である．利用者，患者一人ひとりにあった栄養指導を心がけることはいうまでもないが，その人の置かれた環境，状況をよく把握して，悪いことばかりに目を向けるのではなく，**その人がもっている強味**を探し出すということも大切である．そして気長に待つ．時には**指導というより支援**に近い形で行動変容を促すのも必要である．

　在宅訪問は大変だが，やりがいがある．私が訪問するお宅はかなりの高率で猫を飼っている．最高20匹の猫と暮らすお宅に訪問している．そこで調理指導……となるわけだが，最初は猫の臭いで気分が悪くなった．これはマスクに爽やかなミント系のスプレーをすることで慣れたが，当分は臭いとの闘いであった．このように衛生的にかなり問題があるお宅も多い．要は

10件訪問先があれば10のストーリーがあるということである．

　病院での栄養指導とは様相がずいぶんと違う．病院では患者は医師の診断書を前に気弱になり，おとなしい．○○病という診断を突きつけられて気弱になっている．病院に来る前には着替えも済ませて，それなりに身なりを整えてきている．在宅ではその様相が全く違ってくる．このお宅は靴を脱いであがるんだろうか？という家庭も多々ある．何より栄養指導の前にまず信頼関係がないと家にあげてくれない．

　しかし利用者の意外な一面を発見することもある．認知症で物忘れが激しく，出かけると自宅に帰れなくなりたびたび警察に保護される利用者が，初回訪問のとき，道に迷った私を迎えにきてくれたこともある．糖尿病の男性利用者（配偶者死別で独居）に低カロリーの時短簡調理指導を行っていると，「こんなとしたことなかったわ．奥さんが生きてるときに少し手伝えば喜んでくれたのかね．」と奥さんの話をいろいろとしてくれた．このようなふれあいは**在宅ならではの醍醐味**である．

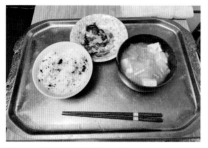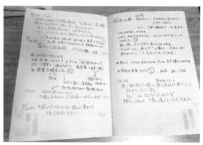

図10 訪問栄養指導の例
左：利用者とつくった食事，右：ヘルパーとの連絡ノート.

められる.

　また地域で暮らす利用者は認知症をはじめとするさまざまな疾病を抱えている．人とのかかわりを嫌ったり地域を拒絶して孤立している利用者も多い．そのような状況で**信頼関係**を築いていくのは容易なことではない．足がかりとなる些細な出来事を見逃さず，その人の生きてきた生活歴，生活史を読み込み，自分で手探りでとっかかりを見つけていく**地道な努力**と**場を読む機敏さ**が求められる.

　加えて訪問に従事する管理栄養士は，高い**コミュニケーション能力**と良い意味での**好奇心**をもってほしい．求めているものも環境も利用者一人ひとりみんな違う．訪問栄養指導の多様性とは，それぞれにあった指導を**臨機応変**にできることである．失敗を恐れず**挑戦**することが大事である.

④次世代の訪問栄養指導へ向けて

　在宅で暮らす高齢者は十人十色．さまざまな問題を抱えている．今後は訪問栄養指導の内容も調理指導や買い物指導など多岐にわたることが予想される（図10）．サプリメントや薬の知識なども必要になってくる．そのため，管理栄養士は常に新しい知識を身につけるため切磋琢磨しながら学習していく必要がある.

3　チーム医療・多職種による栄養管理の実際

A. 医師の役割

1）チーム医療における医師の役割

　チーム医療とは「一人の患者に対して，多職種の医療スタッフが連携して治療やケアに当たること」と定義される．**医師**は，医療の専門知識や手技だけではなく，学術・教育・運営・連携など多方面での決定権を受け持つ場合があり，多様性が要求される.

2）栄養サポートチーム（NST）における医師の役割

　栄養管理においては，一般診療のような診断と治療という区切りはなく，病態に応じた栄養療法を多職種と共同して継続的に行わなければならない.

　そうした栄養サポートチーム（NST）の状況における医師の役割を説明する（図11）.

①病態の把握と理解

　本来の疾患に関する診断と治療は主治医が行っている．NST医師が主治医の場合もあるが，医師は疾患の病態と栄養がどのように関連しているかを把握し，スタッフに伝えて情報を共有する.

②栄養管理の総括

　栄養管理は，「栄養評価→栄養管理計画→栄養療法の実施→再評価」を繰り返すことである．NST医師は，各フェーズでNSTスタッフが提案したことを総括しなければならない．ただし，実際のNSTのリーダーは管理栄養士など医師以外の専門的な知識をもつスタッフが務めることもある.

③主治医との仲介・情報交換

　NST医師の最も大きな役割の一つである．主治医には診断や治療について自分の医学的なプランニングがある．NSTで作成した栄養療法のプランニングとすりあわせるため，NST医師から主治医への情報提供が必要である．ときおり主治医が「自分の治療方針があるから放っておいてほしい」といって，NSTスタッフか

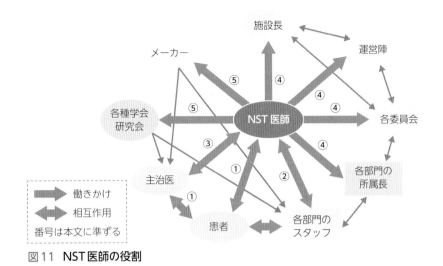

図11 NST医師の役割

（図中ラベル）
施設長
運営陣
メーカー
⑤　④
④
各委員会
各種学会研究会
⑤
④
NST医師
③
④
主治医
①　①
②
各部門の所属長
患者
各部門のスタッフ

（凡例）
→ 働きかけ
⟷ 相互作用
番号は本文に準ずる

らの提言に取り合わないことがある．NST医師は，理論的に医学的エビデンスをもって主治医にアプローチしなければならない．特に栄養の知識や経験が乏しい主治医には，テキストやセミナーを紹介して啓発する必要がある．

④NSTスタッフ間の仲介・情報交換

主治医に対してのみならず，NSTスタッフ間の仲介や，ほかのスタッフや所属長にNST活動への協力を依頼することも重要である．

⑤NSTスタッフの教育・指導

医師は学会活動や論文作成に慣れていることが多いので，院内研修会での講義，各種学会・研究会の発表や論文作成，セミナー受講などを促して学術的なサポートをする．もちろん，医師のみならず誰でも自らの専門分野に関する情報を提供してチームのブラッシュアップを行うことが望ましい．

⑥チームの最高責任者としての自覚

NST医師（チェアマン）は「NSTの最高責任者」とされている．これは，良い意味でも悪い意味でもトップとして責任を負うということである．医療行為において医師はオールマイティである．医師法に基づき，検査，処置，手術，処方などすべての行為を行うことができるが，その反面，すべての結果について責任を負わなければならない．NST活動においても同様である．NSTの代表として，栄養療法の効果や合併症について結果をまとめる責任があり，組織の経営や運営に

かかわる場面では事業や予算などを運営陣に交渉する責任も負う．

以上，栄養管理における医師の役割について，主治医としてではなくNSTの一員あるいは責任者である医師の立場として望まれることを説明した．もちろん，主治医がNSTメンバーの一員として積極的に栄養管理にかかわる状況が最も理想的である．

B. 歯科医師の役割

1）歯科医師の役割と口腔内環境

歯科医師は，口腔内の環境を維持するために，「かかりつけ歯科医」となって口腔内環境の定期管理を行う．口腔内環境を変化させる主な要因は，「pH変化」と「力の変化」である．

①pHによる口腔内環境の変化

pHは，食物の口腔内残留が多くなると酸性に傾き，歯牙表面が脱灰して外側の強固なエナメル質を突き破り，内側にあるやわらかい象牙質に到達すると急速に内部に広がり，大きく崩壊する．管理が行き届いていない状況だと，2週間もあれば十分目視して確認できるほどの巨大な穴ができることがある．口腔内の保清に影響がある疾患（脳卒中やリウマチなどの整形外科疾患），特に進行性の疾患では，保清状況に変化が起こりやすいので，口腔内残渣物の状況には常に留意が必要である．

②力による口腔内環境の変化

歯の位置は，歯が受けている力のバランスにより刻一刻と変化していく．日常生活で歯の移動を意識することはないが，その性質をうまく利用しているのが歯科矯正治療である．微弱な力を継続的にかけることで歯を支えている歯槽骨のリモデリングを促し，望みどおりの位置変化を起こさせるのである．

これと同じようなことが起こる疾患は，筋力低下を伴う進行性神経変性疾患，麻痺および高次脳機能障害を伴う脳卒中などである．筋力の低下により口腔周囲筋の筋力バランスが徐々に弱くなっていき，また高次脳機能障害では度重なる食いしばりなどの不随意な咬合（ごう）で，歯が傾いたり，移動していくことがある．歯の移動によりかみあわせがずれてくると，かむ力を支えるときに歯の根に過剰な負荷がかかるようになり，食事の際に痛みを伴うようになったり，歯周組織に炎症を引き起こす．

また，加齢により，歯を支える歯槽骨がやせてくる．これによっても歯を支えることが難しくなってくるため，かたいものがかみにくくなったり，痛みを伴ったりする．

③施設などにおける口腔内の管理

施設・病院生活のなかでは，口腔内をみる職種の設置が必須ではないため，口腔内の管理を受けていない人々がいまだに多くいるのが，今の医療・介護の現状である．口腔を管理する者としては，同じ「食べる」ことに関係する専門職である管理栄養士の方々にも，ぜひ積極的に口腔内に関心をもって仕事をしていただきたい．

2）高齢者への口腔健康管理

口腔機能，口腔環境の管理は，歯科専門用語では「口腔健康管理」という．

口腔健康管理は，衛生面の管理をする「**口腔衛生管理**」と，運動・機能面を管理する「**口腔機能管理**」に分けることができる．

①口腔衛生管理

一般的に，介護職や看護職が行う口腔ケアと，歯科医師，歯科衛生士が歯科の専門的視点から行う口腔ケアを区別するために考案された概念である．歯周病検査を基本とした歯周組織の管理と，う蝕（う歯）を考慮した歯牙の維持・保存のための管理方法を，患者の残存機能，家族や関係職の介護状況を考慮して策定する．

②口腔機能管理

口腔機能には，歯牙による咀嚼（そしゃく）機能と，咀嚼した食塊を食道へ移送する嚥下（えんげ）機能が含まれる．それらの運動機能障害への対応は高い専門性が必要とされるため，できれば歯科だけでなく，リハビリ専門職（特に言語聴覚士）とともにチームをつくって綿密に連携して進めていくことが肝要である．

C. 理学療法士（PT）の役割

1）PTとは

理学療法士（physical therapist：以下，**PT**）は文字どおり「理学療法」の専門職種であり，リハビリテーションの枠組みにおけるチームの一員として広く認知されている．従来の理学療法の定義では「身体に障害のある者に対し，主としてその基本的動作能力の回復を図るため，治療体操その他の運動を行わせ，および電気刺激，マッサージ，温熱その他の物理的手段を加えること」とされており，いわゆる骨・関節疾患や脳卒中，そしてスポーツ外傷による身体障害を対象としているイメージが強いと思われる．

しかし，昨今ではPTも内部障害（心臓，呼吸器，腎尿路，消化器など内部機能障害の総称）やがん患者，そして摂食嚥下障害に対しても頻繁に介入が求められるようになり，管理栄養士との**チームアプローチ**にかかわる場面も増えている[1]．特に臨床における管理栄養士を含めた病棟多職種カンファレンスにおいては，疾患にかかわらず**姿勢調整**（摂食動作改善・褥瘡（じょくそう）予防）や**筋力強化**をキーワードとした課題に対してPTに意見を求められることが多い．

2）チーム医療とPT

姿勢調整ではその目的のほとんどが身体局所圧の軽減や摂食嚥下動作の自立であるため，PTは動作の向上に意識が集中することが必然である．しかし，栄養不良状態の症例については運動療法の負荷量に難渋することが多々あるため，栄養状態の確認について，管理栄養士からの情報提供はとても参考になる．特にPTが臨床評価として把握している身体計測指標のみでは見落とすことが多いとされるクワシオルコル型低栄養では，管理栄養士など他職種からの情報が必須である．

筋力強化に対する最近のトピックとして，化学療法や透析，そして外科的治療により治療としての臥床を強いられる患者に対して，理学療法の手段の一つである物理療法として神経筋電気刺激（neuromuscular electrical stimulation：NMES）が使用されることも増えてきた．一般に筋力強化を実施する場合，自身による運動や抗重力肢位が前提となるが，NMESでは電気刺激により患者の随意性に関係なく筋収縮を得ることができる．また，患者の微弱な随意的筋収縮から得られた筋電図にあわせて電気刺激を行う随意運動介助タイプのNMES（図12）もあり，患者の体力や意識レベルが低い状態においても，ベッドサイドなど場所を選ばず筋力強化を試みるケースが増えている．

一方で臥床を強いられている状態の患者のADLは比較的低い状態であるため，PT以外の職種においてリハビリとして筋力強化を行っていることに気づかない場合も多く，エネルギーの充足やBCAA（分枝アミノ酸，分岐鎖アミノ酸）などのアミノ酸補給を中心とする栄養補助での配慮がおろそかになることが多い．現在，効果的理学療法の実践のためには，チーム医療におけるリハビリ前後の栄養補給についての知見が必要であり，管理栄養士への期待はとても大きい．

D. 作業療法士（OT）の役割

1）作業療法とは

作業療法は，歴史的にはギリシア時代に，身体の状態と精神の健康との相互作用を理解し，病気を治す方法として運動を利用することを患者に勧めていた[1]ことなどを起源としている．近代では，日本作業療法士協会では「作業とは，対象となる人々にとって目的や価値をもつ生活行為を指す」[2]と定義しており，同協会の「作業療法ガイドライン（2018年度版）」によれば「対象者を生活者としてとらえ，対象者がより満足のできる生活を構築していけるよう，本人の経験，役割，価値観などの個人特性を踏まえ，対象者にとって重要で意味のある作業が自律的に行えるよう支援する」[3]と記されている．

つまり，**作業療法士**（occupational therapist：**OT**）は，人間が人間の生活を取り戻すために，人間の目的とする営みそのものを治療手段として，人間の生活と営み，そして人間性そのものを取り戻すことを目的に

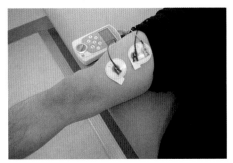

図12　膝伸展に対する随意運動介助タイプの神経筋電気刺激（NMES）

支援する専門家集団なのである[4]．

2）栄養サポートチーム（NST）におけるOTの役割

NSTにおけるOTの役割は，栄養管理のすべての場面において栄養を中心とした人間の生活と営みを取り戻すことであり，栄養に問題を抱えている対象者に対し，自律した作業をできるように支援することが求められる．栄養状態を把握せずに対象者に作業に向かわせることは，さらなる栄養状態の悪化を招きかねない[5]．

NSTにおけるOTの役割について，具体的な内容を表2[4)6]に示す．これらのなかで特にOTとして専門的に行うべきことは，②**正しい身体計測**（テイラー法[7)8]などを用いた適切な計測），③**食事における姿勢調整**（摂食嚥下しやすい姿勢のとり方[4]），④**食器・食事用具の選定**（障害の種類や程度に応じた選択[4]），⑤**食環境の設定**（高次脳機能障害や視野障害などに対応した環境づくり[7)9)~11]）で，適切に施行するだけでなく，他職種に具体的な方法を指示し，情報を共有することが重要である．

現在の医療や介護の現場では，NSTへのOTの参加はまだまだ少ない．今後はOTの側からNSTへ積極的に参加し，また他職種からOTへの依頼が増えてくることが期待される．

E. 言語聴覚士（ST）の役割

1）言語聴覚士とは

言語聴覚士（speech-languagehearing therapist：ST）は，1997年に国家資格になった資格であり，社会的な認知度は徐々に向上している．現在の有資格者数

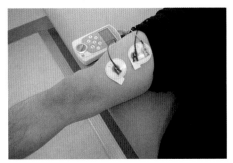

表2 NSTにおける作業療法士の役割

① 栄養管理プラン	・対象者のめざす生活や活動・参加を最大限可能とするようチームを指向させる（management） ・現在と今後予測される活動と参加の状況を把握し，その実現に向けての具体的な栄養管理プランを提言 ・対象者の思いや嗜好を調査し，疾患病態のほか，肥満やるい痩など不適切な栄養管理などの背景を踏まえた病態改善（栄養と活動）プランを提言
② 身体計測	・定期的に，身長，体重，四肢周径など，身体計測を実施し，データの共有を行う
③ 姿勢調整	・実際の食事状況を評価し，対象者が誤嚥なく安全安心な摂食機能が発揮されるよう，適切な食事姿勢のためのノウハウをチームで共有する
④ 食器・食事用具の選定	・適切な食器や食事用具の選定と，実際の使用状況を評価し，経口摂取の対象者が自力で円滑に食事が進められるような使用状況をチームで共有する
⑤ 食環境の設定	・高次脳機能障害や認知症による認知機能障害が食行為を妨げるときには，その対象者が落ち着いて食事に集中できるような食事環境をつくりチームで共有する
⑥ 排泄状況の評価と対応	・定期的で順調な排泄がなければ食思の発動もままならない．排泄行為の評価とアプローチ法を提言

（助金 淳，他：「実践！在宅摂食嚥下リハビリテーション診療（Monthly Book Medical Rehabilitation増刊号，267）」（菊谷 武／編），pp93-100，全日本病院出版会，2021[4]），「栄養マネジメントと作業療法（作業療法マニュアル64）」，p13，日本作業療法士協会，2018[6]）を参考に作成）

は38200人（2022年4月1日現在）[1]であり，管理栄養士の国家資格取得者の累計が25万人以上存在することを踏まえると，STの総数は非常に少ないのが現状である．

医療現場におけるSTの役割は，「摂食嚥下リハビリテーション（以下，嚥下リハ）の中核的な役割を担う職種」として広く認知されている．具体的には，STは摂食嚥下リハの一環として，**摂食嚥下機能の評価，訓練**を行っている．しかしながら，STが少ないこともあり，管理栄養士，看護師，PT，OTなどが摂食嚥下リハビリの中核的な役割を担っている組織も散見される．また，STは失語症，高次脳機能障害，構音障害，聴覚障害，音声障害などのコミュニケーション全般に関する評価・訓練を行う職種であり，コミュニケーションがとりづらい対象者の状況を把握するような業務内容も担っている．

2） チーム医療におけるSTとの連携

病院や施設で，管理栄養士がSTと連携することは栄養ケア・マネジメントを行ううえで重要である．例えば，管理栄養士が摂食嚥下機能の低下した対象者に介入するときには，STや看護師などから対象者の摂食嚥下機能の状態を聴取することが，適切な食事形態の選定につながる．また，コミュニケーションの評価を行うSTと情報交換を行うことは，摂食嚥下状態の把握のみならず，喫食量に関連する要因（精神機能・認知機能，口腔機能など）を把握するうえで有用である．経口栄養法，経管栄養法，静脈栄養法，胃瘻などの総合

的な判断はチームで検討したうえで決定されるが，経口栄養法を検討する際にSTは重要な役割を果たす．

しかしながら，栄養療法におけるケア・マネジメントの中心は，いうまでもなく管理栄養士である．実際のところ，STは養成校で専門的な栄養管理についてはほとんど学んでいない．栄養療法とリハビリが密接に関与していることは明白であるため，病態を踏まえた総合的な栄養管理について多職種で積極的に共有する必要がある．

F. 看護師の役割

看護師は，患者の自然治癒力を最大限に発揮できるようはたらきかける役目があるが，栄養はその欠かせない要素である．看護師は，栄養管理において情報の提供者であり，実践・評価者の役割を担っている．

1） 患者観察

栄養状態を把握，栄養摂取に関する問題点・リスクを抽出する．具体的には次の情報に注意する．

● 年齢，身長，体重，体重変化，バイタルサイン，意識レベル，認知機能，麻痺
● 食欲に影響を与える要因の有無（不安・疼痛・睡眠障害，腹部症状，排便状況など）
● 口腔内の状態（歯牙欠損・動揺歯，義歯の状態，歯肉・粘膜の炎症，舌苔，乾燥など）
● 摂食セルフケア能力，自助具の使用の有無，嚥下障害の有無
● 血液・尿・画像検査データ，現病歴，既往歴，服薬

歴，生活歴，家族歴
- ADL（起居動作・移乗・移動・食事・更衣・排泄（はいせつ）・入浴・整容），服薬管理

2）評価

栄養管理における問題点をアセスメントする．その際，次にあげるリスク因子がないか注意を払う．

①摂食障害のリスク

- 顔面・頸部・体幹・四肢の麻痺や拘縮，徒手筋力・手指の巧緻性，関節可動域，摂食姿勢（座位保持能力と持続時間），視力，半側空間無視（脳出血・脳梗塞）

②嚥下障害による誤嚥性肺炎のリスク

- 37.5℃以上の発熱，夜間の咳嗽，食事中・食後の咳嗽（がいそう），喀痰の性状，食事による喀痰の増加と性状，気管切開カニューレのカフ圧管理状況，頸部の聴診，胸部の聴診，胸部X線写真，血液データ（白血球数，C反応性たんぱくなど），食事前・中・後の動脈血酸素飽和度

③低栄養のリスク

- 体重変化，血清アルブミン値，食事の内容，摂取量・カロリーなど
- リフィーディング症候群リスク：BMI 16 kg/m² 未満，最近の著しい（約15％以上）体重減少，10日以上の経口摂取不良，治療前の血中低カリウム・低リン・低マグネシウム，ビタミン B_1 欠乏，アルコール依存，インスリン，利尿薬，がん化学療法などの薬物使用歴

3）計画

患者の嗜好や摂取量，誤嚥リスク，病態などを考慮して次にあげた点を検討し，患者の実情に即した実現可能な計画を立てる．

- 投与経路：経口，経管栄養法（胃内または小腸），胃瘻，静脈栄養法（中心静脈栄養法：TPN，末梢静脈栄養法：PPN）
- 食形態，病態に応じた経腸栄養剤の選定
- 総投与量，投与間隔（間欠的，持続的），投与流量

4）実施

①準備（経口摂取）

摂取量不足や誤嚥を防ぐため，次の点について準備を行う．

- 口腔ケアの実施，義歯の装着，歯の動揺が大きい場合は歯科の紹介
- 嚥下機能の評価，姿勢の調整，自助食器の準備，水分でむせる場合はとろみ調整食品による調整
- 環境の整備（採光・臭気・物品配置・騒音など）
- 喀痰が多い場合は事前の吸引

②食事介助（経口摂取）

- 誤嚥性肺炎のリスクがある場合は，誤嚥しにくい体位をとる．
- 筋力の低下や麻痺がある場合は，自助食器を使用する．
- **半側空間無視**がある場合：見える側にトレイや食器を置く．無視側に置くと気づかず落としてしまう危険性がある．話しかける場合も，健側から話しかける．
- 食後1時間以上は座位もしくは45度以上のファーラー位をとり，胃食道逆流を予防する．
- 食後は口腔ケアを実施し，不顕性誤嚥による肺炎を防止する．
- 低栄養のリスクがある場合：
  ❶ 栄養価の高い食品を嚥下しやすい形態に調理してもらうよう栄養科に依頼する．
  ❷ 医師の指示のもと経管栄養法・静脈栄養法を併用し，不足している栄養量を補う．
  ❸ **リフィーディング症候群のリスク**がある場合は，エネルギー投与開始前に静脈からビタミン B_1 を投与し，その後5～10 kcal/kg/日程度から開始する．数日後に経口摂取に切り替える．電解質異常や浮腫，肝障害，心不全に注意する．
  ❹ 好物の準備，食と関連するレクリエーションなど，食の楽しさに意識が向く工夫をする．

③経管栄養法

投与の際に管理すべき点とその対応を表3に示す．

④静脈栄養法（中心静脈カテーテル）

中心静脈カテーテルを用いた投与の際に管理すべき点とその対応を表4に示す．

5）評価

栄養が十分にとれない場合は，次の点について評価し対応策を検討する．

①摂食嚥下に問題がある

医師，歯科医師，言語聴覚士，理学療法士，作業療法士と協働し，治療やリハビリテーションを行う．誤

表3　経管栄養療法中の患者管理

管理	対応
胃管の位置	● 留置時・交換時はX線で確認する．栄養投与前に気泡音聴取または吸引した排液のpHを確認する
胃内残量	● 胃内残量が250～500 mLある場合，経管栄養法の継続を許容する
体位	● 経管栄養投与中は15～30度のセミファーラー位を維持する ● 投与後1時間はセミファーラー位を保持する ● 体位保持が困難な場合は，小腸栄養や少量持続投与を行う
間欠または持続投与	● 重症者は，経管栄養用ポンプを使用し持続投与を推奨．バイタルサインの悪化，下痢，誤嚥が少ない
栄養チューブの口径と不快感	● 誤嚥防止・不快感軽減のためになるべく口径の小さいチューブ（8 Fr以下）を使用する
便失禁管理システム	● 持続性の下痢や肛門周囲の熱傷などで使用．事前に直腸診を行い，腫瘍や出血がないことを確認する．緩下剤を用いた便状コントロールが必要

表4　中心静脈栄養療法中の患者管理

管理	対応
挿入時	マキシマルバリアプレコーション*を実施し，中心静脈カテーテル関連血流感染予防に努める
留置部位	内頸静脈，鎖骨下静脈，大腿静脈．できれば感染防止のため大腿静脈からの挿入は回避する
カテーテル交換	中心静脈カテーテル関連血流感染が疑われるときのみ交換
脂肪乳剤投与	長期TPN時は，脂肪乳剤を投与する．投与速度に注意

*　マキシマルバリアプレコーション：中心静脈カテーテル挿入時の細菌感染予防対策．

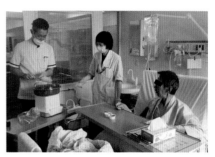

図13　作業療法士，管理栄養士とともに病室で綿菓子をつくる様子

嚥リスクを恐れるあまり，長期間禁食や経口摂取禁止とすることで生じる医原性サルコペニアを防止する．

②不安や睡眠障害，せん妄，不穏がある

不安や睡眠障害，せん妄，不穏は食欲不振の原因となる．これらを軽減するため，不安・悩みや疼痛などの訴えの傾聴や，現状認知の促し，睡眠環境の調整，日中の覚醒促進，面会時間の調整，適切な睡眠剤の導入などを行う．臨床心理士に介入を依頼するのもよい．

③経管栄養法の際の合併症

下痢，嘔吐がみられたら経管栄養法の合併症を疑い，対策をとる（p.40 第3章1-D. 経腸栄養法（経管栄養法）でのトラブル参照）．

6) 重症患者の栄養管理

● 病態や代謝動態，臓器障害の程度，疾患の侵襲度，予後，カテコールアミン投与量，消化管の状態などを評価する．

● 侵襲時の代謝動態（エネルギー需要増加，たんぱく異化亢進・負の窒素バランス，高血糖）に見合った栄養組成を投与する．

● 経腸栄養法を確立させる：早期経腸栄養を実施し，腸管萎縮，肝臓内たんぱく質減少，免疫抑制，バクテリアルトランスロケーション[※1]を予防する．

● 血糖を管理する：高血糖状態の遷延は，創傷治癒障害，感染率の上昇，凝固線溶障害をもたらすため，血糖値を80～150 mg/dLでコントロールする．

● 栄養療法の評価：水分バランスをアセスメントする．血液検査では，トランスサイレチン，レチノール結合性たんぱく質などのrapid turnover protein（RTP）を用いて評価する．

● メンタルサポート：重症患者は特に，身体的・精神的・社会的・霊的苦痛がある．それらは栄養療法にも大きな影響を与えるため，傾聴，嗜好品の提供，リモート面会，ICUダイアリー，絵画や綿菓子づくりなど（図13），厳しい環境下でも少しでもストレスを緩和し，日常を取り戻す工夫を行う．

G. 管理栄養士の役割

栄養管理は疾病の治療や改善にとって不可欠であり，チーム医療においても管理栄養士に求められることは

※1　**バクテリアルトランスロケーション**：絶食により腸粘膜が萎縮し，免疫防御機構が破綻することによって，腸内細菌や毒素が内脈血内，リンパ管に侵入し，全身の感染症を引き起こすこと[1]．

多い．ここではチーム医療における管理栄養士の役割について述べる〔栄養サポートチーム（NST）については後述〕．

1）褥瘡対策チーム

褥瘡の治療は「**除圧管理**」「**スキンケア**」「**栄養管理**」の3つが主要となる．管理栄養士は褥瘡が発生している患者の背景に低栄養がないかを確認し，適切な栄養管理を提案していく．低栄養や褥瘡の重症度によって異なるが，褥瘡治療のための必要エネルギー量として**基礎代謝量（BEE）× 1.5倍以上**を補給することがガイドラインで推奨されている．

また褥瘡の治癒には多くの栄養素が関与しており，特に褥瘡の治癒過程に必要なビタミン，ミネラルは十分に摂取できるよう，栄養補助食品などの利用も検討する．

2）感染対策チーム

感染対策チームは，患者だけでなく患者家族や医療者自身を守るためのチームである．治療が必要な患者は，本人が意図せずとも感染リスクの高い状況（人工呼吸器管理，尿道カテーテル留置，中心静脈カテーテル留置など）にある．さらに栄養状態の低下している患者は免疫能も低下している可能性が高く，感染した場合は長期入院が必要となるため，日頃からの感染管理が重要となる．

管理栄養士は患者に直接触れるような医療行為をする機会は少ないが，身体計測や触診など行う場面もあるため，基本的な感染管理の知識は身につけておくべきである．また，管理栄養士は患者に安全な食事を提供するという大切な使命があるため，厨房における衛生管理に精通しておくことが必要である．

3）緩和ケアチーム

緩和ケアの目標は**患者のQOL維持**である．対象になる疾患は多岐にわたるが，ここではまず患者の思いを聞き取り，食事が食べられる場合は本人が食べたいものを可能なかぎり提供するように調整していく．食事を食べる（食べられた）ということが患者の希望や喜びにつながるからであり，「食べたいときに食べたいものを提供する」という信念で患者に寄り添った食事サポートをすることが重要となる．

4）その他

その他，認知症ケアチーム，呼吸ケアチームなど，

さまざまなチーム活動に管理栄養士は参加している．責任を伴うぶん，医療職としての活躍を期待されていると感じる．チームの一員としてよりよい医療が提供できるよう，積極的に学ぶ姿勢で日常診療に臨み，常に知識や技能の向上に努める必要がある．

H. 栄養サポートチーム（NST）

1）NSTとは

NST（nutrition support team）は，臨床現場で患者の栄養管理を多職種で行う医療チームを指す．日本では1990年代より徐々に広がり，2022年現在，1300以上の施設で稼働している．

背景として，日本が世界で類を見ない速度で高齢化が進んでおり，医療を必要とする高齢者が増加の一途をたどっていることに加え，少子化が進み医療費の削減が喫緊の課題であることがあげられる．急性期病院における入院患者で低栄養状態にある割合は約3割[1]と報告されている．適切な栄養管理による低栄養の予防や改善が**在院日数の短縮**や**医療費の削減**につながり，さらには**医療の質の向上**，**患者のQOL**に影響する．

NSTの普及や啓発により，2006（平成18）年度の診療報酬改定で「栄養管理実施加算」が新設され，2010（平成22）年度には「栄養サポートチーム加算」が上乗せ加算として新設された．2012（平成24）年度には「栄養管理実施加算」は入院基本料に包括されたため，すべての入院患者に対し栄養評価を行い基本的な栄養管理を実施し，重症症例や問題症例にはNSTが介入するしくみとなっている．

2）構成職種

NSTの構成職種は常勤の医師，看護師，薬剤師，管理栄養士から成り，一日あたりの算定患者数が30人以内の場合，チームの1人が専従である必要がある[※2]．なお，前述職種以外に歯科医師，歯科衛生士，臨床検査技師，理学療法士，作業療法士，社会福祉士，言語聴覚士が配置されていることが望ましい．

またNSTにかかわる職種は栄養管理にかかる所定の研修を修了したものに限られており，算定要件として対象患者に対する栄養カンファレンスと回診（週1回程度），対象患者に関する栄養治療実施計画の策定とそ

※2　当該サポートチームが診察する患者数が一日に15人以下の場合は，いずれも専任で差し支えない．

れに基づくチーム診療により200点が算定（週1回）される.

NSTにおける管理栄養士の役割は，栄養管理の専門職として患者の病態を把握したうえで栄養アセスメントを行い，適切な栄養補給量や栄養補給方法を検討し，栄養管理や栄養教育を実践することである．経口摂取はもちろんだが，経管栄養法や静脈栄養法による栄養摂取量の把握，血液・生化学検査による栄養評価，栄養療法の適応，禁忌，合併症についても理解したうえで最良の栄養療法が提案できるように，常に学習する心構えが必要である.

3) 活動内容

NST活動は栄養カンファレンスや回診だけでなく，委員会活動も重要である．**NST委員会**はNSTにかかわる医師，各病棟のリンクナース[※3]や薬剤師，臨床検査技師，理学療法士，作業療法士，言語聴覚士などのメディカルスタッフが参加し，NST活動の実績報告や症例検討などを行う．褥瘡対策チームや摂食嚥下サ

[※3] **リンクナース**：各専門チームと病棟看護師をつなぐ役割をもつ看護師のことである.

ポートチームと一緒に開催している施設もある.

委員会では，栄養管理にかかわる各部門からの情報共有や研修会の広報，関連学会参加の報告会，栄養に関するデバイスや商品（栄養剤など）の紹介を行い，NST活動の推進や啓発を行う．委員会の進行はチェアマンの医師が行うが，NST専従（専任）の管理栄養士が中心となって委員会を運営するため，各部門との調整や栄養に関する新しい科学情報を常に学習しなければならない.

I. クリニカルパス

1) クリニカルパスとは

医療における**クリニカルパス**（以下，パス）とは，治療に必要な検査や輸液，薬剤処方の標準的な経過を説明しており，入院中の予定をスケジュール表にまとめたものである（図14）．入院後，患者は検査や手術の予定，術後のリハビリや食事・入浴などの入院生活の流れをパスのスケジュール表で確認することができる．パスの導入により，医師によりばらつきがあった治療の内容を標準化し，医師，看護師だけでなく，多

Ａdvanced　管理栄養士に求められるコミュニケーション能力と専門性

基本的なことではあるが，管理栄養士として電子カルテの見方や診療の流れなどを把握しておく必要がある．例えば，救急搬送されてきた重症患者と予定入院（手術など）の患者では情報の取り方も異なる．予定入院の場合は病歴や食事歴などは問診できるが，意識のない状態で搬送されてきた場合は困難であり，家族に聞き取りができればよいが独居の場合は情報が得られないこともしばしばある．そのためベッドサイドに赴き，身体測定の実施や身体所見（皮下脂肪の損失・筋肉の損失・浮腫・腹水）から栄養評価を行う必要がある．病棟で患者やほかの医療スタッフと顔をあわせることはコミュニケーションを図るきっかけになり，そういった場面での情報交換がスムーズな栄養管理につながることも多い．近年は管理栄養士の病棟常駐の動きも出てきており，患者の治療を担う医療職として

管理栄養士個人のスキルアップは欠かせないものとなっている.

2020（令和2）年度の診療報酬改定では「早期栄養介入管理加算」が新設された．特定集中治療室（ICU）に入室後，早期から経腸栄養などの必要な栄養管理が行われた場合，7日間に限り400点（1日につき）が算定できる．この加算は施設基準としてICUに専任の管理栄養士が配置されていることや，ICUやNSTでの栄養管理経験が3年以上あることが条件となる．一定の条件が必要となるが，管理栄養士の専門性が認められた診療報酬改定であり，特定分野での管理栄養士の活躍が期待されているといえる．そのためには臨床現場で多くの症例を経験しながら学んでいく必要があり，多職種とのつながりから得られる知恵や知識は栄養管理能力を高めてくれるだろう.

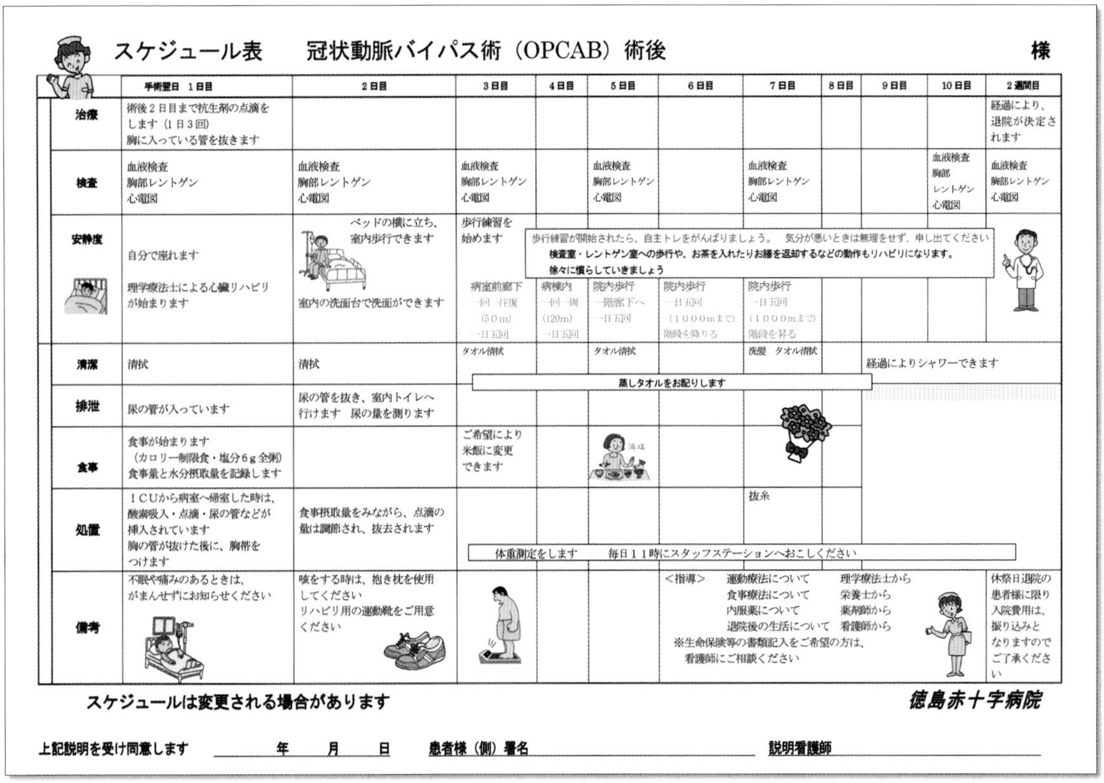

スケジュール表　冠状動脈バイパス術（OPCAB）術後　　　　　　　　　　様

	手術翌日 1日目	2日目	3日目	4日目	5日目	6日目	7日目	8日目	9日目	10日目	2週間目
治療	術後2日目まで抗生剤の点滴をします（1日3回）胸に入っている管を抜きます										経過により、退院が決定されます
検査	血液検査 胸部レントゲン 心電図	血液検査 胸部レントゲン 心電図	血液検査 胸部レントゲン 心電図		血液検査 胸部レントゲン 心電図		血液検査 胸部レントゲン 心電図		血液検査 胸部 レントゲン 心電図		血液検査 胸部レントゲン 心電図
安静度	自分で座れます／理学療法士による心臓リハビリが始まります	ベッドの横に立ち、室内歩行できます／室内の洗面台で洗面ができます	歩行練習を始めます 病室前廊下 一回一往復（50m）一日五回	病棟内 一回一周（120m）一日五回	院内歩行 一階廊下一 一日五回	院内歩行 一日五回（1000mまで）階段を昇り降り	院内歩行 一日五回（1000mまで）階段を昇る				
			歩行練習が開始されたら、自主トレをがんばりましょう。気分が悪いときは無理をせず、申し出てください　検査室・レントゲン室への歩行や、お茶を入れたお湯を返却するなどの動作もリハビリになります。徐々に慣らしていきましょう								
清潔	清拭	清拭	タオル清拭		タオル清拭		洗髪 タオル清拭		経過によりシャワーできます		
			蒸しタオルをお配りします								
排泄	尿の管が入っています	尿の管を抜き、室内トイレへ行けます 尿の量を測ります									
食事	食事が始まります（カロリー制限食・塩分6g全例）食事と水分摂取量を記録します		ご希望により米飯に変更できます								
処置	ICUから病室へ帰室した時は、酸素吸入・点滴・尿の管などが挿入されています 胸の管が抜けた後に、胸帯をつけます		食事摂取量をみながら、点滴の量は調節され、抜去されます				抜糸				
			体重測定をします　　毎日11時にスタッフステーションへおこしください								
備考	不眠や痛みのあるときは、がまんせずにお知らせください	咳をする時は、抱き枕を使用してください リハビリ用の運動靴をご用意ください					<指導> 運動療法について 理学療法士から 食事療法について 栄養士から 内服薬について 薬剤師から 退院後の生活について 看護師から ※生命保険等の書類記入をご希望の方は、看護師にご相談ください				休養日退院の患者様に限り入院費用は、振り込みとなりますのでご了承ください

スケジュールは変更される場合があります　　　　　　　　　　　　　　　　　　　徳島赤十字病院

上記説明を受け同意します　　　　　年　　月　　日　　患者様（側）署名　　　　　　　　説明看護師

図14　クリニカルパスの例
（徳島赤十字病院より許可を得て掲載）

職種で患者の治療計画を共有することができる．そして入院後，パススケジュールをスムーズに行うことが，平均在院日数を短縮し，診療報酬に影響する．

2）クリニカルパスの運用

①電子カルテでの活用

実際に入院患者に対しパスを使用する際，まず「パスのエントリー」を行い，「パスの適用」へと進めていく．管理栄養士も電子カルテ上で，患者がパスを適用済みなのか，それともこれから適用するのかを確認することは，食事変更を行うときには大事なポイントになる．実際，電子カルテの画面上では「パスの使用なし」，「パスエントリー中」，「パス適用中」，「パス終了前日」が色分けされて表示されているため，色で現在の状態を確認することができる．

②クリニカルパスでの食事管理

パスを作成する際，必要な輸液や検査のオーダーを組み込むだけでなく，食事オーダーも組み込むことが

できる．食事オーダーの基本は，入院後，手術や治療内容により「欠食」や「延食」などの指示を必要に応じ入力していく．しかし，あらかじめパスに食事オーダーを組み込むことで，例えば，「入院2日目の朝は欠食」の指示を組み込むと，パスを適応することで「欠食」が自動で入力される．パスにより検査，食事などさまざまな指示が自動で入力されることは，スタッフの作業負担を減らし，専門職種がそれぞれの仕事に集中し，医療を安全に行うことへつながる．

③当院での運用例

パスに組み込む食事オーダーのなかには，欠食など食種だけでなく，主食や副食の量の調整（例えば「全体半量」など）に関する指示をつけることも可能である．そのため，心臓カテーテル検査，心臓ペースメーカー植え込み術，肝臓がんに対する肝動脈塞栓術（TAE）などは手術後食事摂取可能であるが，座位を保てないため，側臥位（横向き）のまま食べられるよう

に主食は「おにぎり」を選択し，副食は「串刺し」の指示を術後1食に入力する．パスにより先々の食事指示が入力されていることで，食札（しょくさつ）にも反映され，食事の提供もスムーズに行うことができる．

3）クリニカルパスと栄養管理

パスは診療科ごとに医師，看護師が中心となり，メディカルスタッフも加わり作成する．管理栄養士であれば入院期間中の食種が疾患に適しているかを確認する．

例えば，虚血性心疾患（狭心症や心筋梗塞）で冠動脈バイパス術のパスであれば，減塩を行う必要があるため，パス適応中の食種は減塩食のオーダーで作成する．そうすることで，バイパス手術目的で入院した患者に対し「バイパス術パス」を適用すると，食事オーダーの食種が自動で減塩食に変更される．入院後パスが適用されていない患者の食事オーダーは，通常は常食が選択されている施設が多い．そのため入院後，患者それぞれの既往歴，入院目的に応じて食事オーダーを変更することは，入院患者数が多いほど，多くの作業時間を要する．そのためパス適用後，自動で減塩食に変更されることで作業時間の短縮，さらには「特別食加算（76円/食）」を食事開始直後から算定することが可能となる．ただし，あくまで減塩食が入力される

のであって，その後，患者の既往歴に応じ，糖尿病食や透析食に変更を行う場合もある．

パスにはオーダーだけでなく，「栄養指導」の指導内容も追加することができる．バイパス術後や胃がん術後の食事オーダーに「栄養指導」の指導内容を入力しておくことで，退院前の栄養指導内容の準備がスムーズに行える．

このようにパスに食事・栄養管理に必要な指示を組み込み，それぞれの項目を管理栄養士が抽出できる体制をシステムで構築することにより，安全な食の提供，栄養管理の充実へとつながる．

J．リスクマネジメント

1）管理栄養士におけるリスクマネジメント

管理栄養士の業務は，大きく分けて給食経営管理と栄養管理がある．どちらの業務も自分たちと他者へのリスクマネジメントを行う必要があり，臨床現場では，患者の求める安心安全な食事サービスや栄養管理を継続的に提供するために行うことが目的とされる．栄養部門の業務に影響を及ぼす損失を回避し，最小限にとどめるようにしなければならない．

リスクマネジメントを行うにあたり，何がリスクであるかを理解していなければ気づくことも予防するこ

Advanced　クリニカルパスにおける食事オーダーの落とし穴

パスは種類によって適用期間が設定されている．しかし食事オーダーは，入院後から退院指示が入力されるまでずっと続いている．そのため，パス適用期間を過ぎて入院が継続した場合は，食事オーダーを確認しないと，今までと異なった食事内容に変わってしまうことになる事例もある（表A）．

表A　パス適用中の食事オーダー

		●月1日			●月2日			●月3日			●月4日		
		朝	昼	夕	朝	昼	夕	朝	昼	夕	朝	昼	夕
食種	常食												
	糖尿1600k												
	欠食												
	糖尿1600k												

パス適用期間

表5 管理栄養士業務における対応すべきリスク項目

	給食経営管理	栄養管理
最大の リスク	火災，食中毒，自然災害 発生	死亡，障害が残るけが
重度の リスク	誤配膳，異物混入，機器 類の故障，食材の不正使 用，盗難，人員不足，人 間関係の悪化	病状悪化（下血・下痢・嘔 吐・浮腫），患者間違い，個 人情報の流出，カルテへの虚 偽記載，診療報酬の不正請 求，人員の基準違反，感染
リスク	食事に対するクレーム， 作業点検漏れ・確認不 足・記録忘れ，報告漏 れ，スタッフの不満，調 理技術の未熟，規則違 反，職員の教育不足	栄養管理に対するクレーム， 他部門との連携不足，カルテ への記載漏れ，指導技術の 未熟

ともできない．リスクの把握は，経験や知識としてリスクの原因や発生要因を理解するために重要である．表5にリスク別の事象をまとめる．

2）事故発生後のリスクマネジメント

事故は発生させないことが一番であるが，実際に事故発生した場合のリスクマネジメントまで考えておくことが必要である．どのような対応が必要であるか，①〜④にまとめる．

① 初期対応を誤まるとさらに事態が悪化するため，迅速で的確な誠意のある対応が求められる．

② 対応した内容や手順を正確に時系列に記録に残し，後で証明できるようにしておく．

③ 事故に関係した職員の精神的ケアと栄養部門のモチベーション低下の回復を図る．

④ 病院・施設に対して部門としての状況説明，信用回復など，今後に向けての方策を説明する必要がある．

3）リスクマネジメントの本来の目的のために

栄養部門では，個人情報の保護，食中毒の予防，防火，災害対策などのさまざまなリスクマネジメントが必要とされている．しかし，職員によってヒヤリ！ハット！と思うことは違うため，事故を未然に防ぐには職員の認識の統一を図るような教育・研修が必要である．対象者が不利益を被らないようにリスクマネジメントを行う必要があるが，リスクを恐れすぎて消極的になり，業務の質を低下させないように注意が必要である．

4 栄養補助食品

「栄養補助食品」は，食事だけでは必要量を摂取することが難しい栄養素を補うことを目的とした食品である．ゼリーや飲料，お菓子など，さまざまな栄養補助食品が市販されている．

A. 糖尿病

糖尿病は，インスリンの作用不足によりグルコースが体内で利用できなくなり，血液中にグルコースが滞留した状態である．この状態が続くと全身の血管や神経が障害を受け，網膜症，腎症，神経障害を生じる．また，動脈硬化を引き起こし，脳梗塞や心筋梗塞など重篤な疾患にも関連する．栄養食事指導・栄養療法のポイントはp.73 第5章1-B.糖尿病，糖尿病腎症（糖尿病性腎症）を参照．

総エネルギー量の栄養素別割合は，エネルギー比率でたんぱく質は20％まで，脂質は20〜30％，炭水化物40〜60％，さらに食物繊維が豊富な食物を選択し一日20 g以上をめざす．国民健康・栄養調査から，日本人の食物繊維摂取量は平均14〜18 g程度とされるため，意識して摂取する必要がある．

糖尿病用の栄養補助食品は，
● 低エネルギー
● 血糖値を上げにくい糖質の使用
● 食物繊維の増強された製品
が販売されている．

また，経口摂取が困難な場合，経腸栄養剤の使用を検討するが，糖質の吸収に配慮した栄養剤として，明治インスロー［明治社］，ディムス［クリニコ社］，アイソカル グルコパル TF，リソース グルコパル［ともにネスレ日本社］，グルセルナ-REX［アボットジャパン社］，タピオンα［テルモ社］などがある．

B. 腎臓病

慢性腎臓病（CKD）の治療目的は，進行を抑え，末期腎不全や脳・心血管疾患の発症を防ぐことである．腎機能が著しく低下すると，透析治療が必要になり，日常生活にも影響が出る．CKDの進展抑制には食事療法が欠かせない．CKDステージによる食事療法基準は

表6 サルコペニアを合併したCKDの食事療法におけるたんぱく質の考え方と目安

CKDステージ（GFR）	たんぱく質 （g/kgBW/日）	サルコペニアを合併したCKDにおけるたんぱく質の考え方 （上限の目安）
G1（GFR ≧ 90）	過剰な摂取を避ける	過剰な摂取を避ける （1.5 g/kgBW/日）
G2（GFR 60〜89）		
G3a（GFR 45〜59）	0.8〜1.0	G3には，たんぱく質制限を緩和するCKDと，優先するCKDが混在する （緩和するCKD：1.3 g/kgBW/日，優先するCKD：該当ステージ推奨量の上限）
G3b（GFR 30〜44）		
G4（GFR 15〜29）	0.6〜0.8	たんぱく質制限を優先するが病態により緩和する （緩和する場合：0.8 g/kgBW/日）
G5（GFR < 15）		

注　緩和するCKDは，GFRと尿たんぱく量だけではなく，腎機能低下速度や末期腎不全の絶対リスク，死亡リスクやサルコペニアの程度から総合的に判断する． （慢性腎臓病に対する食事療法基準2014年版の補記）
（日本腎臓学会学術委員会サルコペニア・フレイルを合併したCKDの食事療法検討WG：日腎会誌，61：525-556, 2019[1] より引用）

p.84 第5章表7を参照のこと．

わが国では高齢化が進み，サルコペニアを合併したCKD患者も増加しており，そのガイドラインが示された．表6は，サルコペニアを合併したCKD患者の食事療法におけるたんぱく質の考え方と目安を示した表である[1]．

腎不全用栄養剤として，明治リーナレンMP，明治リーナレンLP［ともに明治社］，レナジーbit，レナジーU［ともにクリニコ社］などがある．

C. 摂食嚥下障害

摂食嚥下障害とは，食べ物や飲み物を継続的に誤嚥する状態である．脳卒中の後遺症で好発するが，そのほかにも，サルコペニアや神経筋疾患，食道がん，舌がんで生じるものなどさまざまである．このような症状が生じると，飲料にはとろみをつけて対応し，食事は嚥下機能の程度に応じ，ゼリー状，ペースト状，軟菜食などを提供する．

嚥下調整食品は材料から作成すると手間がかかるため，在宅のみならず病院や高齢者施設などの大量調理を行っている施設でも市販食品の利用は多い．

嚥下調整食の分類には「日本摂食嚥下リハビリテーション学会嚥下調整食分類2021」[2] が用いられることが多く，この分類では市販食品との互換性を示す互換表（「学会分類2021（食事）」の早見表：p.46 第3章表5）も示されている．市販食品の分類として，特別用途食品，UDF[※1] が取り上げられているが，スマイル

ケア食[※2] の分類も含めたものを表7に示す．

D. 低栄養

食欲不振や炎症を伴う疾患などが起因となり，摂取エネルギーが必要エネルギーを下回る状況が継続し，各種栄養素（特にたんぱく質）が必要量を下回る状況が続くと**低栄養**になる．特に高齢者に起こりやすいが，貧困などではすべての年代で起こる．

体重により簡易的に栄養状態が把握できる．体重が少ない，あるいは減少していると低栄養の可能性があり，より詳細に判断するには，質問票や血液検査を用いて判断する（p.115 第5章9-B. 低栄養参照）．

対策としては，経腸栄養剤などを用いることや，市販の高栄養の食品を継続的に提供することで，栄養状態が改善する可能性が高い．低栄養の対象者が栄養状態の改善に用いる市販商品を紹介する（表8）．

表8ではほかに糖尿病，腎臓病，摂食嚥下障害に用いる栄養補助食品も紹介しているので，参考にされたい．

5 プレゼンテーションの方法

社会に出てからも必要なスキルの一つに**プレゼンテーション**があげられる．この項では，パワーポイントでのプレゼンテーションの方法について述べる．

プレゼンテーションとは，自分以外の人に，自らの

※1　**UDF**：ユニバーサルデザインフード（universal design food）．市販介護食品企業の自主規格．

※2　**スマイルケア食**：農林水産省から出された，咀嚼や嚥下など，それぞれの状態に応じた「新しい介護食品」の分類．

表7 学会分類2021と他の分類との対応

学会分類2021	嚥下食ピラミッド	特別用途食品 えん下困難者用食品	UDF	スマイルケア食
0j	L0（開始食）	許可基準I	−	0
0t	L3の一部（とろみ水）	−	−	0
1j	L1・L2（嚥下食I・II）	許可基準II	かまなくてよい	1
2-1	L3（嚥下食III）	許可基準III	かまなくてよい	2
2-2	L3（嚥下食III）	許可基準III	かまなくてよい	2
3	L4（移行食）	−	舌でつぶせる	3
4	L4（移行食）	−	舌でつぶせる 歯ぐきでつぶせる	4
			容易にかめる（一部）	

(日本摂食嚥下リハビリテーション学会 嚥下調整食委員会：日本摂食嚥下リハビリテーション学会嚥下調整食分類2021. 日摂食嚥下リハ会誌，25：135-149，2021[2]) を参考に作成. 表の理解にあたっては『嚥下調整食学会分類2021』の本文を参照のこと)

考えを理解しやすい方法で伝え，結果として聴き手に何らかの行動を起こしてもらうことといえる．自己のなかで展開されている事柄や世界を，ほかの人にプレゼントする気持ちで望んでほしい．しかしながら，自分の考えや思いを伝えるからといって，自己都合に沿った一方通行になることなく，**聴き手の立場に立って実施する**ことが大切である．プレゼンテーションを行っているとき，ノートや原稿を読み上げてこちらから一方的に話すだけでなく，常に，聴き手がどう感じているだろうかをくみとらなければ，双方間に温度差が生じてしまい，期待しうる結果を得ることはできない．そこで，聴き手の理解を伴い，行動を起こさせるにはどうすればよいか知っておこう．

A. テーマの情報収集・分析

1）プレゼンテーションのとらえ方

プレゼンテーションを行うとき，「何を伝えよう？」をまず考える．「プレゼンテーション」，ときに「プレゼン」と短縮して言われるこの言葉は，「発表」といった意味に聞こえがちであるが，語源は「プレゼント（present）」である．つまり，相手に対して贈り物をするということである．話し手が送ったプレゼントを受け取ってもらえるか，拒否されるかは，その話し方，まとめ方，話し手自身から感じるもので決まる．誰かにプレゼントを渡すに際して，何であれば喜んでくれるか，どのような包装であれば気持ちが表せるか，いかに渡せば好印象を抱いてくれるかなど，いろいろと手法を思い巡らすであろう．「プレゼンテーション」もこれと同じ目線で取り組めば，話し手と聴き手のどちらもが「よかった！」と知識と心が満たされるものになりうる．その基本姿勢を認識したうえで，プレゼンテーションにおけるテーマの情報収集・分析について学びを進める．

2）プレゼンテーションの分類

プレゼンテーションには，学会やセミナー，修士論文や博士論文といった**学術的な発表**と，ビジネスなどでよく用いられる提案や説明，そして講演など**情報伝達的に使用するもの**などがあり，用途によってその使用媒体の作成方法や発表のしかたが異なる．学術的な発表は，専門的知識を有する者が対象である．そのためむだな装飾は不要で，ノイズなく，よりシンプルに，より研ぎ澄まされたものを心がける．一方，情報伝達的な発表では，聴き手が必ずしも専門的な知識を持ちあわせていないことが考えられるため，可能なか

表8 栄養補助食品一覧表

	糖尿病		腎臓病		摂食嚥下障害		低栄養	
	商品名	販売者	商品名	販売者	商品名	販売者	商品名	販売者
主食	マンナンヒカリ	大塚食品	ゆめごはん	キッセイ薬品工業	やさしい献立 なめらかごはん	キユーピー		
	低糖工房 低糖質パンシリーズ	リボン食品	そらまめ食堂 たんぱく質調整食パン	ヘルシーネットワーク	おいしくミキサー白がゆ	ホリカフーズ		
			そらまめ食堂 たんぱく質調整うどん	ヘルシーネットワーク	そく粥つるり	ニュートリー		
			げんたそば	キッセイ薬品工業				
調味料	キユーピーライト	キユーピー	減塩みそ	マルサンアイ			ジャネフ ワンステップミール ごはんにあうソース	キユーピー
	ジャネフ ノンオイルドレッシング 減塩ごま	キユーピー	だしわりしょうゆ	キッコーマンニュートリケア・ジャパン				
	パルスイートカロリーゼロ	味の素	塩分50％カットウスターソース	ブルドックソース				
			有機栽培トマト使用食塩不使用ケチャップ	ハグルマ				
おやつ	フルーツインゼリーライト	ハウス食品	カルソフトクッキー	ヘルシーフード	まるで果物のようなゼリー	ハウス食品	明治メイバランスソフト Jelly	明治
	おいしく健康応援チョコレート	名糖産業	おいしくサポートエネルギーゼリー	ハウス食品	おいしくミキサー洋梨/みかん/ぶどう	ホリカフーズ	アイソカル100	ネスレ日本
その他	マービー低カロリージャム	ハーバー研究所	粉飴顆粒	ハーバー研究所	ソフティアシリーズ	ニュートリー	カロリーメイトゼリータイプ	大塚製薬
			日清MCTオイル	日清オイリオグループ	ソフリそのまま野菜シリーズ	ヤヨイサンフーズ		
経腸栄養剤	明治インスロー	明治	明治リーナレンLP/MP	明治			プロキュアZ	日清オイリオグループ
	グルセルナ-REX	アボットジャパン					エンジョイクリミール	クリニコ

〔徳島赤十字病院での使用市販食品（一部改変）〕

ぎり容易な表現を用いる.

　どちらにも共通するポイントは，聴き手が居心地の悪い違和感を感じないようにする配慮である．このように，プレゼンテーションではTPO〔T＝time（時），P＝place（場所），O＝occasion（場合）〕にあわせた内容を検討しなければいけない.

3) パワーポイントの魅力

　パワーポイントは図表・写真やイラストを用いてわかりやすくできるだけでなく，アニメーションや音声や動画も操れる，多彩な機能をもつ．伝達したいことを，魅力的かつ印象的に表現することができるので，その多能性を用いて話し手の世界に聴き手を誘うこと

ができる.

4) プレゼンテーションテーマの情報収集・分析

　プレゼンテーションのテーマは，決まっていることを提示される場合と，自分で伝えたいテーマを決める場合とがある．そのどちらも，その場の目的を明確にし，その目的に適した内容でなければならない．そしてテーマが決まれば，プレゼンテーションの物理的条件（発表会場・会の目的・聴き手の属性・開催日時・自己のプレゼンテーションの持ち時間など）にあわせ情報量や演出を考慮し，伝達すべきストーリー展開を構成する.

①情報収集

　情報の収集に先立ち大切なことは，提示しようとする内容についての言葉の定義を明確に認識しておくことである．認識のズレがあると，不正確な情報伝達となってしまう可能性が考えられる．

　情報化社会において，欲しい情報が簡単に入手できるが，その入手先には注意を要する．特に学術的なものにおいては**エビデンスに基づいた引用**が求められる．各種ガイドラインなど活用し，確実な情報をもとに資料を作成する．引用の際は，その引用元を記載しておく．

②分析

　得られたデータは，分析することによって新たな有用知見が導き出される．それには分析によって出てきた結果を正しく判断できる**考察力**が必要である．

B. 全体の構成内容・展開

　発表が決まれば，その資料作成にあたりテーマや目的を明確にする．さらに，聴き手の人数，性別，年代，集団の特徴も把握し，作成しようとしているプレゼンテーションが対象に対して的を射ているかを確認したうえで作成にとりかかる．発表会場がわかれば，事前に会場の広さ，音響，照明，プロジェクター，スクリーンを確認する．

1）全体の構成

　決まったテーマに対して，起承転結に沿って歯切れよくスライドのストーリー展開を考える．このとき5W1H[※1]に沿って考え，要素を組み込んでいくと，伝えるべき情報投入が漏れなくできるので参考にされたい．テーマに対して伝えたいことは何かを念頭に置き，最終的に何を聴き手にもたらしたいかまでの流れを柱として，そのほかの適所に必要な情報を加えることで構成を整える．冒頭に**目次を示す**ことは大切で，はじめに話の流れを伝えておくと聴き手の理解の整理につながる．あるいはセクションごとで流れを確認できるよう差し込むことも有効である．

2）構成についての注意点

　「だから何？」と聴き手をいらだたせる話し方，立ち

居ふるまい，内容構成・展開をしないことがポイントである．そのためには，明快な文章でわかりやすくすっきりと表現する．具体的な手法は次のとおりである．
① はじめに明確に結論を述べ，その後に説明をする．
② 話す内容が本論なのか，補足なのか，その情報の位置づけを明確にする．
③ 専門性を有さない聴き手の場合，専門用語やわかりにくい表現を避ける．

3）資料作成の具体的注意点

①資料の作り方について

- **会場の大きさ・スクリーンの大きさを考慮した見やすい設定をする**：可能なかぎりシンプルで力強く作るには，文字数を少なく，理解しやすいならびにしてすっきりとまとめる．
- **1枚のスライドには一つの内容でまとめる**：1話完結4コマ漫画のように，一つの内容について完結させる．たとえ余白があっても無意味に埋めてはいけない．
- **図・表などを上手に活用する**：図，表，写真，イラスト，動画などを活用することで，視覚からの理解を高める．
- **箇条書きですっきりと整理する**：文章は短く簡潔にまとめる．箇条書きなどを活用し，ポイントを指し示せばさらに理解されやすくなる．
- **スライドと口頭説明のバランス**：話し上手であればスライドはシンプルにし，話し方に自信がない場合は聴き手がスライドに注力するような工夫をする．耳からの情報と目からの情報があわさって，伝達したい内容が100％伝わるというバランスがある．耳から聴くだけでは十分に伝わりきらないものを，スライドを用い目からの情報で補う．また目からの情報をより生き生きとした情報として受け取るために耳からの情報が必要である．
- **背景はテーマを表現できるものにする**：背景には線や絵柄がごちゃごちゃしたものは避け，そのスライド内容が一目で伝わるような背景を用いる．
- **ノートは話し言葉のとおりしっかりと書いておく**：プレゼンテーションで緊張しない人はあまりいない．パニックで頭が真っ白になっても，書かれたものを読むことはできる．その場合は気持ちを切り替えて，内容が伝わるようしっかりと読み上げることに集中

※1　**5W1H**：「When（いつ）」，「Where（どこで）」，「Who（だれが）」，「What（なにを）」，「Why（なぜ）」，「How（どのように）」の頭文字をとったもの．

×見づらい例

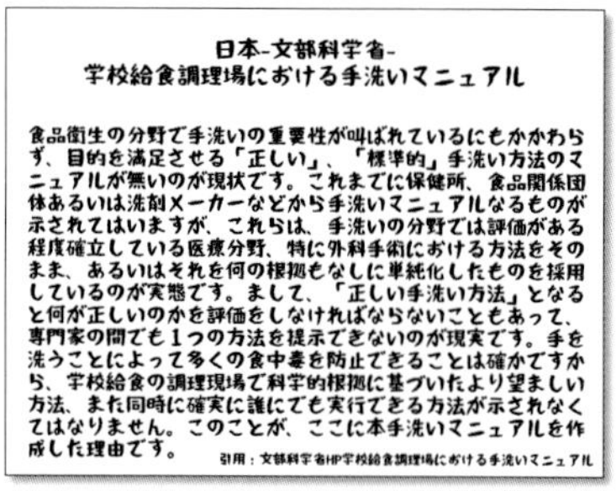

日本-文部科学省-
学校給食調理場における手洗いマニュアル

食品衛生の分野で手洗いの重要性が叫ばれているにもかかわらず，目的を満足させる「正しい」，「標準的」手洗い方法のマニュアルが無いのが現状です．これまでに保健所，食品関係団体あるいは洗剤メーカーなどから手洗いマニュアルなるものが示されてはいますが，これらは，手洗いの分野では評価がある程度確立している医療分野，特に外科手術における方法をそのまま，あるいはそれを何の根拠もなしに単純化したものを採用しているのが実態です．まして，「正しい手洗い方法」となると何が正しいのかを評価をしなければならないこともあって，専門家の間でも1つの方法を提示できないのが現実です．手を洗うことによって多くの食中毒を防止できることは確かですから，学校給食の調理場で科学的根拠に基づいたより望ましい方法，また同時に確実に誰にでも実行できる方法が示されなくてはなりません．このことが，ここに本手洗いマニュアルを作成した理由です．

引用：文部科学省HP学校給食調理場における手洗いマニュアル

○見やすい例

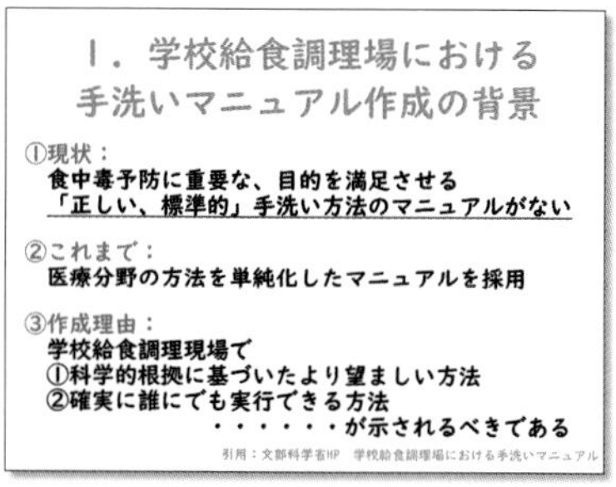

Ⅰ．学校給食調理場における
手洗いマニュアル作成の背景

①現状：
食中毒予防に重要な，目的を満足させる
「正しい，標準的」手洗い方法のマニュアルがない

②これまで：
医療分野の方法を単純化したマニュアルを採用

③作成理由：
学校給食調理現場で
①科学的根拠に基づいたより望ましい方法
②確実に誰にでも実行できる方法
・・・・・が示されるべきである

利用：文部科学省HP　学校給食調理場における手洗いマニュアル

図15　スライド作成の例

しよう．

● **余白の重要性を活用する（空白の美学）**：必要な情報だけに絞り，シンプルにする．余白は何もないのではなく，記載した情報を際立たせ，印象深くする力を有しており，見やすさや理解への調整と心得て，むだなものを詰め込もうとしないこと．

②**スライドの設定について**

一目見て理解できる内容に仕上げることを目標に，設定を決める．

● **文字数**：1スライドに100文字以内．
● **文字の大きさ**：28ポイント以上．
● **スライドイメージ**：全体を通して一貫したイメージを与えるため，可能なかぎり一体感を出す．
● **改行**：文字の切れ目ではなく意味の切れ目を意識する．
● **グルーピング**：メッセージごとに組み分けて配置し，まとまりをもたせる．
● **行間**：均等ではなく，メッセージごとに区別をつける．
● **文字**：フォントや大きさは，メリハリをつけたりグルーピングしたりする場合は種類分けするが，多用は控え2～3種類までにとどめる．
● **フォント**：読みやすいフォントを使用する．太字にした場合，明確に差が出るものが望ましい．特に学術的発表向けスライドでは，データ共有の可能性から汎用性の高いゴシック体が多用される（指定がある場合は指定に従う）．
● **図の貼付**：データのまま貼ると背景との分断感が生じ見にくくなるため，図表のぼかしなどで加工し，スライドに一体感をもたせるとよい．

● **背景**：学術的要素の高いスライドの背景は白系が好ましい．
● **色使い**：背景と文字は常に相対色にするなど，文字が浮き立つ色のバランスを重視する．

見づらいスライド，見やすいスライドの例を図15に示したので参考にされたい．

C. 話し方・動作のコツ

1）プレゼンテーションへの苦手意識

プレゼンテーションを苦手とする理由に，人前で緊張する，話下手であるということが考えられる．これを克服する解決法は，経験と練習を積むことである．プレゼンテーションをするにあたり緊張するという裏には，「人から良くみられたい」といった気持ちがある．「自分はこのような人間である」と確認したうえで，自分の今の状態をありのままに受け止め，等身大で臨むことをお勧めする．

2）聴き手への配慮

聴き手の貴重な時間をいただくことに感謝し，心を込めて真摯に伝えるべきである．プレゼンテーションの根底にあるべきものは，**聴き手への思いやりと感謝**である．聴き手にどのようにすれば心地よく聴いてもらえるか，聴いてよかったと感じてもらうにはどうすればいいかを考えたうえで，プレゼンテーションを作りあげる．

3）プレゼンテーションにおける話し方

話すときの具体的なポイントを次に記す．

① 会場内全員に聞こえる大きさの声ではっきりと話す．
② 速すぎず遅すぎない，耳で聴いて，脳で理解できる速度で話す．

③ 内容の重要度にあわせ速さと大きさを変化させ，特に強調したいところは印象づけるように話す．
④ 相手の理解が伴うように上手に「間」を活用する．
⑤ 重要なポイントは繰り返して強調をする．

同じ資料を用いてプレゼンテーションをしても，発表者しだいで良い発表にも悪い発表にもなる．内容は大切だが，その内容を正しく受け取ってもらうには発表者の要素が大きいことを認識しておこう．

4）発表者の動作

聴き手に見えるのはスライドか発表者のみであり，そのプレゼンテーションに興味がない場合は，会場内にあるそれら以外のものに目を向けていることが多い．発表者の姿は露出されているので，少しの動きでも聴き手は敏感に感知している．このとき出てしまうのが，発表者本人が気づいていない「癖」である．

その「癖」は人によって異なるが，鼻や耳，まつ毛，あご，髪の毛など体の一部分を触る，手・足・首など体の部分を動かす，話す際に特定の音や言葉を発するなどが無意識に繰り返されてしまい，それが聴き手にとってノイズとなりプレゼンテーションの価値を落としてしまう．まずは親しい人に，自身のもっている「癖」を聞き取り，プレゼンテーションの際に出ないよう前もって改善することが望ましい．

プレゼンテーション内容に必要のない動きは避けること．ただし，スライドを指し示したり，内容を理解してもらうのに役立つパフォーマンスに限っては，できるだけゆっくりとスマートな動きを意識しよう．めざすものは，優雅で堂々としたさわやかな立ち居ふるまいである．

D. 実際の発表

心を込めて準備してきた成果が花開くのが，まさに「発表」のときである．話し手・聴き手ともに満足し，期待しうる成果となるにはどうするかを時系列に沿ってまとめた．

1）発表前

プレゼンテーション資料が仕上がれば，事前に，できれば発表当日と同じ条件のもと，複数回予行練習を行う．練習時に気になった点などは修正をする．

2）発表前日

気をつけることは身だしなみである．発表会の趣旨にふさわしい服装，靴，髪型，持ち物を清潔感のある状態で準備しておこう．匂いについては，人それぞれに快不快が異なるので，香水などは使用を控え，特定の匂いを感じさせない配慮が求められる．

3）発表当日

最も大切なことは**遅刻をしないこと**，そして**発表に必要なものを忘れない**ことである．発表の日は，会場に向かうときから発表内容に自分のモードをあわせておくことで，うまく流れに乗ることができる．聴き手は，発表内容だけでなく，発表者も含めて情報を受け取るため，その内容にあわせた身だしなみや立ち居ふるまいが求められる．プレゼンテーションでは緊張するのが普通である．もしも仮に雰囲気にのまれてしまいパニックで頭が真っ白になった場合は，事前に準備しておいた話し言葉どおりのパワーポイントのノートをしっかりと読み上げることに集中しよう．一つのことに集中することで落ち着きは戻ってくるものである．発表に際し忘れてはならない大切なマナーは，**発表に与えられた持ち時間を守る**ことだ．

プレゼンテーションにおいて準備してもしきれないものは質疑への返答である．質疑応答にあたっては，感謝の気持ちをもって平らかな気持ちで誠意を込めて受け答えする．答え切れない質疑に対しては，事後の返答を申し出，必ず対応をする．自身の発表が終了しても，その解放感と安心感からの緩みを出してはいけない．会場に向かい家を出てから，終了して帰宅するまでが発表と心得，最後まで発表モードの立ち居ふるまいを心がけよう．そうすることが自身の発表の価値を守り，次なる発表の成功につながっていくと考えるからである．

文　献

〈第6章1〉

1 ）三菱UFJリサーチ＆コンサルティング「＜地域包括ケア研究会＞地域包括ケアシステムを構築するための制度論等に関する調査研究事業 報告書【資料編－地域包括ケアシステムの構築に向けて】」（平成25年度厚生労働省老人保健健康増進等事業），2014

2 ）平成29年度介護予防活動普及展開事業アドバイザー養成研修会資料，広島市，2017

3 ）「地域包括ケアシステムの5つの構成要素と「自助・互助・共助・公助」」（厚生労働省）（https://www.mhlw.go.jp/seisakunitsuite/bunya/hukushi_kaigo/kaigo_koureisha/chiiki-houkatsu/dl/link1-3.pdf）

4 ）三菱UFJリサーチ＆コンサルティング「＜地域包括ケア研究会＞地域包括ケアシステムと地域マネジメント」（地域包括ケアシステム構築に向けた制度及びサービスのあり方に関する研究事業），平成27年度厚生労働省老人保健健康増進等事業，2016

5 ）三菱UFJリサーチ＆コンサルティング「＜地域包括ケア研究会＞地域包括ケアシステム構築に向けた制度サービスのあり方に関する研究事業 報告書【本編】」（平成28年度厚生労働省老人保健健康増進等事業），2017

6 ）「広島市高齢者の保健事業と介護予防の一般的な実施」（広島市健康福祉局），2020

〈第6章2〉

1 ）「統計トピックス No.129 統計からみた我が国の高齢者 1.高齢者の人口」（総務省統計局）（https://www.stat.go.jp/data/topics/topi1291.html），2021

2 ）「平成24年度 高齢者の健康に関する意識調査結果（概要版）」（内閣府）（https://www8.cao.go.jp/kourei/ishiki/h24/sougou/gaiyo/pdf/kekka_1.pdf）

3 ）「医科点数表の解釈 令和4年4月版」，社会保険研究所，2022

4 ）「介護報酬の解釈1単位数表編 令和3年4月版」，社会保険研究所，2021

5 ）「介護報酬の解釈2指定基準編 令和3年4月版」，社会保険研究所，2021

〈第6章3-B〉

1 ）Tanaka T, et al：Oral Frailty as a Risk Factor for Physical Frailty and Mortality in Community-Dwelling Elderly. J Gerontol A Biol Sci Med Sci, 73：1661-1667, 2018

2 ）「歯科診療所におけるオーラルフレイル対応マニュアル2019年版」（日本歯科医師会）（https://www.jda.or.jp/dentist/oral_flail/pdf/manual_all.pdf）

〈第6章3-C〉

1 ）金井秀作，他：摂食嚥下障害ケア（PT）.「特集 摂食嚥下障害患者の食にチームで取り組もう！」（栢下 淳／編），Monthly Book Medical Rehabilitation，238：43-51, 2019

〈第6章3-D〉

1 ）第1章 作業療法の歴史的展望.「作業療法 第1巻」（Hopkins HL／編著），p4，協同医書出版社，1982

2 ）「作業療法の定義」，日本作業療法士協会，2018年5月26日承認

3 ）「作業療法ガイドライン（2018年度版）」，p5，日本作業療法士協会，2018

4 ）助金 淳，他：在宅における摂食嚥下リハビリテーション－作業療法士の立場で～食具と福祉用具，在宅連携のピットホールについて.「実践！在宅摂食嚥下リハビリテーション診療（Monthly Book Medical Rehabilitation 増刊号，267）」（菊谷 武／編），pp93-100，全日本病院出版会，2021

5 ）「栄養マネジメントと作業療法（作業療法マニュアル64）」，pp6-7，日本作業療法士協会，2018

6 ）「栄養マネジメントと作業療法（作業療法マニュアル64）」，p13，日本作業療法士協会，2018

7 ）助金 淳，他：テーラーテクニックによる上腕周囲長（AC）の計測の有用性について. 静脈経腸栄養，26：493, 2011

8 ）助金 淳：リハビリテーション栄養と作業療法. MB Med Reha，143：21-26, 2012

9 ）助金 淳，他：摂食障害への取り組み－経管栄養から経口栄養への移行における作業療法士（OT）の取り組み. 静脈経腸栄養，25：227, 2010

10）「口から食べる 嚥下障害Q＆A」（藤島一郎／著），p160，中央法規出版，2011

11）助金 淳：PT・OTの立場から.「嚥下障害とPEG」（三原千惠／編），pp51-55，フジメディカル出版，2008

〈第6章3-E〉

1 ）「会員動向」（日本言語聴覚士協会）（https://www.japanslht.or.jp/about/trend.html）

〈第6章3-F〉
1）「臨床栄養学 基礎編 改訂第2版（栄養科学イラストレイテッド）」（本田佳子，他/編），p101，2016
2）東別府直紀：栄養療法．「日本集中治療医学会 専門医テキスト 第3版」（日本集中治療医学会教育委員会/編），pp896-905，真興交易医書出版部，2019
3）亀井有子，清水孝宏：経腸栄養及び静脈栄養療法中の患者管理．ICUとCCU，40：429-433，2016
4）亀井有子，道又元裕：重症患者の栄養管理における看護師の役割．ICUとCCU，32：153-159，2008
〈第6章3-H〉
1）鞍田三貴，他：入院患者に占める低栄養患者の割合．静脈経腸栄養，17：77-82，2002
〈第6章4〉
1）日本腎臓学会学術委員会サルコペニア・フレイルを合併したCKDの食事療法検討WG：サルコペニア・フレイルを合併した保存期CKDの食事療法の提言．日腎会誌，61：525-556，2019
2）日本摂食嚥下リハビリテーション学会 嚥下調整食委員会：日本摂食嚥下リハビリテーション学会嚥下調整食分類2021．日摂食嚥下リハ会誌，25：135-149，2021

第6章 発展編

第6章 実習課題

[→第6章1 地域包括ケアシステム]

課題1 地域の高齢者に栄養改善を提案する

● 目的

- 地域で暮らす高齢者に対し，専門職としての助言を考える．

● 方法

次の症例に対し，①筋力増加に対する支援，②体重改善に対する支援を行うため，栄養に関する助言を考える※．

※ 在宅栄養管理の場合はこのように少ない患者情報で指導を行わなければならない場合もある．

症例

75歳　女性

要支援Ⅰ　BMI：18.9 kg/m^2　Alb：3.0 g/dL

パン類やめん類を好んで摂取．

トイレを気にして飲水量が少ない．長男家族と同居．家事は長男妻が行う．

腰椎圧迫骨折後，筋力が低下．歩行能力向上のため1日型デイサービスの利用を開始．

課題2 高齢糖尿病患者の訪問栄養指導の栄養ケア計画を作成する

[→第6章2 福祉・介護と在宅栄養]

● 目的

- 介護保険のしくみを理解する：

  介護支援専門員（ケアマネジャー，通称 ケアマネ）が立てる居宅サービス計画書の理解，要介護度に応じて使えるサービスなどの知識，介護報酬にのっとった必要事項の確認など．
- 個々の利用者にあった栄養ケア計画を立てることができるようになる．
- 医師の指示書を読み取る力を養う．

● 方法

次の症例をもとに，どのような訪問栄養指導が必要かを考える．

症例

C氏　女性　70歳代

- **要介護度：要支援2**
- **身体計測：**体重 55.7 kg，BMI 25.4 kg/m^2
- **基礎疾患：**糖尿病，高血圧症，痛風，CKD
- **血液検査：**血糖値 157 mg/dL，HbA1c 8.0 %

【医師の指示】

- **エネルギー：**1400〜1600 kcal

- **塩分**：6g
- **注意事項**：ワーファリン服用のため納豆，クロレラ，青汁禁止

① 利用者の状況を理解する（栄養スクリーニング，栄養アセスメント）．
- ICF※に基づき利用者の強みをあげてみる（例：要介護認定を受けているが経済的には余裕がある，独居だが友人が近くにいる，持病があるが元気である，性格が朗らかで誰からも好かれるなど）．
  ※ ICF：WHOにより提唱された国際生活機能分類．人の健康状態を取り巻くさまざまな事柄を体系立てて分類したもの．
- 本症例では，①夫と二人暮らし，②遠方に娘がいる，③理解力はまあまあるが，身体的に膝が痛いなどの不調がある．

② ケアマネが立てる居宅サービス計画書（実習図1）の見方を理解する．
- 医師の指示書は目標数値のみ記入されていることがある（例：HbA1c 8.0％以下にすること，など）．そのまま目標にすることは構わないが，どのようにして指導していくかは具体的に記す必要がある（調理指導で血糖値の上がりにくい調理方法等を本人に指導していく，など）．

③ 利用者がどのようになりたいか，何を望んでいるかなど，利用者主体で栄養スクリーニング，**栄養アセスメント**を行う．その後で家族の意向を聞き，医師の指示書，居宅介護サービス計画書などをもとにどのような栄養指導を行うか，誰と連携できるかを考えて栄養ケア計画をつくる．特に家族，ケアマネは鍵となるのでよく連携をとることが大事である．

④ 栄養ケア計画を立てる．

【ポイント】
- 医師の指示書が反映された目標になっているか？
- 栄養スクリーニング，栄養アセスメントに関連のある栄養ケア計画になっているか？
- 誰にどのような方法で，いつ，どのぐらいの期間で指導を行うかがはっきりしているか？
- 誰が見てもわかるケア計画となっているか？（介護保険では多職種が計画書を見るため，できるだけ専門用語は避ける）

課題 3 市販栄養補助食品について調べる

［→第6章4 栄養補助食品］

● 目的
- 数多くある市販品の特徴や味の種類について知り，入院患者や，在宅療養者とその家族への適切な食事指導につなげる．

● 方法
市販栄養補助食品は多数販売されており，表8（p.182）に記載していないものも多くある．
①糖尿病，②腎臓病，③摂食嚥下障害，④低栄養で使用可能と考えられる市販栄養補助食品について，表に記載のないものを各3つ以上提案しなさい．

介護予防サービス・支援計画書

目標とする生活

医師の指示は必ず目を通す

1日	無理せず自分のペースで出来ることをする。
1年	明るく元気に夫婦で生活していきたい。 ← 本人の意向、本人の言葉——介護予防サービス計画は本人の言葉をそのまま記載できることがある

要支援1 ／ 要支援2

アセスメント領域と現在の状況	本人・家族の意欲・意向	領域における課題（背景・原因）	総合的課題	課題に対する目標と具体策の提案	具体策についての意向 本人・家族	目標	目標についての支援のポイント	本人等のセルフケアや家族の支援、インフォーマルサービス	介護保険サービスまたは地域支援事業	サービス種別	事業所	期間
運動・移動について　両下肢・足腰の痛みや腫脹があり、歩行不安定。室内は伝えて起き上がり・立ち上がり時に時間がかかり、ふらつき転倒の危険性もある。外出時は夫に掴まりながら。①心疾患により心臓に負荷がかかく。無理はできない。	本人：下肢の痛みやむくみがある。体をうごかすことでしんどさから、動作不安定。	■有 □無　下肢・足腰の痛みやむくみ、体のしんどさから、動作不良時に時間がかかり、ふらつき転倒の危険性もある。医師の指示にて頑張りすぎない性格である。家事など立ち仕事は下肢の負担が大きい。	1. 心機能、腎機能の低下であり、食事内容や体重増加に注意し体調増加に配慮ある。本人は無理して頑張る性格でもある。医師の指示もあり、②心疾患により身体的負担をかけない生活にしながら、下肢の筋力が低下しないように留意する。	目標：体調の安定を図る。（具体策）①定期通院②訪問看護：体調確認、体重測定、医師との連携を図る。③訪問栄養指導：疑問点や調理法、栄養調整食品等について娘さんと一緒に学ぶ機会とする。	同意する。 → ③医学的な管理は必ずチェックする → ④家族や本人が何を望んでいるか、どのようになりたいか	体調の変化に早く気付く体制を作り、安心して過ごす。	・体調や体重のチェックを行う。医療機関と連携をとり、栄養面についても調理法について、必要に応じてヘルパーへのアドバイスも行う。	訪問看護体重のチェックを行う。医師と連携を行い、体調管理を行う。居宅療養管理指導（栄養・訪問）本人と家族が一緒に学ぶ機会とする。	予防訪問看護 居宅療養管理指導 II	訪問看護ステーション ○○病院	1回／週 R0.3～ 4月 1回／月 R0.3～ 4月
								→ 指導はどのようにできるか考える				
日常生活（家庭生活）について　夫の要望に応えながら、家事を行ってきた。娘に時間的立ちがあるので、掃除は娘さんが帰省時に行ない、2カ月に1回業者による清掃あり。	本人：家に居てもう何もする事無いないし、家のおいしい物を自分でするのは難しいと思っている。　娘：長時間立ち作業が難しいので、買い物のお手伝いや掃除の支援を考えたい。	■有 □無　長時間の立ち仕事はやや負担になるため、調理や買い物の支援が必要である。	2. 下肢・足腰の痛みや腫れ、体のしんどさから、長時間立ち上がりやや負担になる起こし立ち上がり時に時間がかかり、ふらつき転倒の危険性もある。	④ヘルパー利用：調理や買い物を手伝ってもらう、身体の負担を減らす。⑤デイサービス利用：無理のない範囲で友人機能を維持していく、見守りのもと安全に入浴する。体重測定を行う。	→ ヘルパーと連携して出来ることをする	身体への負担を減らし、出来ることは自分のペースで続けられる。	・福祉用具等：無理のない範囲で起き上がりや移動が安楽にできるようにする。	訪問介護調理・湯こぼし買い物等の下ごしらえ、いも、ポータブルトイレの掃除等本人の状態に応じて支援内容を見直す。福祉用具レンタル離床用手すり、歩行器ベッド（自費）	予防訪問介護 予防用具・歩行器・手すり	事務所 ○○営業所	2回／週 R0.3～ 4月 毎日 R0.3～ 4月
社会参加・対人関係・コミュニケーションについて　本人、友人ともする事もなく、定期的なお風呂に入るのは疲れもするが外出や社会交流を持つことが望まれる。	本人：友人ともする事もないし、家のお風呂に入るのは大変だが外の温泉に入りたい。	■有 □無　外出範囲が限られるので、定期的な外出や社会交流を持つことが望まれる。	3. 身体面や精神面での入浴が大きく、外部での入浴が必要である。	⑥福祉用具レンタル：移動動作が安楽に行えるようにする	無理なく体を動かしたり、社会交流をしむ。	無理なく体を動かしたり、社会交流をしむ。	体調や体重のチェックを行う。無理のないように活動してもらう。	デイサービスレクリエーションの運動で、無理のない範囲で体を動かす。友人との交流入浴・体重測定、食事（1400カロリー、塩分6g）	予防通所介護	通所介護事業所	2回／週 R0.3～ 4月
健康管理について　心機能、腎機能の低下であり、食事と体重増加に注意が必要。胸痛時はニトロを服用する。	本人：体調良く過ごしたい。	■有 □無　食事管理、体調管理の入浴が大変だ		計画書の中に体重という言葉が多くでてくる！			本人や体重の交流分を転換する。				

健康状態について
□主治医意見書、診断結果、観察結果等を踏まえた留意点
心機能、腎機能の低下あり。体重 52.0 kgが標準体重。一週間で体重 2～3キロ増加があれば、定期受診日を待たずに病院に電話し、受診相談してください。胸痛時は、手持ちのニトロールにてコントロールして対応する。

→ 多くでてくる→体重のチェックが重要なポイント

【本来行うべき支援ができない場合】
妥当な支援の実施に向けた方針

総合的な方針：生活不活発病の改善・予防のポイント
定期通院と訪問看護、栄養指導の利用で体調管理を行うとともに、ヘルパーを利用して家事の負担を減らし、安心して生活できるようにしましょう。デイサービスでは体を動かす機会を無理なく持ちましょう。福祉用具を活用して、移動動作が安楽に行えるようにしましょう。

実習図1 介護予防サービス・支援計画書

臨床で役立つデータ集

付録A 臨床検査基準範囲一覧

　一般的な臨床現場でよく出合う基準値を掲載した．以下の数値は『臨床検査データブック2021-2022』（髙久史麿/監修　黒川 清，他/編　大西宏明/編集協力），医学書院，2021をもとにしている．なお，基準値は検査機関・検査方法によって異なる場合があるので，各施設の方針もあわせて確認されたい．

● 血液学的検査

検査項目	略語	基準値	
赤血球数	RBC	男性：427～570万/μL	女性：376～500万/μL
血色素量（ヘモグロビン）	Hb	男性：13.5～17.6 g/dL	女性：11.3～15.2 g/dL
ヘマトクリット	Ht	男性：39.8～51.8 %	女性：33.4～44.9 %
平均赤血球容積	MCV	男性：82.7～101.6 fL	女性：79～100 fL
平均赤血球血色素量	MCH	男性：28～34.6 pg	女性：26.3～34.3 pg
平均赤血球血色素濃度	MCHC	男性：31.6～36.6 %	女性：30.7～36.6 %
赤血球沈降速度	赤沈，ESR	成人男性：2～10 mm/時	成人女性：3～15 mm/時
白血球数	WBC	4000～8000/μL	
末梢血白血球分画			
好中球		桿状核球：2～13 % 分葉核球：38～58.9 %	
リンパ球		26～46.6 %	
単球		2.3～7.7 %	
好酸球		0～5 %	
好塩基球		0～1 %	
血小板数	Plt	自動血球計数器：15～35万/μL	
C反応性たんぱく	CRP	定性/半定量法：陰性 定量：0.14～0.3 mg/dL以下（測定法による）	

● 生化学検査

1. たんぱく質代謝・窒素化合物

検査項目	略語	基準値	
血清総たんぱく	TP	6.5〜8.0 g/dL	
血清アルブミン	Alb	3.8〜5.2 g/dL	
アルブミン/グロブリン比	A/G比	1.2〜2	
トランスサイレチン	TTR	21〜43 mg/dL	
トランスフェリン	Tf	男性：190〜300 mg/dL	女性：200〜340 mg/dL
レチノール結合たんぱく	RBP	男性：3.4〜7.7 mg/dL	女性：2.2〜6 mg/dL
血中尿素窒素	BUN	9〜21 mg/dL	
血清尿酸	UA	男性：3〜7 mg/dL	女性：2〜7 mg/dL
血清クレアチニン	Cr，Cre	男性：0.65〜1.09 mg/dL	女性：0.46〜0.82 mg/dL
クレアチニンクリアランス	Ccr	91〜130 mL/分	
アンモニア	NH$_3$	40〜80 μg/dL	

2. 糖代謝

検査項目	略語	基準値
血糖	BG，Glu	空腹時（FPG）：70〜110 mg/dL
ヘモグロビンA1c	HbA1c	4.6〜6.2％（NGSP値）
グリコアルブミン	GA	11〜16％
1,5-アンヒドロ-D-グルシトール	1,5-AG	14 μg/mL 以上

3. 脂質代謝

検査項目	略語	基準値
総コレステロール	TC，Tcho	130〜220 mg/dL
LDL-コレステロール	LDL-C	60〜140 mg/dL
HDL-コレステロール	HDL-C	40〜65 mg/dL
トリグリセリド（中性脂肪）	TG	50〜150 mg/dL

4. 肝機能

検査項目	略語	基準値	
アスパラギン酸アミノ基転移酵素	AST，GOT	11〜33 IU/L	
アラニンアミノ基転移酵素	ALT，GPT	6〜43 IU/L	
アルカリホスファターゼ	ALP	80〜260 IU/L	
コリンエステラーゼ	ChE	100〜240 IU/L*	
γ-グルタミルトランスペプチダーゼ	γ-GTP	成人男性：10〜50 IU/L	成人女性：9〜32 IU/L
乳酸脱水素酵素	LDH	120〜245 IU/L	

* DMBT（2, 3-ジメトキシベンゾイルチオコリン）基質法による.

（次ページに続く）

4. 肝機能（続き）

検査項目	略語	基準値
総ビリルビン	T-Bil	0.2〜1 mg/dL（アルカリアゾビリルビン法）
直接ビリルビン	−	0〜0.3 mg/dL（アルカリアゾビリルビン法）

5. 電解質・金属

検査項目	略語	基準値	
血清ナトリウム	Na	135〜145 mEq/L	
血清カリウム	K	3.5〜5.0 mEq/L	
血清クロール	Cl	98〜108 mEq/L	
血清カルシウム	Ca	8.6〜10.0 mg/dL	
血清無機リン	P	2.5〜4.5 mg/dL	
血清鉄	Fe	男性：64〜187 μg/dL	女性：40〜162 μg/dL
総鉄結合能	TIBC	男性：253〜365 μg/dL	女性：246〜410 μg/dL
不飽和鉄結合能	UIBC	男性：104〜259 μg/dL	女性：108〜325 μg/dL
血清マグネシウム	Mg	1.7〜2.6 mg/dL	
血清亜鉛	Zn	80〜130 μg/dL	
血清銅	Cu	男性：70〜140 μg/dL*	女性：80〜155 μg/dL*

*　19歳以上

6. 血清酵素

検査項目	略語	基準値	
血清アミラーゼ	AMY	60〜200 IU/L	
クレアチンキナーゼ	CK	男性：57〜197 IU/L	女性：32〜180 IU/L

● 腫瘍マーカー

検査項目	略語	基準値
糖鎖抗原19-9	CA 19-9	37 U/mL 以下（各キット間でバラツキあり）
癌胎児性抗原血清中	CEA	5 ng/mL 以下
α-フェトプロテイン	AFP	10 ng/mL 以下
前立腺特異抗原	PSA	4.0 ng/mL 以下（RIA法・IRMA法）

一般的な臨床現場でよく出合う略語を掲載した.

略語	フルスペル	日本語訳
AC	arm circumference	上腕周囲長
ACE	angiotensin converting enzyme	アンジオテンシン変換酵素
ACh	acetylcholine	アセチルコリン
ACTH	adrenocorticotropic hormone	副腎皮質刺激ホルモン
ADH	antidiuretic hormone	抗利尿ホルモン
ADL	activities of daily living	日常生活動作
AIDS	acquired immunodeficiency syndrome	後天性免疫不全症候群
ALDH	aldehyde dehydrogenases	アセトアルデヒド脱水素酵素
AMA	arm muscle area	上腕筋面積
AMC	arm muscle circumference	上腕筋囲
AN	anorexia nervosa	神経性やせ症，神経性食欲不振症
BCAA	branched chain amino acid	分枝アミノ酸，分岐鎖アミノ酸
BCAA/AAA	branched chain amino acid/aromatic amino acid	フィッシャー比 （分枝アミノ酸/芳香族アミノ酸）
BEE	basal energy expenditure	基礎エネルギー消費量
BI	burn index	熱傷指数
BMI	body mass index	体格指数
BN	bulimia nervosa	神経性大食症，神経性過食症
BP	blood pressure	血圧
BPH	benign prostatic hyperplasia	前立腺肥大症
BT	body temperature	体温
BTR	BCAA/TYR	総分枝アミノ酸/チロシンモル比
CAM	complementary and alternative medicine	補完代替医療
CAWL	cancer-associated weight loss	がん随伴性体重減少
CHI	creatinine height index	クレアチニン身長係数
CIWL	cancer-induced weight loss	がん誘発性体重減少
CKD	chronic kidney disease	慢性腎臓病
COPD	chronic obstructive pulmonary disease	慢性閉塞性肺疾患
CVC	central venous catheter	中心静脈カテーテル
DA	dopamine	ドーパミン
DCT	decubitus response team	褥瘡対策チーム

略語	フルスペル	日本語訳
DIC	disseminated intravascular coagulation	播種性血管内凝固症候群
DKA	diabetic ketoacidosis	糖尿病性ケトアシドーシス
DOTS	directly observed treatment short-course	直接服薬確認法
DPC	diagnosis procedure combination	診断群分類
ED	elemental diet	成分栄養剤
eGFR	estimated glemerular filtration rate	推算糸球体濾過量
EN	enteral nutrition	経腸栄養法
ESKD	end-stage kidney disease	末期腎不全
GABA	gamma-aminobutylic acid	γアミノ酪酸
GERD	gastro esophageal reflux disease	胃食道逆流症
GFR	glomerular filtration rate	胃内排出速度
GH	growth hormone	成長ホルモン
HD	hemodialysis	血液透析
HEN	home enteral nutrition	在宅経腸栄養法
HIV	human immunodeficiency virus	ヒト免疫不全ウイルス
HPN	home parenteral nutrition	在宅中心静脈高カロリー輸液
IBD	inflammatory bowel disease	炎症性腸疾患
IBW	ideal body weight	標準体重
ICD	International Statistical Classification of Diseases and Related Health Problems	国際疾病分類
ICT	infection control team	感染対策チーム
ICU	intensive care unit	集中治療室
IED	immunonutrition	免疫賦活栄養剤
IFN	interferon	インターフェロン
LBM	lean body mass	除脂肪体重
LES	lower esophageal sphincter	下部食道括約筋
MCNS	minimal change nephrotic syndrome	微小変化型ネフローゼ症候群
MCT	medium chain triglyceride	中鎖脂肪酸
MDT	multidrug therapy	多剤併用療法
MN	membranous nephropathy	膜性腎症
MWST	modified water swallowing test	改訂水飲みテスト
NA	noradrenaline	ノルアドレナリン
NAFLD	nonalcoholic fatty liver disease	非アルコール性脂肪性肝疾患
NASH	nonalcoholic steatohepatitis	非アルコール性脂肪肝炎
NSAIDs	non-steroidal anti-inflammatory drugs	非ステロイド性消炎鎮痛薬

略語	フルスペル	日本語訳
NST	nutrition support team	栄養サポートチーム
ODA	objective data assessment	客観的評価
ORS	oral rehydration solution	経口補水液
ORT	oral rehydration therapy	経口輸液療法
PCT	palliative care team	緩和ケアチーム
PD	peritoneal dialysis	腹膜透析
PEG	percutaneous endoscopic gastrostomy	経皮内視鏡的胃瘻造設術
PEJ	percutaneous endoscopic jejunostomy	経皮内視鏡的空腸瘻造設術
PEM	protein energy malnutrition	たんぱく質・エネルギー栄養障害
PN	parenteral nutrition	経静脈栄養法
PNI	prognostic nutritional index	予後推定栄養指数
POS	problem oriented system	問題志向型システム
PPN	peripheral parenteral nutrition	末梢静脈栄養法
PTH	parathyroid hormone	副甲状腺ホルモン
QOL	quality of life	生活の質
RA	rheumatoid arthritis	関節リウマチ
RBP	retinol-binding protein	レチノール結合たんぱく
REE	resting energy expenditure	安静時代謝量
RQ	respiratory quotient	呼吸商
RSST	repetitive saliva swallowing test	反復唾液嚥下テスト, 30秒間唾液飲みテスト
SCD	spinocerebellar degeneration	脊髄小脳変性症
SGA	subjective global assessment	主観的包括的評価
SIRS	systemic inflammatory response syndrome	全身性炎症反応症候群
SLE	systemic lupus erythematosus	全身性エリテマトーデス
SMBG	self monitoring of blood glucose	血糖自己測定
SSF	subscapular skinfold thickness	肩甲骨下部皮下脂肪厚
SSRI	selective serotonin reuptake inhibitor	選択的セロトニン再取り込み阻害薬
TEE	total energy expenditure	全エネルギー消費量
TPN	total parenteral nutrition	中心静脈栄養法
TSF	triceps skinfold thickness	上腕三頭筋皮下脂肪厚
UAE	urinary albumin excretion	尿中アルブミン排泄量
VE	videoendoscopic evaluation of swallowing	嚥下内視鏡検査
VF	videofluoroscopic examination of swallowing	嚥下造影検査
VLCD	very low calorie diet	超低エネルギー食

実践で役立つ知識集

1　臨地実習に行くにあたっての注意点

臨地実習の学生受け入れは，病院や施設側の管理栄養士・栄養士育成への理解と患者の協力を得て実施されることを十分に理解して臨む必要がある．学生という身分ではなく，一医療人としての心構えをもつこと．もちろん，実習中もその後も患者のプライバシーの保護を厳守しなければならない．

2　事前の情報収集

例えば「羊○土○社○病院」に実習に行く場合，「羊○土○社○病院，栄養部」，「羊○土○社○病院，食事（献立）」，「羊○土○社○病院，NST」など，施設名と栄養に関連する単語を関連づけてインターネットで検索してみるとよい．施設によっては動画やコラムが掲載されているので，それらにも目を通しておくと行く前に実習先の理解が深まり，不安も少し解消される．

施設の情報のまとめ方として，表1に例をあげた．各項目について調べた内容を埋めてみよう．

3　臨地実習 Q & A

A. 事前

Q1　事前訪問の格好はスーツですか？

A1　事前訪問に限らず実習期間中はスーツがふさわしいでしょう．実習先によっては，通勤時の服装について指示があります．その場合，実習先の指示に従うようにしましょう．

Q2　事前課題は，実習のいつまでに終わらせるべきですか？

A2　実習が始まる前には終わらせておきましょう．事前課題では，学校の先生に最終確認を行う必要があります．修正するところが出ると思いますので，十分に時間に余裕をもってとりかかり，完成させておくように．また，引用する場合は，書籍や論文から行い，インターネット上の記事は引用しないようにしましょう．

Q3　実習先について何を調べておくとよいですか？

A3　実習先の概要，病床数，食数，可能ならば直営か委託

のどちらか，管理栄養部門のスタッフ数を調べておくとよいと思います（表1を活用）．

Q4　持っていくとよいものはありますか？

A4　ボールペン（単色と複数の色の2本持っていくとなおよい），ハサミ，セロハンテープ，ホッチキス（芯が必要ないタイプ），クリップ（大きいのがおすすめ），付箋，色鉛筆，バインダー，ルーズリーフ，学校の教材（食品交換表など），基準値を記載したメモ帳，メモ帳（実習記録用と学んだこと用に分けるのがよい．学んだこと用は100枚ほどある分厚いものがよい）など．

Q5　学校の備品を貸してもらえますか？

A5　はい，可能です．学校の備品を使用する場合，使用することが判明した3日以内に伝えるようにしましょう．また，準備は2日前までに終わらせておきましょう．

B. 実習中

Q1　車通勤ができますか？

A1　学校の方針に従ってください．基本的に公共交通機関を利用してください．自宅からの通勤などでアクセスに問題があり，自家用車・バイクなどで通勤希望の場合，事前に学校と施設に申し出ておきましょう．

Q2　身だしなみについて注意することはありますか？

A2　頭髪・ひげなどは常識の範囲内の長さにしましょう．爪は短く切っておきましょう．人によっては，3週間と実習期間が長いと思います．毎日爪の長さを確認しておくようにしましょう．また，整髪料・香水などの匂いは厳禁です！

Q3　お昼ごはんは，コンビニ弁当でもいいですか？

A3　基本的にお弁当を持っていきます．お弁当が難しい方は，コンビニエンスストアで買ったものを，お弁当箱に詰め直すようにしましょう．

Q4　栄養士さんや調理員さんたちは優しいですか？

A4　優しいです．ですが，マナーを守らなかったり挨拶がなかったりすると厳しくなる可能性が十分にあります．こちらは，勉強をさせてもらっていることを理解し，挨拶は，病院関係者，患者様など誰に対しても行うようにしましょう．仮に厳しい方について学ぶ場合でも，実習中に陰口やマイナス発言はしないように，実習期間中は笑顔で頑張っ

表1 実習施設の情報を収集しよう！

施設名
_____

1. 施設の理念・概要・沿革・組織など

病院長：

栄養部門長：

2. 施設の規模や統計情報

病床数	：
平均在院日数	：
1日平均入院患者数（人）：	
病床稼働率（％）	：
1日平均外来患者数（人）：	

3. 栄養管理部門のスタッフ数

	直　営	委託会社（　　　　　）	合　計
管理栄養士	名	名	名
栄養士	名	名	名
調理作業員	名	名	名
その他	名	名	名
合　計	名	名	名

4. 喫食時間・食費・食数および食種

喫食時間：朝食　　　　　　　昼食　　　　　　　夕食
配膳時間：
下膳時間：
食　　数：　　　　　/回,　　　　　　　　/日
食材料費（日）：患者食　　　　　職員食　　　　　その他

（次ページへつづく）

(表1のつづき)

5. 給食形態・供食方法・食器

給食形態：中央配膳，　　　　　　　　　，　サテライトキッチン
提供方法：温冷配膳車，保温食器，加熱
食器類：（メラミン食器・保温食器・陶器・自助食器・強化磁器など）

6. ホームページに掲載されている食事に関する情報

7. 他部門との活動

8. 質問リスト

てください.

Q5 調理が苦手でも大丈夫ですか？

A5 大丈夫です．大切なのは，一つずつ丁寧に正確に行うことです．個人の見解で進めないようにしましょう．食材を5つほど規定どおり切ったら，調理員さんに確認してもらうようにしましょう．調理員さんたちも，確認してもらえることで安心します．早く進めるよりも，丁寧に正確に行うことが何より大切です．

Q6 何を意識して臨地実習をすればよいですか？

A6 誰にでも挨拶をする，笑顔を絶やさない，返事は早く返す，自分から積極的に行動する，わからない場合は「すみません，勉強不足でわかりません．教えてください.」と言う，給食業務・臨床業務などの手順は必ず2度確認をする，小さいことでも何でも質問し何でもメモをする，調理員さんたちにもお話を聞く，通勤時は学習または予習復習，などをお勧めします.

特に将来，病院勤務を考えている人は，常に自分だったらどう行動するのかを考えて学ぶとよいと思います.

Q7 厨房内で動きやすい格好とはどのようなものですか？

A7 ジャージ，黒ズボン，Tシャツがよいと思います．ジーパンやすその広がったズボン，オーバーサイズのシャツは避けておきましょう.

Q8 お化粧はどの程度まですればよいですか？

A8 食品衛生上，異物混入の恐れや匂いがあるものは避けましょう．薄くファンデーション，チークで大丈夫です．つけまつげ（まつ毛エクステンション），マスカラ，香水は厳禁です.

C. 実習後

Q1 お礼状はいつまでに出すべきですか？

A1 実習後，遅くとも1週間～10日までを目安に出しましょう.

1 はじめに

「日本人の食事摂取基準（2020年版）」では，高血圧，脂質異常症，糖尿病，慢性腎臓病（CKD）の4つの生活習慣病のエネルギーおよび栄養素との関連が，はじめて正式な章として掲載された．ここでは，日本人の食事摂取基準を臨床現場で活用するためのポイントを概説する．詳細については，「日本人の食事摂取基準（2020年版）」を熟読していただきたい．

2 対象

食事摂取基準の対象は，健康な個人および健康な者を中心として構成されている集団とし，生活習慣病等に関する危険因子を有していたり，高齢者においてはフレイルに関する危険因子を有していたりしても，おおむね自立した日常生活を営んでいる者およびこのような者を中心として構成されている集団は含むものとする．

疾患を有していたり，疾患に関する高いリスクを有していたりする個人および集団に対して治療を目的とする場合は，食事摂取基準におけるエネルギーおよび栄養素の摂取に関する基本的な考え方を必ず理解したうえで，その疾患に関連する治療ガイドライン等の栄養管理指針を用いる．「日本人の食事摂取基準（2020年版）」では，各論の「生活習慣病とエネルギー・栄養素との関連」において，高血圧，脂質異常症，糖尿病，慢性腎臓病（CKD）が取り上げられている．また，高齢者の低栄養予防やフレイル予防も視野に入れて策定されており，フレイルおよびサルコペニアと栄養の関連についても解説されている．

3 各指標の数値の使い方

A. エネルギーの指標について

エネルギー出納バランスは，「エネルギー摂取量－エネルギー消費量」で定義される．成人では，その結果が体重の変化と体格（BMI）である．短期的なエネルギーのアンバランスは体重の変化で評価可能である．また，多くの成人では長期間にわたって体重・体組成は比較的一定で，エネルギー出納バランスはほぼゼロに保たれた状態にあり，これは肥満であってもやせであっても同じである．そのため，健康の保持・増進，生活習慣病予防の観点からは，「望ましいBMIを維持するエネルギー摂取量」であることが重要である．このことから，「日本人の食事摂取基準（2020年版）」

では，エネルギー摂取量およびエネルギー消費量のバランスを示す指標としてBMIを採用している．表1に，目標とするBMIの範囲を示した．

一方，重症化予防の観点からは，必ずしも目標とするBMIの範囲をめざす必要はない．高血圧，高血糖，脂質異常の改善・重症化予防には，減量や肥満の是正が推奨されている．肥満者では，示された目標とするBMIの範囲まで減量しなくても，軽度の減量を達成・維持することが重症化予防の観点からは望ましい．

また，高齢者においては同じBMIを維持する場合でも，身体活動レベルが低いとエネルギー摂取量はさらに少なくなり，たんぱく質やほかの栄養素の充足がより困難になる．身体活動を増加させ，多いエネルギー消費量と摂取量のバランスにより望ましいBMIを維持することが重要である．

臨床現場では，エネルギー必要量を推定式により算出する場合が多い．しかし，推定式により得られる値はどの方法であっても真のエネルギー摂取量からは誤差が生じる．一方，食事アセスメントによってエネルギー摂取量を測定し，エネルギー必要量を推定する方法もある．この場合も，過小申告や日間変動といった問題があり，真のエネルギー摂取量と考えるのは困難である．エネルギー必要量を推定する場合，これらのことを念頭に置く必要がある．

B. 栄養素の指標について

栄養素の指標は，摂取不足の回避を目的とする「推定平均必要量」，「推奨量」，「目安量」，過剰摂取による健康被害

表1 **目標とするBMIの範囲（18歳以上）**[*1, 2]

年齢（歳）	目標とするBMI（kg/m²）
18～49	18.5～24.9
50～64	20.0～24.9
65～74[*3]	21.5～24.9
75以上[*3]	21.5～24.9

* 1　男女共通．あくまでも参考として使用すべきである．
* 2　観察疫学研究において報告された総死亡率が最も低かったBMIをもとに，疾患別の発症率とBMIの関連，死因とBMIとの関連，喫煙や疾患の合併によるBMIや死亡リスクへの影響，日本人のBMIの実態に配慮し，総合的に判断し目標とする範囲を設定．
* 3　高齢者では，フレイルの予防および生活習慣病の発症予防の両者に配慮する必要があることも踏まえ，当面目標とするBMIの範囲を21.5～24.9 kg/m²とした．
（「日本人の食事摂取基準（2020年版）「日本人の食事摂取基準」策定検討会報告書」（厚生労働省）[1]より引用）

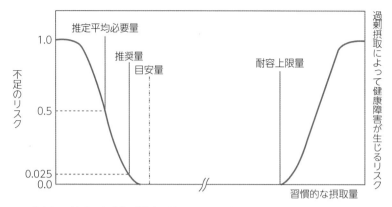

図1　食事摂取基準の各指標（推定平均必要量，推奨量，目安量，耐容上限量）を理解するための概念図

（「日本人の食事摂取基準（2020年版）「日本人の食事摂取基準」策定検討会報告書」（厚生労働省）[1]より引用）

の回避を目的とする「耐容上限量」，生活習慣病の発症予防を目的とする「目標量」の5つで構成される．

「推定平均必要量」は，半数（50％）の者が必要量を満たす量，「推奨量」は，ほとんど（97～98％）の者が充足している量である．「目安量」は，十分な科学的根拠が得られず，これらが設定できない場合，不足状態を示す者がほとんど観察されない量として設定されている．「耐容上限量」は，健康被害をもたらすリスクがないとみなされる習慣的な摂取量の上限である．

「目標量」は，栄養素の過不足を示すほかの4つの指標とは性質が異なり，「生活習慣病の発症予防のために現在の日本人が当面の目標とすべき摂取量」と定義される．

図1に，食事摂取基準の各指標（推定平均必要量，推奨量，目安量，耐容上限量）を理解するための概念図を示した．これは，習慣的な摂取量と健康被害が生じる確率との関係を概念的に示したものである．本来，目安量は推定平均必要量および推奨量と一定の関係をもたないが，参考のため付記されている．例えば，現在の摂取量が推奨量を少し下回っている場合，単純に「不足している」と判断するのではなく，摂取不足によって健康被害が生じるリスクが少し高くなる可能性があると理解することが大事である．また，推奨量から耐容上限量までの摂取量（ただし耐容上限量に接近することはできるだけ回避する）であれば，健康被害が生じるリスクはほとんどなく，その範囲のどの摂取量であっても優劣はないと考えられる．一方，推定平均必要量以下や，耐容上限量以上である場合，摂取量を改善する必要があると考えられる．このように，食事摂取基準で定められている指標の数値は，柔軟に活用することが重要である．

これらの5つの指標のほかに，重症化予防のための指標

が示されている栄養素がある．「日本人の食事摂取基準（2020年版）」では，ナトリウム（食塩相当量）において，発症予防のための指標である目標量とは別に，重症化予防のための指標が示されている．また，コレステロールにおいては，目標量は設定されておらず，重症化予防のための指標のみが示されている．

C. 丸めによる数値の差について

食事摂取基準の各指標の数値を使用する際，丸め処理が行われていることを念頭に置き，使い方を誤らないよう注意する必要がある．各指標の数値は，値の信頼度と利便性を考慮し，きりのよい数値になるよう定められた規則に従って丸め処理が行われている．値のおおよその中央値ごとに定められた桁を，四捨五入または四捨五入と同じ要領で丸めを行う．ただし，たんぱく質はその重要性を考慮し，例外的に切り上げを使って丸めを行っている．

たんぱく質の推定平均必要量（男性）は，50～64歳および65～74歳でともに50 g/日であるにもかかわらず，推奨量は，50～64歳で65 g/日，65～74歳で60 g/日と異なる値となっている．これは65歳以上で摂取量が少なくてもよいことを意味するものではない．計算値による推奨量を四捨五入すれば同じ60 g/日となっていたところを，切り上げを行うことにより5 g/日の差が生じている．つまり，この2つの年齢区分では，ほぼ同等のたんぱく質の摂取が推奨される．このように，各指標の数値には丸め処理が行われていることを考慮し，細かい数値にこだわるべきではない．

4　活用のポイント

図2に示したように，食事摂取基準を活用する際には，食

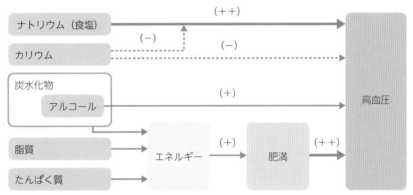

```
┌─────────────────────────┐   ┌─────────────────────────┐
│ 食事調査によって得られる習慣 │   │ 食事摂取基準の各指標で    │
│ 的な摂取量               │   │ 示されている値          │
│ ・食事調査の特徴と限界（測定│   │ ・食事摂取基準の特徴と    │
│  誤差）を理解すること     │   │  限界を理解すること      │
│ ・食品成分表の特徴と限界（測│   └─────────────────────────┘
│  定誤差）を理解すること    │
└─────────────────────────┘
```

それぞれの絶対量よりも，
両者の差が重要である

比較

生活習慣 ‥‥‥▶ ◀‥‥ 臨床症状・臨床検査値の利用

生活環境 ‥‥‥▶ 対象とする栄養素摂取状況以外の影響も
受けた結果であることに留意すること

エネルギーや栄養素の摂取量が適切かどうかを評価

図2 食事摂取基準を用いた食事摂取状況のアセスメントの概要
（「日本人の食事摂取基準（2020年版）「日本人の食事摂取基準」策定検討会報告書」（厚生労働省）[1] より引用；赤字は著者による）

図3 栄養素摂取と高血圧との関連（特に重要なもの）
肥満を介する経路と介さない経路があることに注意したい．この図はあくまでも概要を理解するための概念図として用いるにとどめるべきである．
（「日本人の食事摂取基準（2020年版）「日本人の食事摂取基準」策定検討会報告書」（厚生労働省）[1] より引用）

事調査によって得られる習慣的な摂取量と食事摂取基準の各指標で示されている値を比較することによって，エネルギーや栄養素の摂取量が適切かどうかを評価する．ただし，エネルギー摂取量の過不足の評価には，BMIまたは体重を用いる．図中にも示されているとおり，これらを比較する際には，それぞれの絶対量よりも両者の差が重要であり，食事指導を行う際にはこの点に留意する．食事摂取基準の活用にあたっては，PDCAサイクルに基づく活用を基本とする．疾患がある場合には，特に優先度の高い栄養素等について，摂取量との比較を行うこととなる．

5 疾患と栄養素の関連

生活習慣病の発症予防に資することを目的に目標量が設定されているが，生活習慣病の発症予防に関連する要因は多数あり，食事はその一部である．このため，目標量を活用する場合は，関連する因子の存在とその程度を明らかにし，これらを総合的に考慮する必要がある．栄養面においても関連する因子は数多くあり，それらの存在を確認するとともに，それぞれの因子の科学的根拠の強さや発症に影響を与える程度を確認する必要がある．2020年版では，目標量が示されている7種類の栄養素に関してエビデンスレベルを示しているため，適宜参照するのが望ましい．

p.201 2 対象でも述べたとおり，「日本人の食事摂取基準（2020年版）」では，各論の「生活習慣病とエネルギー・栄養素との関連」において，高血圧，脂質異常症，糖尿病，慢性腎臓病（CKD）が取り上げられている．そこでは，生活習慣病とエネルギー・栄養素との関連が図で示されている．例として図3に，栄養素摂取と高血圧との関連について示した．図には，生活習慣病とエネルギー・栄養素との関連

のエビデンスレベルの強さが示されている．この図から，「ナトリウム（食塩）の摂取と高血圧」および「肥満と高血圧」に強い正の関連がみられることがわかる．また，「アルコールと高血圧」は実線，「カリウムと高血圧」は点線の矢印であることから，高血圧との関連はカリウムよりもアルコールのほうが確かであることがわかる．さらに，アルコールの摂取は高血圧に直接関連するが，炭水化物の摂取は肥満を介さずには高血圧に関連していないことなども読み取れる．

特に重要なものに限られてはいるものの，各疾患の重症化予防において重視する栄養素を知ることができるという点で優れている．対象者に使用する場合は，各個人の状況に照らしあわせ，どの栄養素に重きを置くかを考える必要がある．

文　献

1）「日本人の食事摂取基準（2020年版）「日本人の食事摂取基準」策定検討会報告書」（厚生労働省）（https://www.mhlw.go.jp/content/10904750/000586553.pdf）

1　事業所給食の特徴

A. 病院給食と事業所給食の共通点と相違点

　病院給食は，患者の年齢や体格だけでなく，身体活動量や病状にまであわせた栄養管理計画に基づいて実施される．そのため学校や事業所給食とは異なる面をもつものの，魅力的なものでなければ食べてもらうことができず，その役割を果たすことができない．この項では食事を魅力的にするためのフードコーディネート法を事業所給食の例から紹介する．

　事業所給食には，従業員が心身ともに健康な状態で働けるようにサポートするという役割があり，栄養バランスへの配慮など，利用者の満足度を上げる取り組みが豊富になされている．また，自社製品を使った料理を提供するなど，企業の社風や理念を従業員へ伝える役割を果たすこともできる．事業所給食施設（社員食堂）は，従業員が働くうえでの満足度を上げる効果があり，健康経営をめざす企業にとっても，従業員の健康の維持・増進に寄与する社員食堂の重要性は高まっている．

B. 社員食堂を通した健康経営

　健康経営とは，従業員等の健康管理を経営的な視点で考え，戦略的に実践することである．従業員は会社にとって大切な資産であり，病気などで働けない状況になることは労働力の損失につながってしまう．そのため，従業員の日々の健康管理を行い，病気をはじめとする健康的な問題をできるかぎり未然に防ぐことが求められている．

　栄養バランスに配慮された食事の提供を通して，従業員が意識することなくその健康維持・増進が図れる社員食堂には，従業員のモチベーションや生産性を上げる効果もあり注目されている．

　日本において，健康経営は，日本再興戦略や未来投資戦略に位置づけられた「国民の健康寿命の延伸」に関する取り組みの一つとして位置づけられており，今後さらにその取り組みが推進されていくことが考えられる．

C. 各施設の取り組みを参考にしよう

　ここでは，事業所給食におけるさまざまな取り組みのうち一部分を紹介する．それぞれの病院・施設で利用者に魅力的な食事を提供するために，より多くの取り組みがあるので，実際に現場で確認してみてほしい．

2　食事を魅力的にする　　フードコーディネート法

　病院給食は栄養バランスを考え栄養量が計算され，疾患の回復に役立つ献立として提供されている．さらに事業所給食と同様においしくなければ食べてもらうことができない．そのため，味の要素も含めその食事を食べたいと思わせる工夫が重要である．

A. エネルギー・栄養素別のフードコーディネート法

1）エネルギー

　体格や病状によって栄養量を調整する場合，単純に食事の量を増減するだけではなく，例えば肉類であれば，その部位を変えることでも調整できる．鶏肉の皮を外す，豚肉の脂身を除くことは多くの給食施設で行われているが，肉の部位によってもエネルギー量，たんぱく質量，脂質量の調整をすることが可能である．例として表1に鶏肉と豚肉の部位別のエネルギー・たんぱく質・脂質・炭水化物の量を示す．豚肉の場合は，部位として，ばら，ロース，ヒレの順にエネルギー量は低くなり，たんぱく質の量は多くなる．

　また，部位の変更ではなく食材の変更として，ミートスパゲッティのひき肉を豆腐に変えることでもエネルギー量

表1　鶏肉と豚肉の栄養素比較

食品名	エネルギー （kcal）	たんぱく質 （g）	脂質 （g）	炭水化物 （g）
鶏もも肉・皮つき	190	17.0	13.5	0.1
鶏もも肉・皮なし	113	16.3	4.3	2.3
鶏むね肉・皮つき	133	17.3	5.5	3.6
鶏むね肉・皮なし	105	19.2	1.6	3.4
豚ばら肉・脂身つき	366	12.8	34.9	2.2
豚ロース肉・脂身つき	248	17.2	18.5	3.0
豚ヒレ肉	118	18.5	3.3	3.7

注　栄養素はそれぞれ下に示す数値を参照．
　　● たんぱく質……アミノ酸組成によるたんぱく質
　　● 脂質……脂肪酸のトリアシルグリセロール当量
　　● 炭水化物……差引き法による利用可能炭水化物
（「日本食品標準成分表2020年版（八訂）」（文部科学省）より引用）

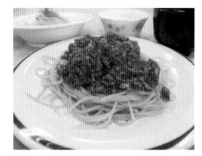

図1 豆腐を使用したミートスパゲッティ

表2 ミートスパゲッティに使った具材による栄養素比較

	エネルギー (kcal)	たんぱく質 (g)	脂質 (g)	炭水化物 (g)
ひき肉 (牛70：豚30)	469	16.5	13.5	68.1
木綿豆腐	419	14.1	9.3	67.5

注　スパゲッティはゆで180 g，ソース90 ccで算出．
　　ひき肉以外は同じ材料を使用したものとして算出．

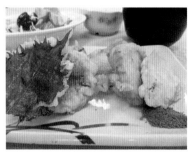
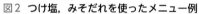
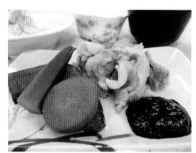

図2 つけ塩，みそだれを使ったメニュー例

を減らすことができる．図1は豆腐を使用したミートスパゲッティであるが，ほとんど見栄えの変わらない献立として提供が可能である．表2にはひき肉と木綿豆腐を使用したミートスパゲッティの栄養量の比較を掲載しているので参考にしてほしい．

2）食塩

事業所給食では食塩摂取量に対して厳しい制限はないが，高血圧の予防のために減塩が重要であることはいうまでもない．

一般的な減塩の方法として，減塩みそ・減塩しょうゆの利用や，だしの活用，かんきつ類の果汁を使うなどの方法があるが，ここでは，つけだれやつけ塩を献立に取り入れる方法を紹介する．

図2のメニュー例のように，具材を直接，塩やたれにつけて食べる献立は，味を強く感じることができるため，結果として食塩の摂取量を減らすことができる．図2の左側は抹茶塩を使用した献立であるが，塩へ抹茶やすだちの果皮を混ぜることで，食塩そのものの量を減らすこともできる．また，図2右側のみそだれに使用しているみそは，地元の製造業者の木だるで5年間熟成させたものを使用している．そのような背景を一緒に伝えることでも献立の魅力を高めることができる．

表3 炊飯後のご飯150 gに含まれるエネルギー量と食物繊維量の比較

食品名	エネルギー（kcal）	食物繊維総量（g）
白米	234	2.3
麦ごはん	217	3.5
雑穀ごはん（キヌア）	220	2.6
古代米ごはん	232	3.1

注　白米の30％（重量）を麦，雑穀，古代米に置き換えたものとして算出．

3）食物繊維

食物繊維の摂取源としては主に野菜が知られているが，日本人は米やパンなどの穀類から食物繊維を多く摂取している．白米を麦ごはんなどの雑穀ごはんに変えるだけで，食物繊維の摂取量を増やすことができる．表3にごはん150 gの食物繊維量の比較を示す．1食当たりの摂取量は多くはないが，主食としてほぼ毎食食べる機会があることから，一日の食物繊維の摂取源として重要な役割を担うことができる．

4）栄養素の性質の利用

栄養素の性質を生かした食材や調味料の組み合わせを考えることで，吸収効率を高めることができる．

例えばβカロチンは脂溶性ビタミンであり，油との摂取によって吸収量が増えることが知られている．にんじんやかぼちゃを油でいためたり，マヨネーズで和えたりする調理方法により，吸収量を増やすことができる．かぼちゃをマヨネーズで和えたパンプキンサラダは理にかなっている献立である．

また，カルシウムや鉄分はビタミンCによる還元作用により吸収率が高まることが知られており，この組み合わせもよく献立で取り入れられている．例えば，野菜とちりめんの和え物にレモンを絞るだけで，カルシウムの吸収率を高めることにつながる．

体内での吸収効率は，見た目にはわからないことではあるが，栄養学的な知見を献立に取り入れることでさらに献立を魅力的にすることが可能である．

B. その他の取り組みによるフードコーディネート法

1) 地産地消

①地産地消の食材を取り入れる意義

事業所をはじめ，多くの給食施設では地産地消を推進している．その理由としては主に2つの理由が考えられる．

1つ目は，喫食者に親しみをもってもらえることで，食事を食べようと思うきっかけにつながることである．2つ目は，おいしいことに加えて栄養価が高く，食材自体の質が良いことである．地産地消の食品には栄養価を調べているものもあり，一般的に流通しているものよりも栄養価が高いものもある．

地産地消の推進によって，喫食者の健康につながるだけでなく地域社会への貢献にもつながることから，食材費の許す範囲で取り組んでほしい．

②地産地消の食材・献立

ここでは，徳島県の特産品を使用した例を紹介する．図3は徳島県の特産品（すだち，柚香，もち麦，すだち牛，塩）を使用したメニュー例である．柚香は，全国でも徳島県の一部地域でのみ栽培されている，ゆずとだいだいを自然交配させたといわれているかんきつ類である．

③生産者とのつながり

地産地消の活動では，生産者がどのような作業をし，どのような想いでつくっているか，実際に現場を視察することも大事である．それにより生産者との信頼関係ができるだけでなく，喫食者に食材の紹介をする際にも説得力が出る．地産地消に取り組む際には，ぜひ，実際に現地に足を運んでみてほしい．

2) SDGsへの取り組み

SDGsとは，誰一人取り残さない持続可能で多様性と包摂性のある社会の実現のために，2030年までの達成をめざす17の目標と169のターゲットで構成された国際目標である（p.14 序章参照）．この目標に関連する取り組みも食事提供から行うことが可能であり，献立を魅力的にする一つの方法である．その一部の取り組みを紹介するとともに，小見出しにSDGsの関連目標も記す．

① 捨てられる部分の使用：
関連目標12．つくる責任つかう責任

世界では生産されている食品の約3分の1が捨てられているといわれており，調理をするうえでも，ごみの発生を少

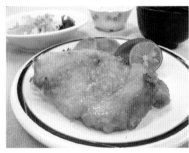
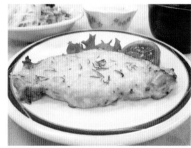
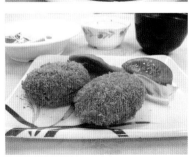
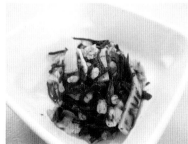

図3 地産地消を生かしたメニュー例

左上から時計回りに，
- 鶏胸肉のすだち風味焼き
（すだち鶏＋すだち果汁）
- 豚ロースのすだち塩こうじ焼き
（すだち果皮＋塩＋こうじ）
- ひじきともち麦の柚香和え
（もち麦＋柚香果汁）
- もち麦入り牛メンチカツ
（すだち牛＋もち麦）

なくすることが重要になっている．大根の葉やかぶの葉は廃棄されることが多いが，ここではふだん廃棄している茶葉を使用したごはんを紹介する（図4）．

茶葉にはカテキンや食物繊維などが含まれているが，飲んでいるお茶にはその栄養素がほとんど含まれておらず，茶葉はそのまま捨てられる．これをふりかけにしてご飯に混ぜ込むことで，栄養素を摂取でき廃棄も減らすことが可能である．

食材の再利用などは各施設に衛生基準があるため，提供できる範囲を見極めながら廃棄を減らす取り組みが重要である．

② 代替肉を使用した献立：
　関連目標13．気候変動に具体的な対策を

日本は2050年までに温室効果ガスの排出を実質ゼロにする「カーボンニュートラル」の実現をめざすと宣言している

る．世界の温室効果ガス排出量のうち農業・林業・その他土地利用からの排出は約4分の1にのぼり，これには畜産業からのものも含まれている[1]．

このような環境問題や食料不足，個人の嗜好（しこう）や宗教上の理由などを背景に，現在では畜産業からの温室効果ガス削減への取り組みの一つとして，大豆からつくられた代替肉のひき肉やハンバーグが販売されている．また，これらを栄養学的に見てみると，たんぱく質量は食肉を用いたハンバーグと変わらないが，脂質が抑えられるということや，食物繊維がとれるという特長がある．図5は代替肉や高野豆腐を使用したメニュー例であるが，これらは摂取エネルギーを減らすことができ，健康に貢献できるという利点がある．

③ プラスチック箸を木製の箸（はし）へ：
　関連目標14．海の豊かさを守ろう

海洋に投棄されたプラスチックゴミは，やがてマイクロプラスチックとなり，食物連鎖を通じて多くの生物に取り込まれ，環境破壊につながるだけでなくわれわれの健康を害する原因になるといわれている．

箸の素材をプラスチック製から木製へ変えることで環境に貢献できることはもちろん，それぞれの土地の伝統技法を取り入れた箸にすることで，地域貢献にもつながり，食事全体の見栄えもよくなる．

2016（平成28）年4月，入院時の食事負担額が増えた際には，食事の見栄えについてもさまざまな取り組みが行われたが，箸や食器を変えることも見栄えをよくする方法の一つである．

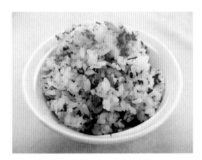

図4　茶葉を使用したごはん

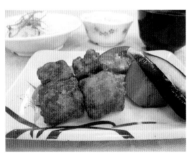
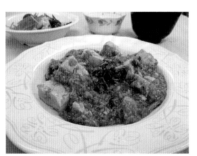
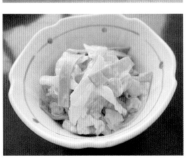
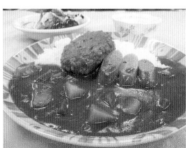

図5　代替肉や高野豆腐を
　　　使用したメニュー例
左上から時計回りに，
・高野豆腐のから揚げ
・大豆ひき肉を使ったマーボー豆腐
・代替肉のハンバーグ・ソーセージを
　使ったカレー
・代替肉のハムを使ったコールスロー

3 魅力的な献立がつくる管理栄養士の未来

　人は，味を食材や味付けによる味覚のみで判断しているのではなく，視覚・嗅覚・聴覚・触覚を含む五感によって感じている．その五感を刺激することで，食事の満足度が向上し，おいしいと感じてもらうことができる．その食事がつくられた背景を紹介することも利用者の満足度を高めることにつながるので，献立作成の際に五感を刺激することを考慮してもらいたい．

　今後，人工知能（AI）技術の発展により職業や働き方などへの影響が注目されている．しかし，患者とのリアルコミュニケーションによる栄養食事指導や，魅力的な献立を考えることなどの創造力を駆使した仕事は，AIが発展したとしても重宝される仕事になると思われる．

　また，献立作成は，栄養士・管理栄養士に認められた重要なスキルである．その能力を生かし，魅力的な献立を提案することにより，これからも管理栄養士はなくてはならない職業として残っていくはずである．

　今回紹介した事例以外にもいろいろな施設のフードコーディネート法がある．それらも参考にしながら，それぞれが患者一人ひとりに応じた，魅力あふれるオリジナルの献立を作成できるようになることを願っている．

文　献

1）「農林水産分野における環境イノベーションについて」（農林水産省）（https://www.maff.go.jp/j/kanbo/kankyo/seisaku/climate/forum/attach/pdf/top-14.pdf），2019

巻末付録2　実践で役立つ知識集

2021（令和3）年6月1日から，原則としてすべての食品等事業者がHACCPに沿った衛生管理に取り組むこととなった．HACCPに沿った衛生管理とは何なのか，また，病院における集団給食施設では何をどのように実施すればいいのか，その背景や目的，具体的な方法を理解し，求められている内容を実際に実施できることをめざす．

1　HACCP（ハサップ）について

HACCPは衛生管理手法の国際標準であり，1960年代の米国において，宇宙食の安全性を確保する目的で開発された．隔絶された宇宙船において，主に栄養摂取のために宇宙飛行士が口にするのが宇宙食であることから，食中毒や異物混入などのいかなる食品事故を起こすことも許されない．HACCPによる衛生管理が構築されるまでは，最終製品を検査することで安全性を確認していたが，それではすべての製品が安全であるとはいえない．HACCPは製品自体ではなく，原材料から製品となるまでの全工程における安全性を確保すれば，自ずと安全な製品ができるという考え方から成り立っている．

この考え方は，1975（昭和50）年に日本に紹介され，1995（平成7）年に総合衛生管理製造過程承認制度として一部の食品に導入後，2020（令和2）年の食品衛生法改正により現在の形式になった．

A. HACCPとは

HACCPとは，食品等事業者自らが食中毒菌汚染や異物混入等の危害要因（ハザード）を把握したうえで，原材料の入荷から製品の出荷に至る全工程のなかで，それらの危害要因を除去または低減させるために特に重要な工程を管理し，製品の安全性を確保しようとする衛生管理の手法である[1]（表1）．

B. 日本における「HACCPに沿った衛生管理」の制度化

1）実情に伴った衛生管理

食品の製造・加工，調理，販売等を行うものは食品等事業者とよばれており，HACCPに沿った衛生管理を実施す

る義務がある．HACCPシステムを導入するには，コーデックス委員会による「HACCPシステムとその適用のためのガイドライン」に記された「HACCPシステムの7原則12手順」（表2）に従って危害分析を実施し，重要な管理すべき点を決定したうえでHACCPプランを作成するが，これには幅広い分野の知識が必要である．しかし，食品等事業者の規模はさまざまであり，そのすべてが独自で危害要因を分析しHACCPプランを作成することは困難である．そこで，日本では小規模事業者および一定の業種については，弾力的な運用を可能とし，実情に伴った衛生管理を実施するように制定された．それが「HACCPに沿った衛生管理」の制度化である．

2）事業規模に応じた衛生管理

対象事業者が，大規模事業者，と畜場，食鳥処理場の場合は，食品衛生上の危害発生を防止するために特に重要な工程を管理する取り組みである「HACCPに基づく衛生管理」を実施し，小規模な営業者等は取り扱う食品の特性に応じた取り組みである「HACCPの考え方を取り入れた衛生管理」を実施する．「HACCPに基づく衛生管理」では，コーデックスのHACCP 7原則に則して，食品等事業者自らが使用する原材料や製造方法等に応じ，計画を作成し管理を行う．一方，「HACCPの考え方を取り入れた衛生管理」では，各業界団体が作成する手引書を参考に，簡略化されたアプローチによる衛生管理を行う．

C. HACCPに沿った衛生管理の具体的行動

「HACCPに沿った衛生管理」では次の1）に示す項目の実施が各事業者に求められているが，そのなかでも「HACCPの考え方を取り入れた衛生管理」を実施すべき小規模な営業者（病院が該当）は，2）-①〜⑥の内容を実施していれば，基準（「一般衛生管理の基準」と「HACCPに沿った衛生管理の基準」）に従い，公衆衛生上必要な措置を定め，これを遵守しているとみなされる[1]．

1）「HACCPに沿った衛生管理」で営業者が実施すること

①「一般的な衛生管理」および「HACCPに沿った衛生管理」に関する基準に基づき衛生管理計画を作成し，従業員に周知徹底を図る．

表1　HACCPの言葉の意味

HACCP（Hazard Analysis and Critical Control Point） Hazard＝危害，Analysis＝分析，Critical＝重要，Control＝管理，Point＝点
• Hazard（危害）＋ Analysis（分析）＝ HA（危害分析）
• Critical（重要）＋ Control（管理）＋ Point（点）＝ CCP（重要管理点）

表2 HACCPシステムの7原則12手順

手順			実施項目	特記すべき必要書類	目的
手順1		HACCPチームの編成	製品作成に必要な情報をすべて収集できるよう，各部門の担当者で構成する		危害分析のための準備
手順2		製品についての記述	安全性に関する情報を含めた製品の特徴を示す	製品説明書	
手順3		意図する用途および対象となる消費者の確認	喫食対象と，その利用方法を明確にする	製品説明書	
手順4		製造工程一覧図の作成	全工程の流れを把握し，危害要因の分析に用いる	製造工程一覧図	
手順5		製造工程一覧図の現場での確認	現場で，実際の状況と異なりがないかを確認する	製造工程一覧図	
手順6	原則1	危害要因の分析	全行程において危害要因発生の可能性を特定し列挙する	危害リスト	HACCPプランの作成
手順7	原則2	重要管理点（CCP）の決定	製品の安全を管理する重要管理点を決める		
手順8	原則3	管理基準（CL）の設定	製品の安全性を担保するための基準を決める		
手順9	原則4	モニタリング方法の設定	管理基準を測定する方法を設定する		
手順10	原則5	改善措置の設定	管理基準逸脱時にとるべき措置を決める		
手順11	原則6	検証方法の設定	設定したことが実施されているか，修正が必要かを判定する方法を決める		
手順12	原則7	記録と保存方法の設定	正確な記録とそれを保存する方法を決める		

② 必要に応じて，清掃・洗浄・消毒や食品の取り扱いなどについて具体的な方法を定めた手順書を作成する．

③ 衛生管理の実施状況を記録し，保存する．

④ 衛生管理計画および手順書の効果を定期的に（および工程に変更が生じた際などに）検証し（振り返り），必要に応じて内容を見直す．

2）「HACCPの考え方を取り入れた衛生管理」で小規模な営業者が実施すること

① 手引書の解説を読み，自分の業種・業態では，何が危害要因となるかを理解する．

② 手引書のひな形を利用して，衛生管理計画と必要に応じて手順書を準備する．

③ その内容を従業員に周知する．

④ 手引書の記録様式を利用して，衛生管理の実施状況を記録する．

⑤ 手引書で推奨された期間，記録を保存する．

⑥ 記録等を定期的に振り返り，必要に応じて衛生管理計画や手順書の内容を見直す．

D. 厚生労働省が内容を確認した手引書

「HACCPに沿った衛生管理」では，食品等事業者団体が作成し厚生労働省が内容を確認した手引書を参考に衛生管理を行うが，手引書には何が記載されているか，またどのようなものがあるかを知っておこう（2022年7月現在）．

1）手引書の構成

手引書に明記されている内容は次のとおりである．

① 対象業種・業態，食品または食品群

② 対象となる施設の規模，従業員数

③ 対象食品，食品群の詳細説明・工程
　▶製品説明書，製造工程図

④ 団体がまとめた危害要因分析の内容
　▶危害要因分析の結果，CCPによる衛生管理が不要と判断される場合はその理由

⑤ 衛生管理計画の様式と記載例

⑥ 記録の様式と記載例

⑦ 手順書
　▶一般衛生管理の項目〔例：施設・設備の衛生管理，使用水の管理，そ族（ねずみ）・昆虫対策，廃棄物・排水の取り扱い，食品などの取り扱い，回収・廃棄，検食の実施（弁当屋，仕出し屋，給食施設などの場合），情報の提供，食品取扱者の衛生管理・教育訓練〕
　▶重点的に管理する項目

⑧ 振り返り

⑨ 記録の保存期間　　など

2）食品等事業者団体が作成した業種別手引書

業種別手引書は，事業者がHACCPに沿った衛生管理に取り組む際の負担軽減を図るため，食品関係団体が作成したものである．

3）手引書の入手手順

これらの手引書は厚生労働省のホームページから無料でダウンロードすることが可能であり，その入手手順について詳細を示す（図1〜図3）（2022年9月現在）．

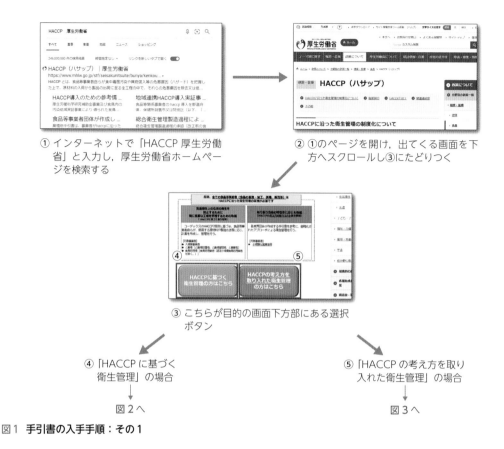

① インターネットで「HACCP 厚生労働省」と入力し，厚生労働省ホームページを検索する

② ①のページを開け，出てくる画面を下方へスクロールし③にたどりつく

③ こちらが目的の画面下方部にある選択ボタン

④ 「HACCP に基づく衛生管理」の場合

図2へ

⑤ 「HACCP の考え方を取り入れた衛生管理」の場合

図3へ

図1　手引書の入手手順：その1

E. 衛生管理に求められる「見える化」

病院給食施設で取り組むべき「HACCPの考え方を取り入れた衛生管理」では，衛生管理の「見える化」が求められる．この「見える化」とは，①衛生管理計画を作成し，②それを実施し，③その記録と確認を実践することであり，以下にその詳細を示す．

1）衛生管理計画の作成

① 一般衛生管理のポイント
（どの食品についても行うべき共通事項）

一般衛生管理計画の項目について，「なぜ管理が必要なのか」を理解したうえで，「いつ」，「どのように」管理し，「問題があったときはどうするか」の対応を考えて記載する．

② 重要管理のポイント
（食品の調理方法にあわせて行うべき事項）

調理中の加熱，冷却，保存などの温度帯に着目して，メニューを3つのグループ（加熱，加熱なし，加熱後冷却または再加熱）に分類し，それぞれのチェック方法を決める．

2）衛生管理計画の実施[2]

衛生管理計画を作成したら，これに基づき実施・チェックし，その結果を記録様式に記載しておく．決めた計画に

従って，日々の衛生管理を確実に行う．

3）実施したことの記録・確認

一日の最後に実施の結果を記録する．また，問題があった場合にはその内容を記録用紙に書きとめておく．

前述の**1）**〜**3）**を実行した後，衛生管理計画が適切に設定され管理されているかを検証し，必要な内容を改善し，継続的に向上させていくことが大切である．

2　病院給食のHACCP

A. 病院給食でのHACCPの対応

病院での給食は，営業以外の集団給食施設であり「小規模な営業者等」とされ，「HACCPに沿った衛生管理」のうち「HACCPの考え方を取り入れた衛生管理」を実施しなければならないが，今のところ病院給食に特化した手引書は作成されていない．この場合には，管轄する保健所に相談するか，原材料や製造工程が類似しており，危害要因が共通する業種の「手引書」を参考にすることができる．そこで，病院におけるHACCPでは，HACCPの概念に基づき策定されている「大量調理施設衛生管理マニュアル」に従っ

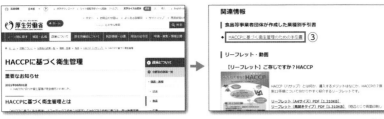

① 「HACCP に基づく衛生管理の方はこち
ら」をクリックすると出てくる画面

② ①を下方にスクロールし得られる「食
品事業者団体が作成した業種別手引書
HACCP に基づく衛生管理のための手
引書」をクリックする

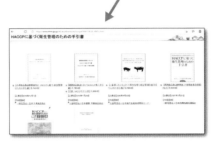

③ 「HACCP に基づく衛生管理のための手引
書」をクリックすると，6 種類の手引書
がある

図2　手引書の入手手順：その2「HACCPに基づく衛生管理」

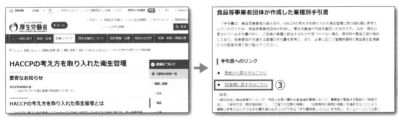

① 「HACCP の考え方を取り入れた衛生管
理の方はこちら」をクリックすると出
てくる画面

② ①を下方へスクロールして得られる「手
引書へのリンク　50 音順に探す方はこ
ちら」をクリックする

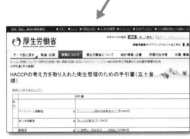

③ 「HACCP の考え方を取り入れた衛生管理
のための手引書の一覧」から必要な手引
書を入手する

図3　手引書の入手手順：その2「HACCPの考え方を取り入れた衛生管理」

巻末付録2　実践で役立つ知識集

て衛生管理を実施する（p.215 付録 E-1 食中毒を起こさない体制づくりに向けて）．これまで「大量調理施設衛生管理マニュアル」を活用していない中小規模等の集団給食施設においては，関係業界団体が作成し，厚生労働省が確認した手引書である「小規模な一般飲食店向け」や「旅館・ホテル向け」の手引書等を参考にして HACCP に沿った衛生管理を実施することも可能である．

なお，1回の提供食数が20食程度未満の病院は，HACCP制度化への対応は不要である．

B. 病院給食における HACCP 導入

2022年7月現在，病院における給食施設は，基本的に「大量調理施設衛生管理マニュアル」に従って，取り組むべき衛生管理とメニューに応じた注意点をあらかじめ衛生管理計画として明確にし，従業員に周知徹底を図り，必要に応じて手順書を作成し，実施し，その実施状況を記録・保存し，それらの効果を定期的に検証する，という一連の作業を行い HACCP を実施する．また衛生管理計画は，施設ごとに設備，原材料，製造工程などが異なり，当然ながら危害要因を管理する基準も異なるため，原則として施設ごとに必要とされる．医療法人などグループ病院全体で作成されている場合は，施設ごとに作成しておく必要がある．

1）病院給食における HACCP 導入の流れ[3]

病院給食には明確な衛生管理計画のひな形が存在しないため，衛生管理計画は各施設で作成する．その際，HACCPの7原則12手順（p.211 表2）を参考にする．すなわち，5つの手順からなる危害分析のための準備と危害分析から記録までの7原則に従って危害分析を行い，その結果に基づき重要管理点（CCP）を決定して HACCP プランを作成する．このプランに沿って最終製品に健康を損なうような危害要因が残らないように調理等を進める．

2）HACCP に沿った衛生管理導入後のポイント

「HACCP に沿った衛生管理」制度に基づき，自施設の現状や製品に最適な衛生管理計画を立てることは必須だが，それぞれの HACCP を導入後，最も大切なことは正確な記録を保存することである．各種の記録は，問題発生時に速やかな改善措置をとることを可能にし，食品の安全性確保に向けて適正に自主管理が実施された証拠となるだけでなく，営業許可の更新時や保健所による定期的な立ち入りなどの機会に，食品衛生監視員が衛生管理の実施状況について確認を行うときの資料ともなる重要なものである．

日常の業務で最も難しいのは簡単な事柄を繰り返し継続することであり，「記録」はその最たるものである．しかし「記録」は自施設も利用者の方々をも守っているという認識をもち，途切れることなく誠実に取り組んでもらいたい．

3）罰則の適用について

「HACCP に沿った衛生管理」における罰則適用については，従来の制度から変更はなく，通常，衛生管理の実施状況に不備がある場合は，まず口頭や書面での改善指導が行われ，改善が図られない場合，営業の禁停止などの行政処分がくだされることがある．さらに行政処分に従わず営業したときは，懲役または罰金に処される可能性がある．

文 献

1）「HACCP（ハサップ）」（厚生労働省）（https://www.mhlw.go.jp/stf/seisakunitsuite/bunya/kenkou_iryou/shokuhin/haccp/index.html）

2）「HACCP の考え方を取り入れた衛生管理のための手引書（小規模な一般飲食店事業者向け）：詳細版」（厚生労働省）（https://www.mhlw.go.jp/content/11130500/000479903.pdf），2019

3）「食品衛生法等の一部を改正する法律の施行に伴う集団給食施設の取扱いについて（令和2年8月5日 薬生食監発0805第3号）」（厚生労働省）（https://www.mhlw.go.jp/content/11130500/000781466.pdf）

4）「食品製造における HACCP 入門のための手引書［大量調理施設における食品の調理編］」（厚生労働省）（https://www.mhlw.go.jp/file/06-Seisakujouhou-11130500-Shokuhinanzenbu/0000098995.pdf），2015

5）「HACCP に沿った衛生管理の制度化に関する Q & A」（厚生労働省）（https://www.mhlw.go.jp/stf/seisakunitsuite/bunya/0000153364_00001.html）

6）「改訂 食品の安全を創る HACCP」（小久保彌太郎，他／著），日本食品衛生協会，2008

7）「改訂 食品の安全を創る HACCP HACCP プラン作成ガイド」（里見弘治，他／著），日本食品衛生協会，2006

付録E　食中毒発生時および災害発生時に備えた対応について

1　食中毒を起こさない体制づくりに向けて

傷病者が治療を受ける医療施設において，給食が原因による食中毒は本来発生してはならないものであるが，残念ながら毎年，若干数発生している．医療施設におけるリスクマネジメントのなかでも給食での事故（食中毒，誤配膳など）は大きなリスクとなりやすい．

厚生労働省の資料によると，2019（令和元）年で4件（全体の施設割合として0.4％），2020（令和2）年で4件（同0.5％），2021（令和3）年で5件（同0.7％）と，飲食店や仕出し屋，家庭に比較するとかなり少ないが，患者数は2019年が211名，2020年が81名，2021年が283名と決して少なくない．治療中の入院患者にとって信頼している食の安全が脅かされることのないよう，給食部門は衛生管理を実施する必要がある．

A. 大量調理マニュアルは衛生管理の基本中の基本

1）マニュアルに沿った衛生管理

給食施設における衛生管理の基本は，「大量調理施設衛生管理マニュアル」である（平成9年3月24日付け衛食第85号別添）（最終改正：平成29年6月16日付け生食発0616第1号）[1]．趣旨には，
「本マニュアルは，集団給食施設等における食中毒を予防するために，HACCP[※1]の概念に基づき，調理過程における重要管理事項として，
①原材料受入れ及び下処理段階における管理を徹底すること．
②加熱調理食品については，中心部まで十分加熱し，食中毒菌等（ウイルスを含む．以下同じ．）を死滅させること．
③加熱調理後の食品及び非加熱調理食品の二次汚染防止を徹底すること．
④食中毒菌が付着した場合に菌の増殖を防ぐため，原材料及び調理後の食品の温度管理を徹底すること．
等を示したものである．
集団給食施設等においては，衛生管理体制を確立し，これらの重要管理事項について，点検・記録を行うとともに，必要な改善措置を講じる必要がある．また，これを遵守するため，更なる衛生知識の普及啓発に努める必要がある．」
と書かれている．

従来の「最後に加熱をしっかりすれば食中毒は防げる」と

いう考えではなく，宇宙食開発における考え方，つまり各作業工程において管理すべき点をあげ，温度管理等を徹底し食中毒を防止する点に特徴がある．

当マニュアルは食中毒事件発生により，必要に応じ改訂されている．2017（平成29）年の改正のきっかけになったのは，腸管出血性大腸菌O157による食中毒で（2016年8月），複数の老人ホームで同一の給食事業者が提供した未加熱の「きゅうりの和え物」を喫食した入居者が食中毒症状を発症し，10名が死亡したものである．また，2017年2月に発生した小学校，飲食店など6施設で「刻みのり」を原因とする大規模ノロウイルス食中毒事件では，被害者は1000名以上となった．原因食品は，喫食量の少ない未加熱の乾物・製造加工従事者からの二次汚染とされている．

2）衛生管理体制の確立

「大量調理施設衛生管理マニュアル」では衛生管理体制の確立として，「(1) 調理施設の経営者または学校長等施設の運営管理責任者は，施設の衛生管理に関する責任者を指名すること．」とあるが，この運営管理責任者は誰なのか，各施設で確認しておくべきである．衛生に関する責任者（衛生管理者）は，医療施設であれば給食部門のトップのあるいは管理栄養士であることが多い．つまり，病院長などの経営者の立場にあるもの（責任者）が，衛生管理者を指名することになる．衛生管理者は，責任者の求めに対し，食材の納入について品質管理の情報を収集し，点検作業を行っている．受け入れる食品に問題があれば衛生管理者は責任者に報告し，適切な処置をとることになる．「責任者は，調理従事者等を含め職員の健康管理及び健康状態の把握を組織的・継続的に行い，調理従事者等の感染および調理従事者等からの施設汚染の防止に努める」とあるが，調理従事者は図1のような健康チェックを毎日受けており，発熱などの症状があれば調理作業に従事できない．健康チェック表の項目を遵守することは，2020年から日本で大量に感染者が発生したCOVID-19の予防においても非常に重要な点である．

B. 食中毒の原因について

厚生労働省の食中毒統計結果（1996～2013年）を分析した報告[2]によると，医療施設においては，カンピロバクターやサルモネラ属菌などによる細菌性食中毒が減少する一方，ノロウイルス感染が増加傾向にあった．原因食品別では，ウェルシュ菌は煮込み料理に多く，サルモネラ属菌食中毒は卵料理，野菜の和え物に多くみられ，ノロウイルスによるものは，原因食品が不明として報告されているも

※1　**HACCP** : Hazard Analysis and Critical Control Point（危害分析重要管理点）．p.210 付録D参照．

巻末付録2　実践で役立つ知識集

従事者等の衛生管理点検表

平成　年　月　日

責任者	衛生管理者

氏　名	下痢	嘔吐	発熱等	化膿創	服装	帽子	毛髪	履物	爪	指輪等	手洗い

	点 検 項 目	点検結果
1	健康診断、検便検査の結果に異常はありませんか。	
2	下痢、嘔吐、発熱などの症状はありませんか。	
3	手指や顔面に化膿創がありませんか。	
4	着用する外衣、帽子は毎日専用で清潔のものに交換されていますか。	
5	毛髪が帽子から出ていませんか。	
6	作業場専用の履物を使っていますか。	
7	爪は短く切っていますか。	
8	指輪やマニュキュアをしていませんか。	
9	手洗いを適切な時期に適切な方法で行っていますか。	
10	下処理から調理場への移動の際には外衣、履き物の交換（履き物の交換が困難な場合には、履物の消毒）が行われていますか。	
11	便所には、調理作業時に着用する外衣、帽子、履き物のまま入らないようにしていますか。	

		立ち入った者	点検結果
12	調理、点検に従事しない者が、やむを得ず、調理施設に立ち入る場合には、専用の清潔な帽子、外衣及び履き物を着用させ、手洗い及び手指の消毒を行わせましたか。		

〈改善を行った点〉

〈計画的に改善すべき点〉

図1　従事者等の衛生管理点検表
（「大量調理施設衛生管理マニュアル（平成9年3月24日付け衛食第85号別添）（最終改正：平成29年6月16日付け生食発0616第1号）」（厚生労働省），2017[1]）より引用）

のが多かった．

ノロウイルスは少数でも発生し，同居の家族に症状がみられると調理従事者も感染しやすい．これらのことから，調理従事者の健康管理（同居の家族を含む）を厳重に行うことに意義があるのは明らかである．

給食施設で実習を受けると，膨大な量の記録を見る機会がある．食品の温度は受け入れ（検収）から提供まで細かく記録され，食品の動線図，機器や施設の点検表，調理従事者の健康チェック表など，管理栄養士・栄養士が記録すべきものは非常に多い．しかしこれらは，日々の給食の品質管理，調理従事者による衛生管理が行われているという証拠でもある．

何のための記録か，「記録のための記録」としないよう，入院患者と従業員を守るための記録であることを念頭において作業に従事されたい．

2 病院における災害体制

A. 東日本大震災により大きく変革した病院の災害体制

日本は地震，台風，豪雨，噴火など自然災害が多く発生する国であり，多くの病院では災害時のマニュアルが整備されている．また，「災害発生時に災害医療を行う病院」を支援する病院である災害拠点病院では，一般的な病院としての機能に加えて，飲食料の備蓄やヘリコプターの離着陸

表1 災害時のための備蓄品チェックシート

備蓄食・水の必要量	食数	① 利用者・患者の人数	（　　　　　）人
		② 職員の人数	（　　　　　）人
		③ その他（訪問者・見舞客・ボランティア等の最大数）	（　　　　　）人
		① + ② + ③ = 施設に必要な食数	（　　　　　）食
	一人当たり必要量	給食対象者の平均推定エネルギー必要量	（　　　　　）kcal　　年　　月　　現在
		給食対象者の平均基礎代謝量	（　　　　　）kcal　　年　　月　　現在
	日数	想定備蓄日数	（　　　　　）日分
	水	必要な飲用水：必要食数 × 1.5 L として	（　　　　　）L
		必要な調理水：調理用の水が必要な備蓄食用に算出	（　　　　　）L
備蓄食の種類		備蓄食は組み合わせ（主食・主菜・副菜）を考慮して選んでいるか	はい　・　いいえ
		備蓄食は熱量，栄養価を確認して組み合わせているか	はい　・　いいえ
備蓄食の保管		① 保管場所は　（　　　　　　　　　　　）	
		② 運搬方法は　（　　　　　　　　　　　）	
		③ 運搬ルートは（　　　　　　　　　　　）	
		①〜③について，施設で共有されているか（誰でも知っているか）　　はい　・　いいえ（　　　　　　　　　　　）間のみ共有	
備蓄食の運用	提供	非常時に提供する備蓄食品の具体的な量・分配方法等を記入した献立を作成しているか	はい　・　いいえ
	コスト	日常の給食に備蓄食を利用する計画を作成しているか	はい　・　いいえ

（「災害に備えた非常備蓄食の考え方」（神奈川県秦野保健福祉事務所地域食生活対策推進協議会），2014[3] を参考に作成）

場を備えるなど，患者数が医療の供給を上回りやすい場面にも対応できるよう，BCP（business continuity plan：事業継続計画）の整備が求められている．

被災例をみると，「東北大学病院では東日本大震災の発災時には非常用エレベーターも止まり，食事準備ができても配膳することができなかった」という報告があることから，

病棟ごとに病床数に適応した非常食を常備するなどの準備が事前に必要であろう.

また，ライフラインの停止に備え，飲料水や水なしで食べられる非常食の備蓄，使い捨て食器や食器の汚染を抑えるラップなどの備蓄，消毒用アルコール，簡易トイレなど衛生用品の備蓄，熱源（カセットコンロ・カセットコンロ用ガスボンベ・プロパンガスボンベ）などの確保および非常用電源の整備・確保，厨房内照明が使えない場合の対応方法を検討しておきたい.

発災の時間帯によっては，病院内に十分な人手がないことや，災害対策マニュアルで想定されているスタッフ招集が思うように進まないことも想定される.病院スタッフは住民同様に被災しており，勤務時間外に病院に向かうには家族と自身の安否確認をしないと動けないからだ.管理栄養士・栄養士は厨房スタッフ不在の際の食事システムをあらかじめ，厨房内外で協議し作成しておくことが重要である.

B. 何をどれだけ備蓄するか決定するには

p.217 表1は災害時における備蓄品チェックリストだが，

作成には管理栄養士・栄養士はもちろん，医師，看護師など事務職も含む医療およびメディカルスタッフ・事務スタッフで共有してほしい内容である.災害時用の非常食といえば昔は乾パンのイメージが強かったが，現在はレトルト食品，アルファ化米，缶詰，乾燥野菜など多岐にわたっており，保存期間も1年以上のものがほとんどである.選定にあたっては，必ず医療関係者・事務スタッフらで試食会を行い，「味の説明・食べ方の説明」が対象者にできるようにすること.毎年行われる災害訓練の場を利用して，味の確認，食べ方，提供のしかたを学ぶことができる.「ふだんしていないことは，災害時にはまずできない」ことを認識しておくことが，通常の勤務を災害時に生かすポイントになる.

発災後，日数が経過すると外部からの支援物資も届くようになるが，患者には病態を考えて提供しなければならないため，管理栄養士は支援物資の配膳のパターンを作成し，写真や図で示すなど食に関連した事故が起こらないよう配慮したい.

文　献

1）「大量調理施設衛生管理マニュアル（平成9年3月24日付け衛食第85号別添）（最終改正：平成29年6月16日付け生食発0616第1号）」（厚生労働省），2017
2）秦 奈々子，他：病院における食中毒の発生状況. Japan Diabetes Soc，59：29-35，2016
3）「災害に備えた非常備蓄食の考え方」（神奈川県秦野保健福祉事務所地域食生活対策推進協議会）（http://www.pref.kanagawa.jp/uploaded/life/1026603_3400469_misc.pdf），p13，2014
4）特集 災害時の臨床栄養：臨床栄養，128：289-293，2016

1　栄養指導媒体とは

　対象者に栄養指導を行う際には，口頭での説明とともに情報を伝達するための媒体，すなわち栄養指導媒体が必要となる．特に栄養指導において適切な媒体を取り入れることは，正確なアドバイスができ食事療法を継続実行することにもつながり，効果的である．栄養指導で用いられている主な媒体としては，リーフレット，ポスター，卓上メモ，行事食カード，POPなどの紙媒体であるが，最近では，インターネット環境の普及により，タブレット端末やWebを通じた情報サイトやメールマガジンなどの媒体も増えてきている．

　媒体の種類と作成時のポイントを表1にまとめた．

2　実例での検討

　実際に病院で高齢者に栄養指導をするとき，配布する媒体や内容はどうあるべきか考えてみる．以降に，考慮する項目，ある疾患に対する媒体の例，栄養指導媒体のテーマの参考例をまとめる．

表1　栄養指導媒体を作成するツール

種類	特徴	作成時のポイント	対象
リーフレット	B5〜A4サイズくらいの紙に伝えたい情報をまとめて，配布する媒体．対象者に配布することで，それぞれ時間があるときにじっくり読んでもらえるため，患者と家族などの情報共有などにも適している	・イラストや文章のバランス，レイアウトなどを整える ・専門用語の羅列にならないよう，わかりやすい文章でまとめる ・クイズなど，読む人が楽しみながら学べるような工夫もあるとよりよい	個人，集団
ポスター	大判の紙にイラストやキャッチコピーなどを描き，人が集まる場所や目につきやすい場所に掲示する媒体．視覚に訴える力が強いため，効果的なポスターは印象に残りやすく，内容を幅広い世代に伝えることができる	・目にとまりやすく，見やすいデザインにする．一目見て印象に残るかどうかは色づかいや文字のフォントなどにより左右される ・本当に伝えたいポイントをしぼって，できるだけ簡潔にまとめる ・文字は多く入れすぎないようにする	集団
卓上メモ	病棟のランチスペースなどのテーブルに設置しておき，ちょっとした食に関する豆知識や雑学を紹介する媒体	・B6サイズの紙にまとめ，カード立てなどを用い，利用者の目にとまりやすくしておく ・食事を待つ時間や，食後などの少しの時間に気軽に手にとって読んでもらえるように，内容は難しすぎないこと ・興味を引くテーマを選ぶ（旬の食材，健康や本日のメニューについての紹介など）	集団
行事食カード	行事の日の食事に，給食のトレイなどに添えるカード．例えば，お月見の献立にはお月見の由来やイラストを描いたカードを添えることで，日本伝統の食文化や季節を感じることができ，入院中に日常を思い出すことにもつながる 行事例）正月，七草がゆ，節分，桃の節句，端午の節句，丑の日，冬至など	・トレイに添えるものなので，配膳の妨げにならないよう大きさや形に配慮し，衛生面にも配慮すること ・汁などがこぼれることも想定し，汚れがつきにくい素材を選ぶとよい ・カードが目につきやすいように，文字は大きくする ・折り紙で作成した花や切り絵を張りつけると華やかになる	個人
POP	スーパーなどに陳列されている食材につけられている媒体．商品名や価格とともに，その食材の紹介文やキャッチコピーなどが工夫されて書かれている．もともとは販促目的の媒体であったが，最近では栄養価やおいしさの見分け方，調理法など食育につながる情報が書かれている場合が多くなった	・伝えたい情報を簡便にまとめる ・文字の大きさや色を使い分け，注意を引くように目立たせる ・お薦めの調理法などはやってみたいと思わせる感じが伝わるように工夫する	個人，集団
タブレット	タブレットを使用することで，今まで紙媒体で指導していた調理方法や運動方法を動画で指導することができるため，対象者がイメージしやすく実践しやすい．無線LANもしくはモバイルデータ通信，有線LANを使用して行う．これらのネットワーク環境の電波が弱いと，一時的に音が途切れたり，画像が静止することがあるため環境に注意が必要	・伝えたい情報がすぐに検索できる ・対象者の興味があることを次々と閲覧して指導していくことができる ・閲覧した内容や検索したURLが後に残らないため，それらを書きとめて対象者に渡す必要がある． ・対象者が機器類に疎い場合は，後で指導した内容を印刷して配布する必要がある	個人

A. 考慮する項目

- 身体状況……老眼，理解力低下
- 生活状況……生活パターン，食事，運動，睡眠時間，仕事や趣味
- 食事環境……調理担当者，食材の入手方法，経済的状況
- 治療状況……内服，自己注射など
- 病状や自覚症状の有無
- 病気に対する患者の思い……治療に取り組む気持ちはあるか

B. ある疾患に対する媒体の例

1)『高血圧の食事療法』を学ぶための媒体

高血圧患者の場合，『高血圧の食事療法』を学ぶための媒体として，次のような項目を入れて作成する.
① 高血圧とは
② 血圧の正常値（ガイドライン）
③ 生活習慣改善のための適正体重，適正エネルギー
④ 塩分制限，野菜・果物の（積極的）摂取，n-3系多価不飽和脂肪酸の摂取，アルコールの適正量摂取
⑤ 生活習慣改善のポイント（運動や禁煙，睡眠）

2)『高血圧の食事療法』を補足するための媒体

『高血圧の食事療法』を補足するために，次のような項目を入れて塩分に特化した媒体を作成する.
① 塩分含有量の多い市販食品の例
② 調味料の塩分：減塩調味料への変更の勧め
③ めん類の塩分
④ 汁物の塩分
⑤ 外食で減塩する方法
⑥ おいしく減塩するには：選ぶとき・つくるとき・食べるときのコツ

C. 病院・福祉施設での栄養指導媒体のテーマ

- 脱水について
- 糖尿病とは，血糖値とは
- 糖質量のコントロール，カーボカウント
- 食物繊維をしっかりとろう
- 食べ方のコツ，よくかんでゆっくり食べよう，3食バランスよく，腹8分目に
- シックデイ，低血糖について
- 脂質異常とは，コレステロール値を下げるには，中性脂肪って何？

- 低カロリー調理のコツ
- 野菜をもっと食べましょう
- お酒と上手に付き合いましょう
- 慢性腎臓病（CKD）の食事療法
- 低たんぱく食品を活用しましょう
- カリウムの多い食品，調理の工夫でとりすぎを防ぎましょう
- なぜリン制限が必要？
- 胃腸にやさしい食事を
- 鉄分の豊富な食品を取り入れましょう

D. 媒体作成のポイント

わかりやすく理解しやすい媒体を作成することは，患者に関心をもたせ，行動変容のきっかけとなり，治療効果を上げることにつながる．患者とコミュニケーションをとるなかで，何に関心をもったかをつかみ，食事の改善につながるような媒体を作成するとよい（図1）.

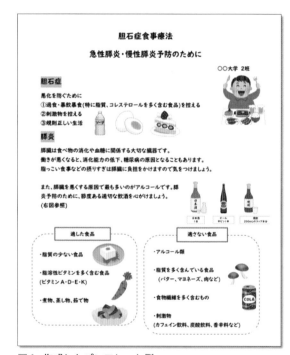

図1　作成したパンフレット例

索 引

執筆者一覧

※所属は執筆時のもの

■ 監 修

中村　丁次　　神奈川県立保健福祉大学 学長 / 日本栄養士会 会長

■ 編 者

栢下　淳　　　県立広島大学人間文化学部健康科学科

栢下　淳子　　広島修道大学健康科学部健康栄養学科

北岡　陸男　　香川大学医学部附属病院臨床栄養部

■ 執 筆 （掲載順）

中村　丁次　　神奈川県立保健福祉大学 学長 / 日本栄養士会 会長

栢下　淳子　　広島修道大学健康科学部健康栄養学科

坂東紀久子　　管理栄養士

引野　義之　　松江赤十字病院医療技術部栄養課

丹生希代美　　広島赤十字・原爆病院医療技術部栄養課

堀　小百合　　広島赤十字・原爆病院医療技術部栄養課

山　智成　　　ニュートリー株式会社

栢下　淳　　　県立広島大学人間文化学部健康科学科

中屋　豊　　　徳島大学 名誉教授

山内　有信　　広島修道大学健康科学部健康栄養学科

安原みずほ　　松江赤十字病院医療技術部栄養課

栄原　純子　　徳島赤十字病院医療技術部栄養課

坂井　敦子　　斉藤内科クリニック

澤　幸子　　　島根県立大学健康栄養学科

眞次　康弘　　県立広島病院栄養管理科 / 消化器外科

伊藤　圭子　　県立広島病院栄養管理科

奥村　仙示　　同志社女子大学生活科学部食物栄養科学科

北岡　陸男　　香川大学医学部附属病院臨床栄養部

園井　みか　　ノートルダム清心女子大学人間生活学部食品栄養学科

西岡　心太　　長崎リハビリテーション病院法人本部教育研修部 / 栄養管理室

小倉　有子　　安田女子大学家政学部管理栄養学科

吉積　映里　　兵庫県立尼崎総合医療センター栄養管理部

清水　昭雄　　長野県立大学健康発達学部食健康学科

影山　典子　　西広島リハビリテーション病院栄養課

岡　　光孝　　西広島リハビリテーション病院リハビリ部

德澤　陽子　　ほうゆう病院栄養課

三原　千惠　　日比野病院脳ドック室・NST

早乙女裕彦　　さおとめ歯科医院

金井　秀作　　県立広島大学保健福祉学部理学療法学科

助金　　淳　　日比野病院診療技術部リハビリテーション科

永見　慎輔　　川崎医療福祉大学リハビリテーション学部言語聴覚療法学科

藤田　昌子　　元 徳島赤十字病院看護部

谷　　律子　　徳島赤十字病院医療技術部栄養課

和泉　靖子　　徳島赤十字病院医療技術部栄養課

森本　尚子　　株式会社キョーエイ安全安心部

棚町　祥子　　南九州大学健康栄養学部管理栄養学科

山縣誉志江　　県立広島大学

前田　　翼　　株式会社大塚製薬工場総務部社員食堂

島田　郁子　　高知県立大学健康栄養学部

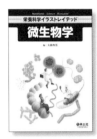
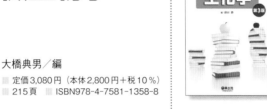
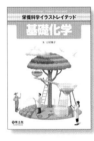
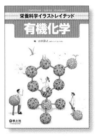
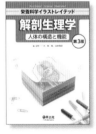
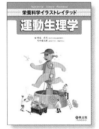
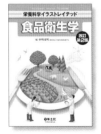
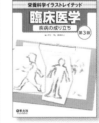

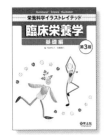

臨床栄養学
基礎編
第3版

本田佳子，曽根博仁／編

定価2,970円（本体2,700円＋税10％）
192頁　ISBN978-4-7581-1369-4

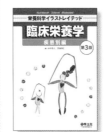

臨床栄養学
疾患別編
第3版

本田佳子，曽根博仁／編

定価3,080円（本体2,800円＋税10％）
328頁　ISBN978-4-7581-1370-0

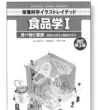

食品学Ⅰ 改訂第2版
食べ物と健康
食品の成分と機能を学ぶ

水品善之，菊﨑泰枝，
小西洋太郎／編

定価2,860円（本体2,600円＋税10％）
216頁　ISBN978-4-7581-1365-6

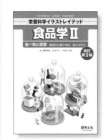

食品学Ⅱ 改訂第2版
食べ物と健康
食品の分類と特性、加工を学ぶ

栢野新市，水品善之，
小西洋太郎／編

定価2,970円（本体2,700円＋税10％）
232頁　ISBN978-4-7581-1366-3

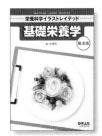

基礎栄養学
第4版

田地陽一／編

定価3,080円（本体2,800円＋税10％）
208頁　ISBN978-4-7581-1360-1

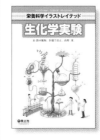

生化学実験

鈴木敏和，杉浦千佳子，
高野　栞／著

定価2,970円（本体2,700円＋税10％）
192頁　ISBN978-4-7581-1368-7

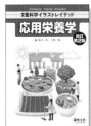

応用栄養学
改訂第2版

栢下　淳，上西一弘／編

定価3,080円（本体2,800円＋税10％）
255頁　ISBN978-4-7581-1364-9

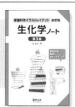

書き込み式ノート

テキストと目次が共通！
講義の復習から国試の
対策まで使える！

生化学ノート 第3版

定価2,860円（本体2,600円＋税10％）　232頁
2色刷り　ISBN978-4-7581-1355-7

解剖生理学ノート
人体の構造と機能　第3版

定価2,860円（本体2,600円＋税10％）　231頁
2色刷り　ISBN978-4-7581-1363-2

基礎栄養学ノート 第4版

定価2,860円（本体2,600円＋税10％）　200頁
2色刷り　ISBN978-4-7581-1361-8

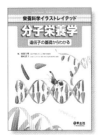

分子栄養学
遺伝子の基礎からわかる

加藤久典，藤原葉子／編

定価2,970円（本体2,700円＋税10％）
231頁　2色刷り
ISBN978-4-7581-0875-1

■ 監修者プロフィール

中村丁次（なかむら ていじ）神奈川県立保健福祉大学 学長 / 日本栄養士会 会長

徳島大学医学部栄養学科卒．医学博士（東京大学医学部）．新宿医院，聖マリアンナ医科大学病院勤務などを経て，2003年神奈川県立保健福祉大学保健福祉学部栄養学科長／教授，'08年聖マリアンナ医科大学代謝・内分泌内科客員教授，'11年より現職（現在に至る）．'14年から Hanoi Medical University, Vietnam Visiting Professor For the Nutrition Bachelor Course．学会等活動として，日本栄養学教育学会理事長，日本臨床栄養学会名誉会員，日本臨床栄養協会理事，日本食育学会常任理事，日本肥満学会功労評議員，日本栄養改善学会名誉会員，日本臨床栄養代謝学会名誉会員，国際栄養士連盟（ICDA）常任理事，アジア栄養士連盟（AFDA）会長．主な著書に『楽しくわかる栄養学』（羊土社），『臨床栄養学者 中村丁次が紐解くジャパン・ニュートリション』（第一出版）などがある．

■ 編者プロフィール

栢下 淳（かやした じゅん）県立広島大学人間文化学部健康科学科 教授

大阪府出身．徳島大学医学部栄養学科卒．徳島大学大学院栄養学研究科修士課程修了．管理栄養士．博士（栄養学）．専門は栄養学．特に嚥下機能の低下した高齢者に対する食事の形態調整に関する研究，低栄養に関する研究など．学会活動として，日本栄養改善学会評議員，日本病態栄養学会評議員，日本摂食嚥下リハビリテーション学会理事，栄養材形状機能研究会幹事，日本静脈経腸栄養学会評議員など．主な著書（編者）に，『嚥下食ピラミッドによる 嚥下食レシピ125』（医歯薬出版），『リハビリテーションに役立つ栄養学の基礎 第2版』（医歯薬出版），『栄養科学イラストレイテッド 応用栄養学 改訂第2版』（羊土社）などがある．

栢下淳子（かやした あつこ）広島修道大学健康科学部健康栄養学科 教授

徳島県出身．徳島大学医学部栄養学科卒．徳島大学大学院栄養生命科学教育部博士後期課程修了．管理栄養士．博士（栄養学）．専門は臨床栄養学，給食経営管理．日本静脈経腸栄養学会評議員．大学卒業後，地域の基幹病院の管理栄養士として入院患者の栄養管理やフードサービスの向上に取り組み，院内で栄養課が運営するホスピタルカフェを開店した．2018年4月からは，広島修道大学で臨床栄養学を担当し，嚥下食の調理法の研究，訪問歯科医療との連携，フィリピン・セブ島貧困層の栄養改善プロジェクトなどに携わっている．出版物に『嚥下食ピラミッドによるペースト・ムース食レシピ230』（医歯薬出版），日清オイリオ社と共同作成したパンフレット『カロリーアップ嚥下調整食レシピ集』がある．

北岡陸男（きたおか あつお）香川大学医学部附属病院臨床栄養部 副部長 栄養士長

大阪府出身．1998年京都栄養士専門学校（現 京都栄養医療専門学校）卒業，2011年大阪市立大学大学院（現 大阪公立大学大学院）生活科学研究科修士課程修了．2003年愛生会山科病院，'06年医誠会城東中央病院，'11年香川大学医学部附属病院で管理栄養士として勤務，'18年より現職．静脈経腸栄養（TNT-D）管理栄養士，糖尿病療養指導士，栄養サポートチーム専門療法士，がん専門管理栄養士研修指導師．日本臨床栄養代謝学会評議員，日本臨床栄養代謝学会中国四国支部会世話人，日本病態栄養学会代議員，日本リハビリテーション栄養学会診療ガイドライン作成委員など．日本静脈経腸栄養学会 JEFF スカラーシップを受賞．主な著書（編集）に『認定 NST ガイドブック 2017 改訂第5版』（南江堂）がある．

栄養科学イラストレイテッド

臨床栄養学実習

実践に役立つ技術と工夫

2022年12月15日　第1刷発行

監　修	中村丁次
編　集	栢下　淳，栢下淳子，北岡陸男
発行人	一戸敦子
発行所	株式会社　羊　土　社
	〒101-0052
	東京都千代田区神田小川町2-5-1
	TEL　　03（5282）1211
	FAX　　03（5282）1212
	E-mail　eigyo@yodosha.co.jp
	URL　　www.yodosha.co.jp/
表紙イラスト	エンド譲
印刷所	株式会社 加藤文明社印刷所

ⓒ YODOSHA CO., LTD. 2022
Printed in Japan

ISBN978-4-7581-1371-7

羊土社　発行書籍

楽しくわかる栄養学

中村丁次／著
定価 2,860 円（本体 2,600 円＋税 10%）　B5 判　215 頁　ISBN 978-4-7581-0899-7

「どうしてバランスのよい食事が大切なのか」「そもそも栄養とは何か」という栄養学の基本から，栄養アセスメント，経腸栄養など医療の現場で役立つ知識まで学べます．栄養の世界を知る第一歩として最適の教科書

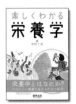

キーワードでわかる臨床栄養 令和版　〜栄養で治す！基礎から実践まで

岡田晋吾／編
定価 4,180 円（本体 3,800 円＋税 10%）　B5 判　432 頁　ISBN 978-4-7581-0910-9

栄養学の基礎知識から経腸・静脈栄養の実践，在宅栄養管理まで，臨床栄養に必須の知識を幅広く解説した好評書が改訂！リハビリテーション栄養など実践に即した内容を加えますます充実の 1 冊に．医療スタッフ必携！

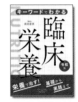

臨床栄養全史　〜栄養療法の面白さがみえる、深まる

大熊利忠／著
定価 2,420 円（本体 2,200 円＋税 10%）　四六判　279 頁　ISBN 978-4-7581-0906-2

「経腸栄養の起源は古代エジプト・ギリシャにあり，その方法はまさかの？」「生理食塩水が最初に用いられたのはあの疾患の治療だった？」思わず誰かに話したくなるような，臨床栄養の教養を身につけませんか？

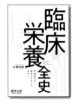

エキスパートが教える輸液・栄養剤選択の考え方
〜メディカルスタッフが知りたかった『なぜ？』

佐々木雅也／監
定価 3,080 円（本体 2,800 円＋税 10%）　B6 変型判　256 頁　ISBN 978-4-7581-0909-3

メディカルスタッフの現場の「なぜ」がわかる！持ち運びサイズで病態ごとの栄養・経路切り替えの基準を解説し，実際の処方例も交えて輸液・栄養剤選びの実際の考え方が身につく一冊！

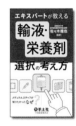

脳卒中の栄養療法　〜急性期・回復期・維持期の栄養管理がこの一冊で実践できる！

山本拓史／編
定価 4,180 円（本体 3,800 円＋税 10%）　A5 判　221 頁　ISBN 978-4-7581-1865-1

超急性期の栄養管理や製剤選択から回復期・維持期のリハビリテーションまで，脳卒中治療に必要な栄養療法についての解説を 1 冊に集約．脳卒中治療に関わる医師・メディカルスタッフ必携のこれまでなかった実践書！

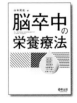

チーム医療につなげる！ IBD 診療ビジュアルテキスト

日比紀文／監，横山 薫，齊藤詠子，新井勝大，清水泰岳，前本篤男，髙津典孝，内野 基，国崎玲子／編
定価 4,400 円（本体 4,000 円＋税 10%）　B5 判　287 頁　ISBN 978-4-7581-1063-1

IBD 診療に携わるメディカルスタッフ・医師は必読の学会推薦テキスト！IBD の基礎知識や，外科・内科治療はもちろん，みんなが悩む食事・栄養療法，女性や小児の診方とサポートまで，豊富な図表でやさしく解説！

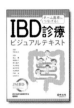